In die „Sammlung von Monographien aus dem Gesamtgebiete der Neurologie und Psychiatrie" sollen Arbeiten aufgenommen werden, die Einzelgegenstände aus dem Gesamtgebiete der Neurologie und Psychiatrie in monographischer Weise behandeln. Jede Arbeit bildet ein in sich abgeschlossenes Ganzes.

Das Bedürfnis ergab sich einerseits aus der Tatsache, daß die Redaktion der Zeitschrift für die gesamte Neurologie und Psychiatrie wiederholt genötigt war, Arbeiten zurückzuweisen nur aus dem Grunde, weil sie nach Umfang oder Art der Darstellung nicht mehr in den Rahmen einer Zeitschrift paßten. Wenn diese Arbeiten der Zeitschrift überhaupt angeboten wurden, so beweist der Umstand andererseits, daß für viele Autoren ein Bedürfnis vorliegt, solche Monographien nicht ganz isoliert erscheinen zu lassen. Es stimmt das mit der buchhändlerischen Erfahrung, daß die Verbreitung von Monographien durch die Aufnahme in eine Sammlung eine größere wird.

Die Sammlung wird den Abonnenten der „Zeitschrift für die gesamte Neurologie und Psychiatrie" zu einem um ca. 20% ermäßigten Vorzugspreise geliefert.

Angebote und Manuskriptsendungen sind an den Herausgeber Professor Dr. K. Wilmanns, Heidelberg, erbeten.

Die Honorierung der Monographien erfolgt nach bestimmten, zwischen Herausgeber und Verlag genau festgelegten Grundsätzen und variiert nur nach Höhe der Auflage.

Abbildungen und Tafeln werden in entgegenkommender Weise ohne irgendwelche Unkosten für die Herren Autoren wiedergegeben.

MONOGRAPHIEN AUS DEM GESAMTGEBIETE DER NEUROLOGIE UND PSYCHIATRIE
HERAUSGEGEBEN VON
M. LEWANDOWSKY †-BERLIN UND **K. WILMANNS**-HEIDELBERG
HEFT 17

DAS MANISCH-MELANCHOLISCHE IRRESEIN

(MANISCH-DEPRESSIVES IRRESEIN KRAEPELIN)

EINE MONOGRAPHISCHE STUDIE

VON

DR. OTTO REHM
OBERARZT DER BREMISCHEN STAATSIRRENANSTALT

MIT 14 TEXTABBILDUNGEN UND 18 TAFELN

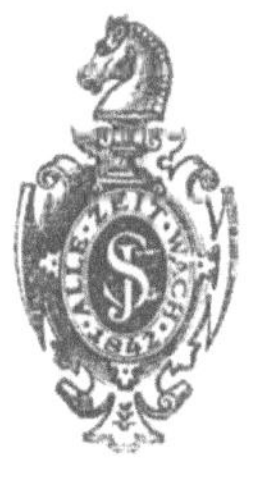

SPRINGER-VERLAG
BERLIN HEIDELBERG GMBH
1919

Additional material to this book can be downloaded from http://extras.springer.com.

Originally published by Julius Springer in Berlin in 1919

ISBN 978-3-642-51257-5 ISBN 978-3-642-51376-3 (eBook)
DOI 10.1007/ 978-3-642-51376-3

Vorwort.

Es ist ein gewagtes Unternehmen, der glänzenden Schilderung Kraepelins in der neuesten Auflage seines Lehrbuches eine Monographie des „manisch-melancholischen Irreseins“ folgen zu lassen. Doch habe ich geglaubt, auf diese Weise am besten eine Reihe meiner Arbeiten, die dieser Erkrankungsform gegolten haben, und die bisher nicht ausführlich veröffentlicht worden sind, im Zusammenhange mit dem Gesamtbilde der Krankheit, wie es sich infolge dieser Untersuchungen ergibt, der wissenschaftlichen und praktischen Psychiatrie übergeben zu können.

Die Anregung zur Bearbeitung des manisch-melancholischen Irreseins verdanke ich Kraepelin und den Grundstock des Materials der Münchener Klinik.

Die Anführung der ganzen einschlägigen Literatur habe ich unterlassen, und zwar in der Überzeugung, daß dies in bester Weise in der Monographie von Stransky vor kurzem geschehen ist. Nachsicht erfordert auch die etwas ungleichmäßig ausführliche Bearbeitung der einzelnen Kapitel. Es ist dies die Folge davon, daß nicht alle Seiten der Krankheit im Laufe der Jahre, die der Arbeit gewidmet wurden, gleichmäßig selbständig untersucht werden konnten; so sind die Gesichtspunkte, denen eigene Untersuchungen zugrunde gelegt wurden, besonders ausführlich erörtert worden. Möge den Lücken einige Nachsicht zuteil werden und das Ganze der Psychiatrie nützen!

Im Felde, Herbst 1918.

Otto Rehm.

Inhalt.

A. Grundzüge der geschichtlichen Entwicklung.

Manie und Melancholie gehören zu den Krankheitsbezeichnungen, die von Hippokrates und Galen im Altertum für Zustände von Erregung und Verstimmung gebraucht wurden. Die beiden Ausdrücke haben sich bis in die neueste Zeit erhalten; die Begriffe haben sich allerdings mannigfaltigen Änderungen unterwerfen müssen. Während als Melancholie das Bild der Schwermut galt, verstand man unter Manie ganz im allgemeinen die Tobsucht; so kam es, daß manche Bilder von Melancholie, nämlich solche, die mit tobsüchtiger Erregung einhergingen, als Manie bezeichnet wurden. Es wurde also die Schwermut in manchen Zuständen der Manie untergeordnet. Manie und Melancholie wurden als Bezeichnung eines Symptomenkomplexes bis in die neueste Zeit von einzelnen Psychiatern gebraucht, die sich nicht entschließen konnten, die beiden Begriffe bestimmten Krankheitsformen beizulegen. So sprechen heute noch Einzelne von manischen bzw. melancholischen Zuständen bei Epilepsie, Dementia praecox, Paralyse usw., Bezeichnungen, die man besser aufgeben würde im Interesse der Verständigung sowohl unter den Psychiatern, als auch der Psychiatrie mit der übrigen Medizin. Es empfiehlt sich, symptomatisch die Schwermut als „Depression“ zu bezeichnen; also von depressiven Zuständen (Affektveränderungen) bei den verschiedenen Erkrankungen, zu sprechen.

Nachdem die Melancholie als eigenes Krankheitsbild, wie es Kraepelin aufgestellt hatte, durch die Arbeit von Dreyfus [1]), welche die Unmöglichkeit der Trennung derselben vom manisch-depressiven Irresein nachgewiesen hat, aufgegeben ist, halte ich es für richtig, die klassische Bezeichnung Melancholie für die depressiven Zustände des manisch-depressiven Irreseins wieder einzuführen. Nach Dreyfus' [1]) Vorschlag habe ich deshalb das manisch-depressive Irresein in manisch-melancholisches Irresein umgetauft, was der historischen Entwicklung der in Rede stehenden Krankheit entspricht.

Falret père [2]) war es, der als erster auf den „zirkulären“ Verlauf einer psychischen Erkrankung hingewiesen hat, in der wir die Grundzüge des manisch-melancholischen Irreseins erkennen. Er stellte im Jahre 1851 die Krankheitsform der „folie circulaire“ auf, die sich zusammensetzt aus: manie, inter-

---

1) Dreyfus, Die Melancholie, ein Zustandsbild des manisch-depressiven Irreseins. Jena 1907.

2) J. P. Falret, Marche de la folie, gaz. des hôp. 1851 u. bull. acad. de Méd. 1859.

valle lucide, mélancolie, intervalle lucide. Mit einem weiteren Typus trat derselbe Autor 1854 hervor, bei dem er drei Perioden unterschied: manie, mélancolie, intermittence. Daß Manie und Melancholie getrennt periodisch, d. h. mit Einschieben von mehr oder weniger langen freien Intervallen, wodurch zwei weitere Typen entstehen, verlaufen können, war dem Autor bekannt.

Diese vier Typen waren es, die in unveränderter Form bis zur Aufstellung des manisch-depressiven Irreseins durch Kraepelin im Jahre 1899 diese Psychose in ihren Grundrissen repräsentierten. Es war dem eben genannten Autor vorbehalten, durch die Gemeinschaft von Symptomen der Manie und Melancholie den inneren Zusammenhang dieser Zustandsbilder, als die wir sie wohl bezeichnen können, zu ergründen.

Es dürfte nicht uninteressant sein, bei dieser Gelegenheit darauf hinzuweisen, daß schon 40 Jahre vorher ein deutscher Psychiater sich bemühte, über das Wesen der „Melancholie mit Aufregung" Klarheit zu schaffen. Richarz [1]) verglich im Jahre 1858 die Manie mit der Melancholia agitans und kam zu dem Schlusse, daß bei der Manie eine Überproduktion von Vorstellungen vorhanden sei, während bei der agitierten Melancholie eine Armut an Vorstellungen bestehe. Er war der Meinung, daß Ideenflucht in beiden Zuständen vorhanden sei; doch sei bei der Melancholie die Reihenbildung verloren gegangen; es sei ein Umherspringen in engem Zirkel; Angst und Traurigkeit würden auch in der Exaltation beobachtet, zwar nicht in der einfachen, wohl aber in der mit Zorn verbundenen.

Die Schwierigkeit, Krankheitsbilder zu erklären, die manische und depressive Symptome enthalten, hat Kraepelin dazu geführt, neben der Verlaufsform den Übergängen der Phasen ineinander eine besondere Aufmerksamkeit zu widmen. Die Frucht dieser Betrachtungen war das manisch-depressive Irresein als ein innerlich fest zusammenhängendes Krankheitsbild, das in besonders auffallenden Formen, den sogenannten Mischzuständen, die Weygandt [2]) beschrieben hat, zutage treten kann.

Die von Falret père als folie circulaire beschriebenen Typen (Abb. 1): 1. Manie, intervalle lucide, mélancolie, intervalle lucide, ferner später 2. Manie, mélancolie, intermittence habe ich in folgendem Schema dargestellt:

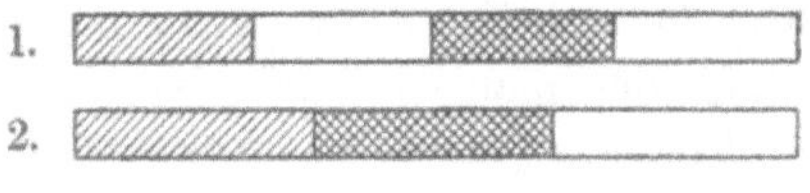

Abb. 1. (Schema-Erklärung s. S. 3.)

Kirn [3]) teilte im Jahre 1878 die „periodischen" Psychosen und zwar die „echten, d. h. direkt zentral bedingten, periodischen Psychosen" in periodische Manie, periodische Melancholie und periodische zyklische Psychose ein. Diese

1) Richarz, Über das Wesen und die Behandlung der Melancholie mit Aufregung (Melancholia agitans). Allg. Zeitschr. f. Psych. 15, 1858.

2) Weygandt, Mischzustände, Habilit. Schrift, 1902.

3) Kirn, Die periodischen Psychosen, 1878.

Auffassung ist in vielen Lehrbüchern bis heute geblieben; so spricht Ziehen von periodischer Manie und Melancholie, von periodischer menstrualer Manie, ferner von zirkulärem Irresein. Sehr eingehend ist in der Arbeit von Ballet[1]) 1903 das manisch-depressive Irresein in einer etwas primitiven Auffassung behandelt. In einem schulgerechten Schema werden dort die Verlaufsformen in zwei Hauptgruppen untergebracht: psychoses intermittentes und psychoses alternantes. In diesen Hauptgruppen sind 7 Untergruppen untergebracht, wie es die folgende Darstellung zur Anschauung bringt.

I. Psychoses intermittentes.
 1. Manie intermittente, type régulier.
 2. Manie intermittente, type irrégulier.
 3. Mélancolie intermittente, type régulier.
 4. Mélancolie intermittente, type irrégulier.

II. Psychoses alternantes.
 5. Folie alterne typique.
 6. Folie à double forme.
 7. Folie circulaire continue.

Die 7 Gruppen können durch folgende Schemata deutlich gemacht werden:

1. Manie intermittente, type régulier.

2. Manie intermittente, type irrégulier.

3. Mélancolie intermittente, type régulier.

4. Melancolie intermittente, type irrégulier.

5. Folie alterne typiquo.

6. Folie à double forme.

7. Folie circulaire continue.

Krankheitsfrei

Manie

Melancholie

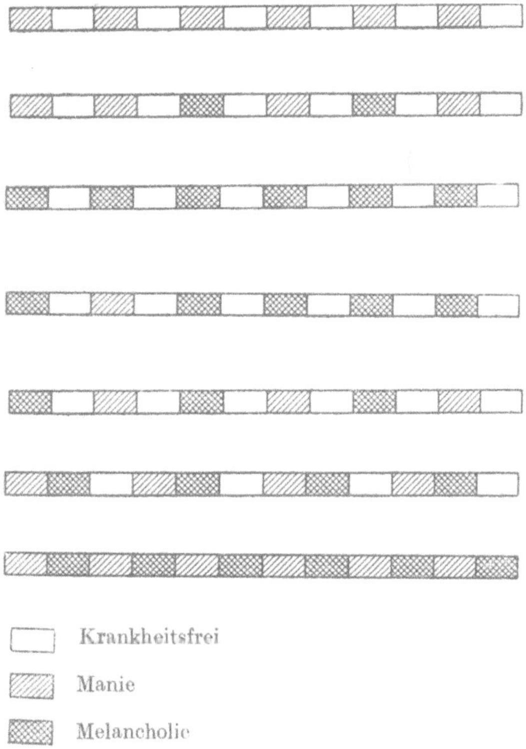

Abb. 2.

[1]) Ballet, Traité de pathologie mentale, Paris 1903.

Kraepelin äußert sich zu dieser Einteilung französischer Autoren in seinem Lehrbuch: „Ich glaube mich überzeugt zu haben, daß derartige Bestrebungen zur Gruppierung an der Regellosigkeit der Krankheit notwendig scheitern müssen. Die Art und Länge der Anfälle und Zwischenzeiten bleibt im einzelnen Falle durchaus nicht die gleiche, sondern kann vielfach wechseln, so daß derselben immer neue Formen zugerechnet werden müßten. Bis jetzt sind auch alle Bemühungen vergeblich gewesen, aus den Eigentümlichkeiten eines Anfalls einigermaßen zuverlässige Schlüsse für die weitere Gestaltung des Krankheitsbildes zu gewinnen; vielleicht aber gelingt es bei sehr ausgedehntem Beobachtungsstoffe doch einmal, gewisse prognostische Regeln abzuleiten."

B. Vorbemerkungen[1]).

Um die Verlaufsformen des manisch-melancholischen Irreseins zu studieren, habe ich eine Anzahl von über 400 Fällen gesammelt, bei denen die Diagnose „manisch-depressives Irresein Kraepelin" nach dem Stande der wissenschaftlichen Anschauung gesichert erscheint. Die Fälle sind bis auf eine geringe Anzahl besonders gelagerter, hauptsächlich chronischer oder sonstwie klinisch bedeutungsvoller Kranker, von mir persönlich untersucht.

Für die vorliegende Arbeit wurden folgende drei Voraussetzungen als notwendig erkannt.

1. Eine genaue Vorgeschichte mit Berücksichtigung der familiären Belastung, der psychischen, insbesondere der affektiven Konstitution und der früheren manisch-melancholischen Phasen, auch leichter Art;
2. eine detaillierte Beschreibung und persönliche Kenntnis mindestens eines typischen Krankheitsabschnitts;
3. eine möglichst exakte Angabe über die Periodizität und die Art der krankhaften Perioden, sei es auf Grund einer vom Kranken gegebenen Vorgeschichte, oder auf Grund sonstiger Nachfragen.

Es ist ohne weiteres einzusehen, daß im einzelnen Falle das Optimum der angeführten Forderungen nicht hat erreicht werden können. Jeder weiß, mit welchen Schwierigkeiten das Aufnehmen einer Anamnese sowohl bei den Angehörigen, als auch bei dem Kranken, selbst dem besonnenen, verbunden ist. Besonders schwierig wird die Aufgabe, die Affektkonstitution zu berücksichtigen. Ich will nicht darauf eingehen, in welchem Grade die Aufschreibungen beeinflußt sind, einerseits durch die Subjektivität des aufnehmenden Arztes, andererseits durch die Anschauungen des Laien, auch des gebildeten.

Der zweite Punkt ist als absolut notwendig nicht diskutabel.

Bei der dritten Forderung treten Schwierigkeiten aller Art zutage, die sich großenteils mit den oben angeführten decken. Es ist oft im einzelnen Falle nachträglich nicht zu entscheiden, ob der Kranke in den freien Intervallen wirklich gesund gewesen ist oder nicht. Die Gesundheitsbreite ist durch feste Grenzen nicht zu bestimmen.

---

[1]) Ausführlicher Literaturausweis in der Monografie von E. Stransky: Das manisch-depressive Irresein. Leipzig u. Wien 1911.

Ich habe die Pflicht, zu erwähnen, daß ich sämtliche Forderungen mit Genauigkeit und Objektivität habe erfüllen wollen. Aber es ist notwendig, immer darauf hinzuweisen, wie unendlich arm die Psychiatrie an objektiven Hilfsmitteln klinischer Art ist. Wir müssen uns mit Anspannung aller Kräfte bemühen, unser subjektives Urteil durch objektive Untersuchungsmethoden zu ersetzen oder doch wenigstens zu ergänzen.

Es ist zuzugeben, daß die letzten Dezennien manches gebessert haben; wir haben uns die Blutdruckmessung, Blutuntersuchung und Untersuchung der Zerebrospinalflüssigkeit dienstbar gemacht; wir versuchen, physiologisch-chemische und serologische Untersuchungen zu differentialdiagnostischen Hilfsmitteln heranzuziehen; wir stehen im Begriffe uns in der experimentellen Psychologie eine Hilfswissenschaft mit exakten Methoden nützlich zu machen; und doch, wieviel steht bisher der Psychiatrie als einwandfrei zu Diensten?

Das manisch-melancholische Irresein gibt für künftige Forschung ein weites Feld der Betätigung in den verschiedenen Gebieten ab. Am besten schnitt bisher die psychologisch-experimentelle Untersuchung ab, der wir besonders durch Kraepelin und seine Schule wertvolle Aufschlüsse verdanken, welche später des öfteren Erwähnung finden werden.

Das Material, dem ich die in den folgenden Abschnitten ausgeführten Ergebnisse verdanke, stammt großenteils aus der kgl. psychiatrischen Klinik in München, teilweise aus der Heilanstalt Dösen (Leipzig) und der Staatsirrenanstalt Bremen-Ellen. Es hat den Vorteil, daß es genau beobachtet und im weiteren Verlaufe verfolgt werden konnte, ferner daß es die Zusammensetzung bringt, wie sie sich wahllos nach der Zahl der Aufnahmen in einem gewissen Zeitabschnitt ergeben hat. Eine Auslese wurde nicht getroffen. Als Nachteil ist anzuführen, daß eine große Anzahl von Fällen ganz frischer Natur in der ersten Krankheitsphase war, und so das Studium des Verlaufes im einzelnen Falle manchmal illusorisch machte.

Einen Teil des Materials verdanke ich den Anstalten Neufriedenheim und Eglfing bei München, in denen ich tätig war; die Fälle konnte ich dank der liebenswürdigen Unterstützung der Ärzte weiter verfolgen. Dieser Teil der Fälle ist ausgewählt, und zwar vor allem im Hinblick auf den lange Zeit hindurch zu übersehenden Verlauf. Die große Zahl der gut beobachteten Fälle setzt mich instand, auf manche Fragen einzugehen, welche nur an der Hand eines großen Materials geprüft werden können. Ich habe mich bemüht, zur Beurteilung des Verlaufs alle Hilfsmittel heranzuziehen, die nur irgendwie erreichbar gewesen sind; vielfach sind es freilich leider nur anamnestische Notizen, die über einzelne Punkte Aufschluß zu geben imstande gewesen sind.

C. Ätiologie.

Die Frage der Ätiologie des manisch-melancholischen Irreseins ist bis heute nicht gelöst; wir haben noch nicht einmal Gesichtspunkte gewonnen, die uns der Klärung dieser Frage näher bringen könnten. Es ist überhaupt fraglich, ob es uns jemals gelingen wird, für diese Krankheitsformen eine andere ätiologische Grundlage zu finden, als wir sie jetzt schon annehmen, nämlich die

Degeneration. Das degenerative Moment wird zur Zeit von allen Seiten für die reinen Formen unserer Krankheit ohne weiteres anerkannt.

Nun ist diese Annahme eine keineswegs befriedigende; sie sagt nicht viel mehr, als daß eine Disposition in der hereditär-degenerativen Basis zu finden ist. Eine Disposition wird heute bei einer großen Anzahl von Erkrankungsformen angenommen, mögen dieselben der internen, der neurologischen oder psychiatrischen Seite der Medizin angehören. Die degenerative Disposition bedeutet demnach für uns eigentlich nur soviel, daß wir die wirkliche Grundlage der Krankheit nicht kennen.

Die klinische Betrachtungsweise hat uns bisher in dieser Frage nicht weitergebracht. Es ist die Frage aufzuwerfen, ob vielleicht von anderen Untersuchungsmethoden mehr geleistet worden ist oder die Aussicht besteht, daß diese uns fördern werden? Dabei kommen hauptsächlich psychologische und physiologisch-chemische Prinzipien in Betracht. Es unterliegt keinem Zweifel, daß die psychologische und insbesondere die experimentell-psychologische Untersuchungsmethode das Verständnis der psychischen Bestandteile der Krankheit ganz wesentlich gefördert hat. Auf die Einzelheiten werde ich weiter unten zurückkommen. In der Erkenntnis des Ursprungs der Krankheit haben aber auch diese Methoden versagt. Die chemisch-physiologische Untersuchung der manisch-melancholischen Kranken ist bisher nur in ganz geringem Maße und vor allem zu wenig systematisch betrieben worden. Es ist sehr wohl möglich, daß eine sorgfältige und detaillierte Untersuchung des Stoffwechsels brauchbare Resultate zeitigt. Die Ätiologie hat bisher durch die dürftigen, nur Bruchstücke enthaltenden Resultate keine Klärung erfahren.

Es möchte noch zu erwähnen sein, daß die moderne serologisch-biologische Betrachtungsweise, die augenblicklich das Interesse der Medizin sehr in Anspruch nimmt, möglicherweise auch in der Richtung der degenerativen Psychosen pfadfindend vorangehen wird. In dieses Gebiet schlagen die neueren Untersuchungen nach Abderhalden ein. Nach dieser Richtung haben bisher umfangreiche Untersuchungen, auch meinerseits, für das manisch-melancholische Irresein nichts Neues gebracht; höchstens hat die Differentialdiagnose zwischen funktionell und organisch eine gewisse Festigung erhalten.

Das Resultat der vorgehenden Zeilen ist demnach folgendes: Wir besitzen bisher keinerlei Kenntnisse über die Ätiologie des manisch-melancholischen Irreseins. Die Annahme der degenerativen Basis ist nicht zufriedenstellend.

Ich will im folgenden an der Hand meiner Fälle untersuchen, ob sich aus einem nach dieser Richtung hin gleichmäßig untersuchten Material gewisse Gesichtspunkte schöpfen lassen. Anatomische Hirnbefunde stehen mir nicht zur Verfügung und sind auch bisher nicht von ausschlaggebender Bedeutung in dieser Frage gewesen. Wie schon angedeutet, habe ich mich mit der fragwürdigen Annahme einer hereditär-degenerativen Grundlage nicht begnügt, sondern habe versucht, nach weiteren Ursachen zu forschen, wobei die bei ähnlichen Untersuchungen Geisteskranker gewonnenen Gesichtspunkte in Betracht gezogen worden sind.

Es ist vor allem zu unterscheiden zwischen somatischen und psychischen ätiologischen Momenten. Auf diesem Unterschied beruht die von mir vorgenommene Einteilung. Im Ganzen wurden nur in 34 % der Fälle

Angaben gemacht, die zu ätiologischen Untersuchungen nach allen Richtungen hin brauchbar waren.

I. Physiologische körperliche Einflüsse.

a) Alter.

Wenn ich hier von Alter spreche, so meine ich die Altersstufe, in der die Erkrankung ihren Anfang genommen hat, soweit eine psychotische Phase in Betracht kommt. Was die jüngste Altersstufe, die Zeit vom 1. bis 10. Lebensjahr betrifft, so konnte ich in meinem ganzen Material nur 2 Fälle, das sind 0,5%, finden, in denen (melancholische) Phasen in ein so frühes Alter fielen. Die beiden Fälle blieben periodisch melancholisch bei einer konstitutionell depressiven Grundlage. Ich bin übrigens überzeugt, daß solche kindliche Erkrankungen viel öfters vorkommen; sie sind wohl meist leichter Art; sie werden aber häufig nicht als manisch-melancholisch erkannt; der Arzt, dem sie zugeführt zu werden pflegen, wird diese Erkrankungen meist als hysterische, vielleicht auch als epileptoide ansehen, oder er wird an angeborene geistige Schwäche denken. Die von mir angeführten Fälle sind auch nur katamnestisch festgestellt. Vor einiger Zeit habe ich im Kinderhause der Anstalt Dösen einen Fall zu beobachten Gelegenheit gehabt; die Beschreibung seiner ersten Phase ist von Liebers[1]) gegeben worden.

Die Erkrankungen des kindlichen Alters geben oft ein sonderbares Bild, welches, abgesehen von den Krankheitserscheinungen, durch die geringe Entwicklung der Persönlichkeit charakterisiert ist; es fehlt das sonst den manisch-melancholischen Psychosen eigene subjektive Gepräge; das psychomotorische Verhalten erscheint etwas einförmig, wie ja überhaupt die Bewegungsformen der Kindheit etwas einförmig sind; der Intellekt ist noch nicht voll entwickelt, so daß die Kranken auf den ersten Blick schwachsinnig erscheinen können. Das ganze Bild ist etwas leer. Auffallend ist die Ablenkbarkeit, welche jedoch bei Kindern eine gewöhnliche Erscheinung in mehr oder weniger intensivem Maße ist. Selbstvorwürfe können recht ausgeprägt sein. Ganz den Erwachsenen konform ist die Gewichtsstörung, welche auch bei dem oben erwähnten Falle in exquisitem Maße vorhanden ist.

Ich habe bei den folgenden Erhebungen und den erläuternden zahlreichen schematischen Darstellungen (Abb. 3—9) das Alter von 1 bis 20 Jahren als erste Altersstufe zusammengefaßt. In 20 % aller Fälle trat die erste Erkrankung vor dem 21. Jahre auf; und zwar gehörten davon 58 % den periodisch zirkulären Verlaufsformen an. Gegenüber dieser treten die anderen Formen weit zurück, so daß die periodisch melancholischen nur mit 13 % und ebenso die chronisch zirkulären Fälle nur mit 13 % teilnehmen. Von letzteren zeigen 5 % im wesentlichen „reine" Formen, das sind solche, in denen regelmäßig, „schulgemäß", manische und melancholische Zeiten abwechseln, aber chronisch, ohne freie Zwischenräume verlaufen.

Weiterhin sind die periodisch manischen Fälle mit 11 % anzuführen. Dann folgen in großem Abstande die chronisch manischen Formen mit 4 % und die chronisch melancholischen Formen mit 1 %.

---

[1]) Liebers, Über Manie im Kindesalter, Zentralbl. f. Nervenheilk. 20, 1909.

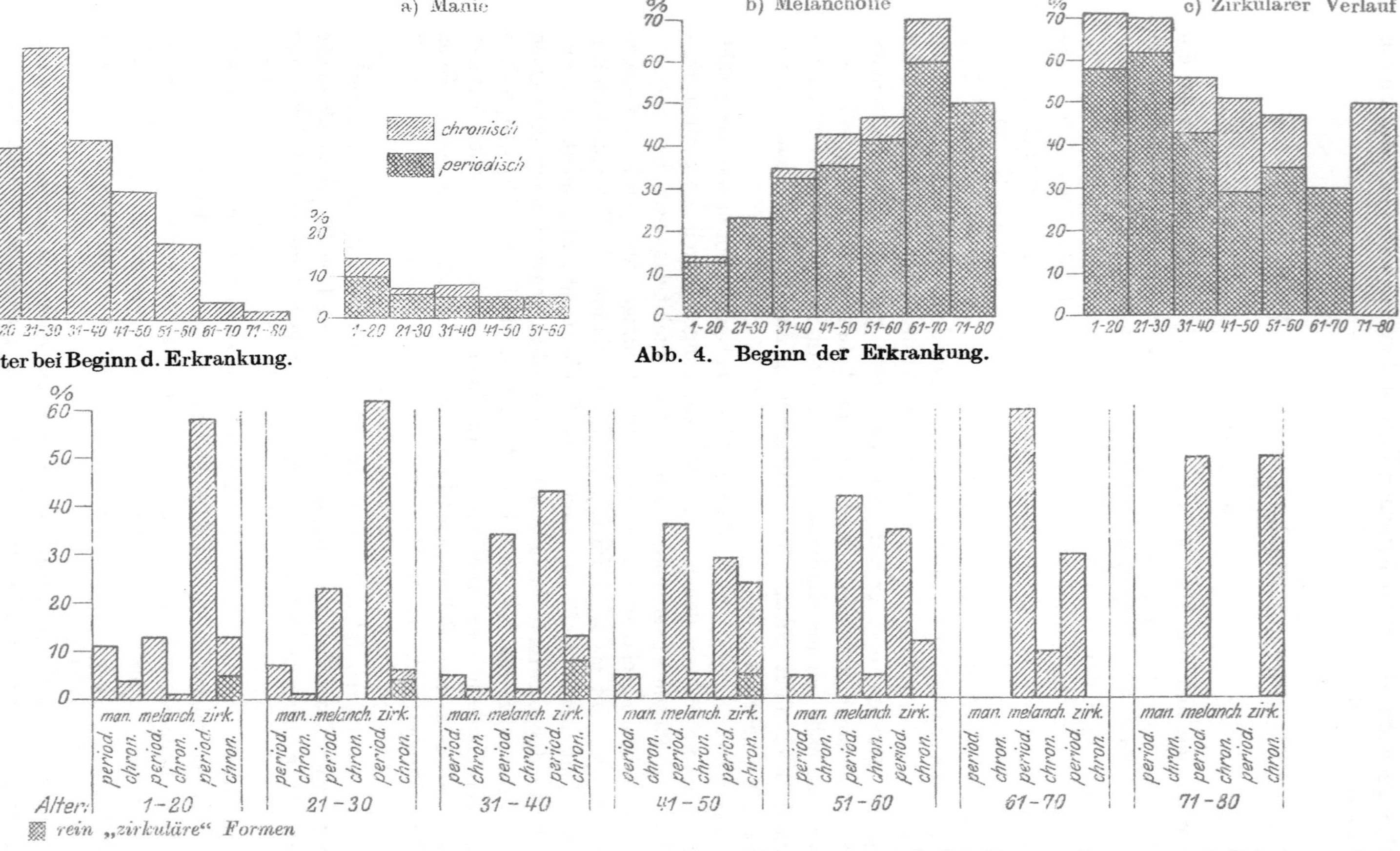

Abb. 3. Alter bei Beginn d. Erkrankung.

Abb. 4. Beginn der Erkrankung.

Abb. 5. Verteilung des Beginnes der Erkrankung auf Altersstufen (Einteilung nach den Formen der man.-mel. Trias).

Sehr instruktiv ist die kurvenmäßige Darstellung (Abb. 6) der einzelnen Formen, wie sie dem Alter entsprechend Anteil nehmen. Wir sehen da, daß die periodisch zirkulären Formen nur im 3. Lebensjahrzehnt höhere Zahlen erreichen; die periodisch melancholischen Formen stehen in der ersten Altersstufe am niedrigsten, sie nehmen im höheren Alter verhältnismäßig immer größeren Anteil. Die chronisch manischen und die periodisch manischen Fälle zeigen in der Alterstufe von 1—20 Jahren ihre höchste Zahl.

Was die Verteilung auf die Geschlechter betrifft, so steht das weibliche mit 70 % dem männlichen mit 33 % gegenüber. Derselbe sehr große Unterschied wird noch in der Altersstufe von 41—50 Jahren erreicht. Man könnte daraus schließen, daß die Zeit der geschlechtlichen Reife und der geschlechtlichen Inaktivität die Höchstzahl der weiblichen Ersterkrankungen verursacht; das Alter von 51—60 steht diesem nur um ein geringes nach.

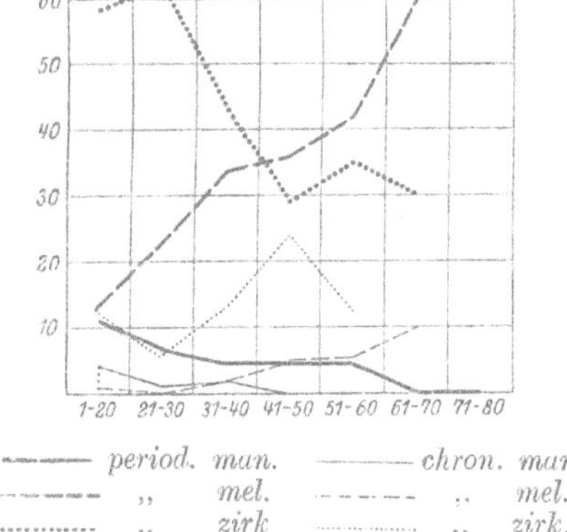

Abb. 6. Beginn der Erkrankung.

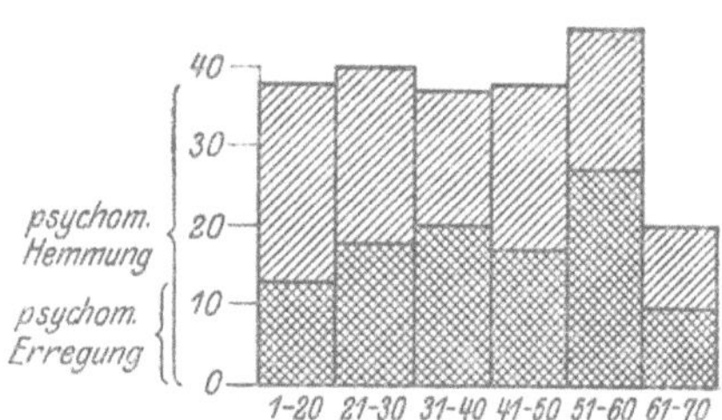

Abb. 7. Beginn der Erkrankung und das psychomotor. Verhalten.

Es erübrigt, noch einiges über die klinischen Besonderheiten der Altersstufe vom 1.—20. Jahre zu sagen. Psychomotorische Störungen (Abb. 7) ließen sich nur bei 51 % der Fälle dieses Alters nachweisen, also ein geringerer Prozentsatz wie in den folgenden Altersstufen; und zwar betrifft die psychomotorische Hemmung 38 %, die psychomotorische Erregung 13 % der Fälle.

Ich bin mir wohl bewußt, daß man fragen wird, wie es kommt, daß die psychomotorische Störung, ein hervorragendes Symptom des manisch-melancholischen Irreseins, bei so wenig Fällen zum Ausdrucke kommt. Es mag diese Erfahrung einerseits darin begründet sein, daß es sich bei einer Anzahl der Fälle um katamnestische Erhebungen handelt und daher lückenhafte Angaben in Betracht kommen. Andererseits kommt das Resultat daher, daß die zirkulären Fälle, welche die Hauptsache der Erkrankungen in diesem Lebensalter ausmachen, mit Phasen gehemmter Art zu beginnen pflegen. Die psychomotorische Hemmung gibt also diesem Alter das Gepräge; die Erregung ist verhältnismäßig wenig vertreten. Umgekehrt verhält es sich mit der Denkstörung. Die Erleichterung des Denkaktes finden wir in 36 %, die Erschwerung in 18 %. Die Denkhemmung ist sonst in keiner Altersstufe mit einem so hohen Prozentsatze beteiligt.

Die Willensstörung derart zu berechnen, ist unmöglich; es scheitert dies daran, daß diese Störung im allgemeinen mit der psychomotorischen Störung parallel geht und ihr Bestehen daher den Krankheitsgeschichten nicht entnommen werden kann.

Was krankhafte Vorstellungen, bzw. Wahnvorstellungen betrifft, so fand ich solche in 69 % der Fälle; sie erscheinen weniger häufig wie in höheren Altersstufen. Sinnestäuschungen waren in 31 % der Fälle, also recht häufig vertreten. Der Alkoholismus spielte in 11 % der Fälle eine Rolle (Abb. 8).

Fassen wir die einzelnen Erkrankungsformen, mehr dem affektiven Charakter entsprechend, in drei Gruppen zusammen, in die manischen, melancholischen und zirkulären Krankheitsformen, so finden wir für unsere Altersstufe folgendes: Die manischen Erkrankungen kommen bei Männern und Frauen in gleicher Zahl (7 %) vor; die melancholischen Erkrankungen sind beim weiblichen Geschlecht wesentlich häufiger (12: 2 %), die zirkulären ebenfalls beim weiblichen Geschlechte ungleich häufiger (52: 19 %).

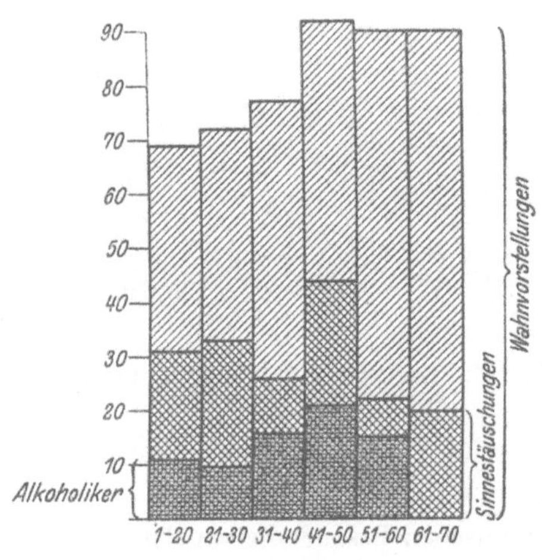

Abb. 8. Wahnvorstellungen, Sinnestäuschungen, ferner chron. Alkoholismus bei beginnender Erkrankung.

Wir sehen also, daß die manischen Erkrankungen verhältnismäßig am häufigsten in diesem Alter auftreten, ebenso die zirkulären weiblichen; am seltensten sind die depressiven Phasen. Dieses Verhältnis würde gut zu dem Verhältnisse der Psychomotilität passen, insoferne wir als typisch für Melancholien die Hemmung, für Manien die Erregung ansehen.

Betrachten wir uns schließlich die absoluten Zahlen der Ersterkrankungen nach Geschlechtern, so finden wir folgendes: wir haben 84 Fälle im ganzen in dieser Altersstufe, wovon 60 auf das weibliche, 28 auf das männliche treffen. Größer werden die Zahlen nur noch im folgenden Jahrzehnt.

Zusammenfassung. Die Altersstufe von 1—20 Jahren enthält 84 Fälle = 20 %. Davon gehören den periodisch zirkulär verlaufenden 58 % an. Die Altersstufe zeichnet sich aus durch starkes Hervortreten der psychomotorischen Hemmung (38 %); Wahnvorstellungen treten zurück gegenüber den Sinnestäuschungen (2: 1); die zirkulären weiblichen Erkrankungen sind außerordentlich häufig (52 %); das Verhältnis der Männer zu den Frauen beträgt 3: 7; 71 % der Fälle gehören zirkulären Erkrankungen an.

Es würde zu weit führen, jede einzelne der dargestellten Altersstufen im einzelnen zu besprechen.

Zusammengefaßt zeigt sich folgendes bezüglich der Zeit des Krankheitsbeginnes. Die bei weitem größte Zahl der Fälle beginnt vor dem 41. Jahre; die größte Erkrankungszahl zeigt das dritte Dezennium. Die Beteiligung der Geschlechter bleibt bis zum Greisenalter ungefähr dieselbe, nämlich 60—70 %

Frauen, 30—40 % Männer. Gegen das hohe Alter hin gleichen sich die Unterschiede bezüglich der Zahl der Männer und Frauen aus.

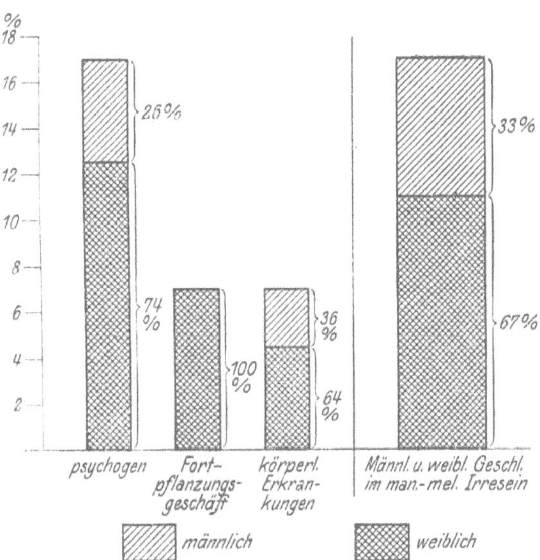

Abb. 9. Die Erkrankung auslösende Momente (Verteilung auf die Geschlechter).

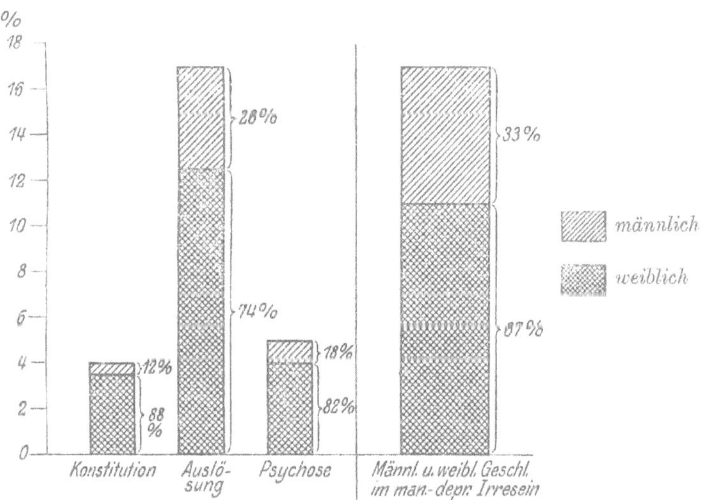

Abb. 10. Bedeutung des psychogenen Moments in Konstitution, Auslösung der Erkrankung und während der man.-mel. Erkrankung.

Die periodisch zirkulären und periodisch melancholischen Fälle zeigen umgekehrtes Verhalten; die ersteren beginnen in mehr als der Hälfte der Fälle in dem Alter bis zu 30 Jahren, nehmen dann sehr stark ab, um dann auf einer immerhin bedeutenden Höhe stehen zu bleiben. Umgekehrt nehmen die periodisch melancholischen Fälle bezüglich des Alters ihrer Entstehung gegen das Alter zu sehr stark zu. Die periodisch manischen Fälle zeigen verhältnismäßig geringe Beteiligung; sie nehmen allmählich mit höherem Alter ab.

Die Zahl der Fälle mit psychomotorischer Erregung nimmt mit dem Alter zu; immerhin überwiegen die Fälle mit psychomotorischer Hemmung stets erheblich.

Während die Beteiligung von Wahnvorstellungen mit steigendem Alter zunimmt, nimmt die Beteiligung von Sinnestäuschungen ab. Der Alkoholismus zeigt seine Höchstbeteiligung im Alter von 41—50 Jahren.

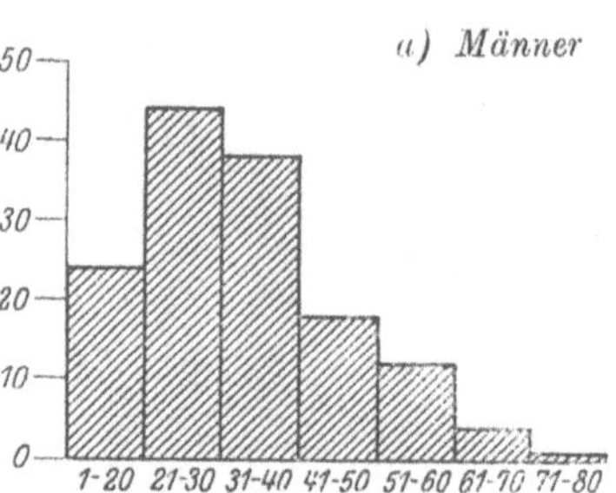

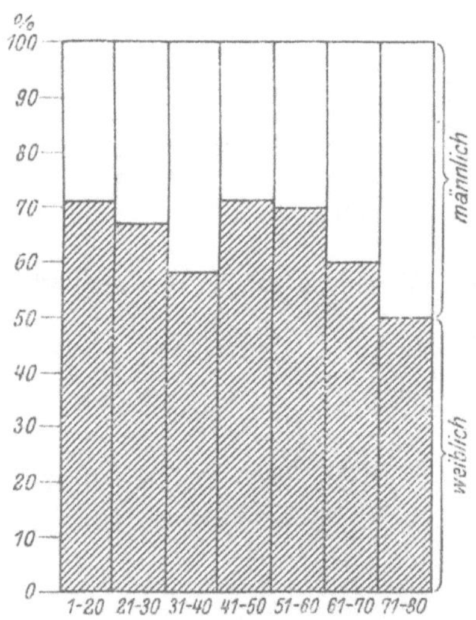

Abb. 11. Beginn der Erkrankung und Beteiligung des Geschlechtes.

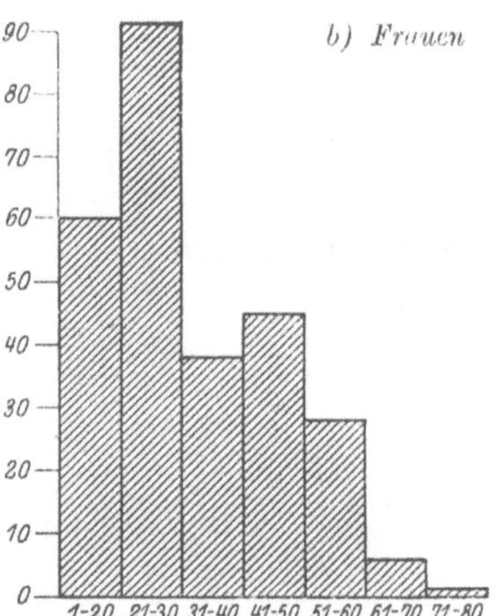

Abb. 12. Häufung des Krankheitsbeginns bei Männer und Frauen.

Wir sehen also die Entstehung der Erkrankung mit Vorliebe in mehr jugendlichem Alter; in dieser Altersstufe finden sich viele zirkuläre Erkrankungen mit überwiegender Beteiligung einer psychomotorischen Hemmung, sehr vielen Sinnestäuschungen und verhältnismäßig wenig Wahnvorstellungen. Im höheren Alter sind die periodischen Melancholien vorherrschend. Die Fälle mit psychomotorischer Erregung nehmen zu, weiterhin die Wahnvorstellungen. Die Männer beteiligen sich im Alter verhältnismäßig stärker wie in früheren Altersstufen.

b) Geschlecht.

Daß das Geschlecht auf das Zustandekommen des manisch-melancholischen Irreseins einen Einfluß ausübt, ergibt sich allein schon aus der Beteiligung der Männer und Frauen der Zahl nach. Es treffen nach meinem Material auf das weibliche Geschlecht 67 % der Erkrankungen, auf das männliche 33 % (Abb. 9).

Worauf nun dieser Unterschied zurückzuführen ist, erscheint vollkommen unklar. Selbstverständlich muß der Grund in primären Geschlechtsunterschieden zu suchen sein, nicht etwa in der sekundären Charakterveranlagung des Weibes, von dem wir ja behaupten, es sei affektiv erregbarer wie der Mann. Es taucht die Frage auf, ob ätiologisch dieses Mehr an Erkrankungen des weiblichen Geschlechtes dem Einflusse des Fortpflanzungsgeschäftes zuzuschreiben ist. In meinem Material ist nur in 7 % der Fälle von manisch-melancholischem Irresein überhaupt (in 17 % der Fälle mit bekannter Ätiologie) das **Fortpflanzungsgeschäft** als auslösendes Moment zu betrachten (Abb. 9). Das kann also nicht, oder wenigstens nicht allein, ausschlaggebend sein. Auffallend ist, daß körperliche Veränderungen pathologischer Art ebenfalls in 7 % ätiologisch eruierbar sind, und daß hier das männliche und weibliche Geschlecht

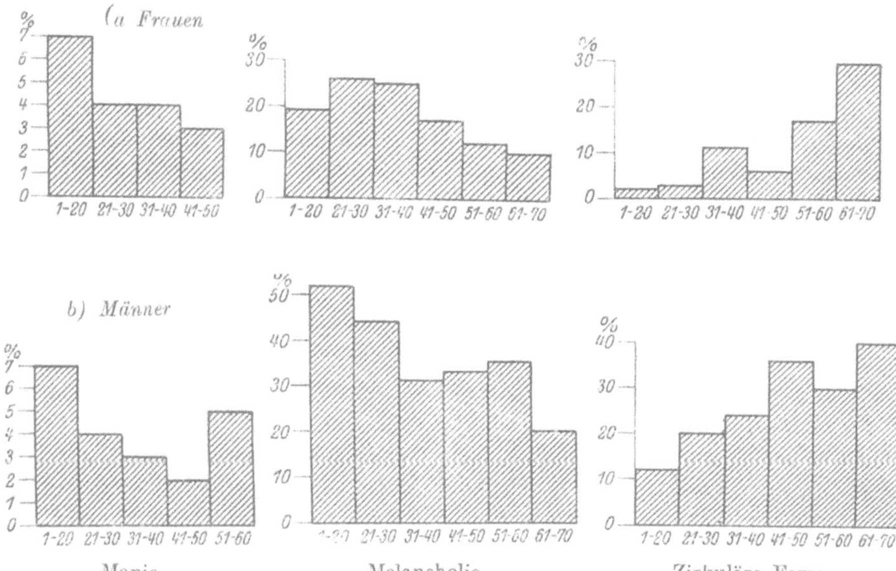

Abb. 13. Beginn der Erkrankung nach Krankheitsform und Geschlecht.

in demselben Verhältnisse (36: 64 %) vertreten ist wie im manisch-melancholischen Irresein überhaupt. Man sieht, es müssen andere Gründe für die Verteilung auf die Geschlechter maßgebend sein, die wir eben nicht kennen.

Tiefgehende Unterschiede in dem Symptomenbild sind nicht vorhanden. Zu erwähnen ist nur, daß die psychogenen Momente beim weiblichen Geschlecht erheblich überwiegen, sowohl was Konstitution (männlich 12 %, weiblich 88 %), als auch was Auslösung der Psychose (26: 74 %) und das klinische Bild der Psychose selbst (18: 82 %) betrifft (Abb. 9 u. 10).

Gewisse Unterschiede ergeben sich, wenn wir die Verlaufsformen betrachten. So erkennen wir, daß die Beteiligung des weiblichen Geschlechts bezüglich der Zahl der Ersterkrankungen in den verschiedenen Altersstufen vom 50. Lebensjahr an zugunsten des männlichen Geschlechtes abnimmt, so daß in dem 7. Jahrzehnt männliche und weibliche Ersterkrankungen im Gleichgewicht stehen (Abb. 11 u. 12). Es könnte dies einen Fingerzeig geben für eine etwaige

Beeinflussung der Ätiologie durch das sexuelle Verhalten. Von der Zeit der Sterilität an nähern sich die beiden Geschlechter der Zahl der Erkrankung nach.

Die Zahl der manischen Ersterkrankungen nimmt beim weiblichen Geschlecht vom 51. Lebensjahr an einen auffallenden Aufschwung, während dieser beim männlichen Geschlechte fehlt; auffallend auch ist das sehr starke Überwiegen der Erkrankungen beim Weibe in den zirkulären und melancholischen Verlaufsformen unserer Erkrankung. Die absolute Zahl der manischen Erkrankungen verteilt sich ziemlich gleichmäßig auf Männer und Frauen. In gleicher Weise wie beim Manne nehmen bei der Frau die melancholischen Erkrankungen der Häufigkeit nach mit dem höheren Alter prozentual zu, die zirkulären ab. Die Zeit vor der Geschlechtsreife zeigt keine wesentlichen Unterschiede (Abb. 13).

Die große Mehrzahl der Fälle, deren Beginn in die Lebenszeit von 40 und mehr Jahren fiel, entwickelte sich entweder im Anschluß an die Menopause oder an eine Unregelmäßigkeit der Menses. Letztere fiel in den betreffenden Fällen zeitlich mit dem Klimakterium als dessen Beginn zusammen und es dürfte erlaubt sein, letztere Fälle mit denen der klimakteriellen Ätiologie zu vereinigen. Die große Mehrzahl der Fälle machte ihre erste Erkrankung im Anschluß an das Klimakterium durch. Besondere klinische Merkmale wiesen diese Fälle nicht auf. Zum Teil wurde die Krankheit periodisch; zum Teil handelte es sich um Fälle, deren Erkrankung sich auf viele Jahre hinzog und in bezug auf Prognose einen ungünstigen Charakter annahm. Eine kleine Anzahl von Fällen hatte schon in den 20er Jahren eine mehr oder weniger lange Krankheitsperiode durchgemacht und war dann von schweren Schwankungen des Affektzustandes verschont geblieben. Von den klimakteriellen Fällen mag ein Teil der alten Kraepelinschen Melancholie zuzuzählen sein. Melancholien sind bevorzugt, so daß auf 20 Fälle mit zirkulärem Gesamtverlaufe immerhin 11 Fälle mit periodischen Melancholien kommen. Die Auslösung hatte in 25 Fällen eine anschließende Melancholie, 2mal einen manischen und 4mal einen zirkulären Zustand verursacht. Agitierte Melancholien sind besonders häufig.

Eine Gruppe, deren Zahl 14 % der Fälle mit Ätiologie ausmacht, steht mit der Gebärtätigkeit (Gravidität, Geburt, Laktation) der Frauen in Zusammenhang. Diese Erkrankungen fallen natürlicherweise zum größten Teil in die Zeit vom 20.—30. Lebensjahr. Auffallen mag, daß sie durchweg günstigen Charakter tragen insofern, als es zu weitgehenden Intermissionen kommt. In einigen Fällen sind schon früher manisch-melancholische Krankheitsphasen vorhergegangen. Die Erkrankungen haben im ganzen meist zirkulären Charakter mit Vorherrschen der Melancholie; sehr häufig sind agitierte Melancholien. Periodisch melancholische Fälle sind sehr selten. In vielen Fällen hat die Erkrankung überhaupt mit ihrer ersten Phase nach der Geburt eines Kindes den Anfang genommen. Ist einmal die Konstitution zu einer solchen Erkrankung deutlich zutage getreten, so bedürfen spätere Erkrankungen meist keiner besonderen Ursache mehr. Umgekehrt gibt die Geburt in manchen Fällen den Anlaß zu einer weiteren Krankheitsphase, nachdem schon früher welche vorausgegangen sind. Die meisten Phasen dauerten kürzer wie ein Jahr, die längste war 6 Jahre lang.

Wir haben es, wie aus diesem Abschnitt hervorgeht, wenn wir die Fälle von Erkrankungen des Geschlechtstraktus, die im folgenden erwähnt werden, hinzuzählen, in ca. 31 % der Fälle körperlicher Ätiologie mit manisch-melancholischen Erkrankungen beim Weibe zu tun, welche in Zusammenhang mit physiologischen oder pathologischen Veränderungen der Genitalsphäre stehen.

Die Menstruation kommt ätiologisch kaum in Betracht. Wohl aber gibt es einzelne Fälle, in denen sich an die Menses Krankheitsphasen anschließen, der sog. menstruelle Typus. Er ist zweifellos recht selten. Charakteristisch für die Beurteilung solcher Typen mag der auf Tafel I gezeigte Fall sein, bei dem Menses und schwere Verstimmung auf dem Boden einer chronischen leichten Melancholie eingezeichnet sind. Der Zusammenhang zwischen Menses und Verstimmung ist nur ein scheinbarer, durch das zufällige zeitliche Zusammentreffen hervorgerufen.

Zum allgemeinen Verständnisse und zum Vergleich mit späteren zahlenmäßigen Angaben soll noch bemerkt werden, daß nach dem hier zugrunde liegenden Material sich Manie und Melancholie in der Häufigkeit wie 3: 4 verhält; männliche und weibliche Erkrankungen verhalten sich wie 1: 2;
ferner: Manie: Melancholie beim Manne = 2: 1
„ „ „ Weibe = 1: 2,5.

II. Pathologische körperliche Einflüsse.

Pathologische körperliche Ursachen sind in 7 % der Fälle des gesamten Materials bekannt. Mit einer kleinen zur Ätiologie auf somatischer Grundlage gehörenden Untergruppe, nämlich den Fällen, als deren Ursache chronische Vergiftung anzunehmen ist, will ich beginnen. Es handelt sich zunächst um zwei Fälle chronischer Alkoholvergiftung. Beide Kranke waren durch Fälle von Trunksucht hereditär stark belastet; konstitutionell waren beide Kranke in bezug auf ihre Affekte leicht alteriert; dazu trat einige Jahre vor der im Alter von 38 bzw. 56 Jahren eintretenden Erkrankung chronischer starker Alkoholmißbrauch. In beiden Fällen bestand die Erkrankung in einer manischen Erregung, die in dem einen Falle für kurze Zeit mit depressiven Zügen gemischt war. Es ist in beiden Fällen naheliegend, neben der selbstverständlich (s. unten!) vorhandenen leichten konstitutionellen Störung, den Alkohol für die Auslösung der Krankheit verantwortlich zu machen. In beiden angeführten Fällen ist von früheren Krankheitsphasen nichts bekannt.

Weiterhin ist ein Fall zu erwähnen, bei welchem im 37. Lebensjahr eine melancholische Erkrankung typischer Art einsetzte, welche nach ca. 7 Monaten Krankheitsdauer in Gesundung überging. Bei dem Kranken bestand keine hereditäre Belastung; auch von konstitutionellen Störungen war nichts zu erfahren. Als auslösende Ursache muß chronischer Morphinismus und Kokainismus angesehen werden, der den Kranken im Verlauf von 4 Jahren körperlich und psychisch stark schwächte. Die psychische Erkrankung schloß sich unmittelbar an die Strapazen an, die dem Kranken der Versuch der selbstständigen Entziehung verursachte.

Für die folgenden Fälle mit körperlicher Ätiologie habe ich nachstehende Einteilung getroffen:

A. Akute Infektionskrankheiten.
  1. Verschiedene Infektionskrankheiten.
  2. Typhus.
  3. Influenza.

B. Chronische Erkrankungen.

C. Glykosurie.

D. Organische Hirnerkrankungen.

E. Erkrankungen des Genitaltraktus.

Die Fälle von akuten Infektionskrankheiten nehmen der Zahl nach in dem ganzen Material ca. 6 %, in dem Material mit bekannter Ätiologie etwa 14 %, unter den Fällen mit körperlicher Ätiologie 60 % in Anspruch. Die männlichen und weiblichen Kranken sind in der ganzen Anzahl der Fälle mit körperlicher Ätiologie ungefähr in demselben Verhältnis vertreten, wie im manisch-melancholischen Irresein überhaupt; es erscheinen demnach die Frauen verhältnismäßig stärker beteiligt.

Die erste Erkrankung bzw. die erste zur Beobachtung gekommene Krankheitsphase trifft bei weitaus der überwiegenden Mehrzahl in das mittlere Alter von 20—45 Jahren. Auffallend ist, daß auf 6 der hierher gehörenden Fälle schon ein Fall trifft, dessen erste Erkrankung in die jugendliche Zeit zwischen 10. und 20. Lebensjahr trifft. Es hat demnach den Anschein, als ob körperliche Erkrankungen in der Jugend besonders den Ausbruch des manisch-melancholischen Irreseins bzw. einer Phase desselben begünstigen. Was die Form der Erkrankung anbetrifft, so ist zu erwähnen, daß die melancholischen Stadien nicht in dem Maße hervortreten, wie wir es sonst zu sehen gewohnt sind; ferner daß, obwohl die weiblichen Erkrankungen die Mehrzahl bilden, nicht wie sonst die melancholischen Formen die manischen verhältnismäßig an Zahl überragen. Im übrigen sind klinische Besonderheiten nicht hervorzuheben. Es finden sich alle Schattierungen der Erkrankungen.

Von Wichtigkeit ist es, zu erwähnen, daß bei den in diese Rubrik fallenden Erkrankungen das psychogene Moment klinisch in den Hintergrund tritt und nur in ganz wenigen Fällen zur Beobachtung kommt, während wir es sonst, wie wir später noch sehen werden, in einer verhältnismäßig großen Zahl von Fällen vorfinden. Einmalige und periodische Erkrankungen finden wir nebeneinander. Durch die Periodizität wird die ätiologische Betrachtung sehr erschwert. Auf diesen Punkt ist oben schon hingewiesen.

Unter den akuten Infektionskrankheiten, denen wir begegnen, finden sich Mandelentzündung, Lungenentzündung, Rippenfellentzündung, Bauchfellentzündung und Hirnhautentzündung. Etwas mehr als die Hälfte der Fälle trifft auf Typhus und Influenza, die ungefähr in dem gleichen Verhältnis vorhanden sind. Die Zahl der männlichen und weiblichen Erkrankungen ist hier fast dieselbe. Nur um ein geringes überragen die weiblichen die männlichen, obwohl sonst, wie oben schon erwähnt, die weiblichen weitaus in der Mehrzahl sind. Manie und Melancholie sind in gleichem Maße vertreten; sonstige klinische Besonderheiten sind nicht zu erwähnen. Bei manchen Fällen traten während der infektiösen Erkrankung schwere Delirien mit Bewußtlosigkeit auf. Diese Delirien zeigen häufig genau dasselbe Bild, welches bei den betreffenden Kranken spätere Phasen deliranter Färbung tragen, ohne daß dabei eine körperliche Erkrankung irgendwie in Betracht käme. Die jedem Kranken spezifische Konstitution kommt demnach in den einzelnen Phasen, welche sich genau gleichen können, zum Ausdruck.

Den chronischen Erkrankungen (B.) kommt nach meiner Ansicht nur insofern eine ätiologische Bedeutung zu, als sie, besonders bei Tuberkulose, eine chronische Schwächung der Körperkräfte mit sich bringen. Für die Erscheinungsform des manisch-melancholischen Irreseins haben sie keine Bedeutung.

Von prinzipieller Wichtigkeit erscheint mir dagegen das Auftreten der Glykosurie für die psychische Erkrankung. Werden doch von manchen Autoren besondersartige Depressionen bei Diabetes beschrieben. Auch mir erscheint es unzweifelhaft, daß wir auf die genannte Störung des Stoffwechsels unser besonderes Augenmerk richten müssen. Es kommen zweierlei Gründe in Betracht. Erstens ist es denkbar, daß wir eine für Diabetes spezifische Psychose herausschälen können, die wir möglicherweise in manchen Fällen wegen ihrer wesentlichsten klinischen Merkmale dem manisch-melancholischen Irresein zuzählen können; zweitens besteht die Möglichkeit, daß eine unzweifelhaft manisch-melancholische Psychose durch den Diabetes verursacht werden kann. Zu erwähnen ist, daß Glykosurie zur Zeit der Psychose nicht selten beobachtet wird, ohne daß die sonstigen Symptome eines Diabetes bestehen.

Die Bedeutung der organischen Hirnerkrankungen (D.) für die Ätiologie wird später im einzelnen besprochen werden; sie sei hier nur der Vollständigkeit halber angeführt.

Eine kleine Gruppe (E.) von Erkrankungen muß hier angereiht werden; es handelt sich um Krankheiten der Genitalsphäre des weiblichen Geschlechts. Bei einigen Fällen kam Uterusexstirpation, Operation von Ovarialzysten, ferner Operation eines Myoms in Betracht. An diese Eingriffe schloß sich die manisch-melancholische Erkrankung, manchmal periodischer Art, an. Der Beginn der Erkrankung fiel in die Zeit von 40 und mehr Jahren.

III. Psychische Einflüsse.

Kraepelin sagt in seinem Lehrbuche, daß das manisch-melancholische Irresein in seiner Entwicklung im allgemeinen von äußeren Ursachen unabhängig ist, wenn auch gewöhnlich vom Kranken und seiner Umgebung irgendwelche Zufälle zur Erklärung herbeigezogen werden; ferner: daß allerlei Schädigungen, eine heftige Gemütserschütterung, ein körperliches Unwohlsein, eine fieberhafte Krankheit auf vorbereitetem Boden den letzten Anstoß zum Ausbruche der Störung geben können. In prognostischer Beziehung erwähnt derselbe Autor, daß bei den sehr früh und ohne äußeren Anlaß einsetzenden Fällen auf vielfache Wiederkehr der Anfälle mit kurzen Pausen zu rechnen sei. Weiterhin sagt Kraepelin, daß in einer Reihe von Fällen namentlich während der Anfälle, aber auch schon vorher, allerlei hysterische Züge hervortreten, wie Schreianfälle, Magenkrämpfe, Ohnmachten und große Anfälle; daß sich nicht selten an gemütliche Aufregungen anschließen; daß aber die klinische Färbung des Anfalls von derjenigen des auslösenden Affektes ganz unabhängig ist. Die große Häufigkeit des manisch-melancholischen Irreseins bei Frauen steht nach Kraepelin in Abhängigkeit von der sekundären Geschlechtseigenschaft erhöhter gemütlicher Erregbarkeit.

Gemütlichen Erschütterungen gibt Westphal[1]) die Rolle häufiger Auslösung und Saiz[2]), der die Fälle von Manie der Berliner Klinik auf Anregung Ziehens bearbeitet hat, ist der Ansicht, daß akuten Affektstößen, z. B. Schreck, eine ursächliche Bedeutung beizumessen ist. Saiz sowohl wie Liepschütz[3]), welche sich eingehend mit der Ätiologie der Melancholie beschäftigt haben, legen Trauer, Sorge und Gram als tiefen und nachhaltigen Affekten eine ursächliche Bedeutung bei.

Daß zirkuläres Irresein mit hysterischen Zügen vermengt sein kann, davon berichtet Pilcz[4]) in seinem Buche über „die periodischen Geistesstörungen"; er referiert einen Fall von Kombination der Hysterie mit zirkulärem Irresein, welcher den Charakter einer folie morale angenommen habe mit Vorkehrung perverser, antisozialer und gemeingefährlicher Triebe. Binswanger[5]) erwähnt, daß die degenerativen Fälle der Hysterie Kombinationen und Mischformen mit maniakalischen Exaltationen und Melancholien zeigen. Über die Eigenart solcher Fälle spricht er sich nicht aus. Nißl[6]) erklärte sich mit Entschiedenheit gegen kombinierte Psychosen und meinte, daß sog. hysterische Erscheinungen im manisch-melancholischen Irresein keine Symptome der Hysterie, sondern Krankheitszeichen der erstgenannten Psychose seien. Raimann[7]) spricht von einer akuten hysterischen Geistesstörung manischer und melancholischer Form; um die Hysterie von reinen manischen und melancholischen Formen zu unterscheiden, hält er für wichtig, daß bei letzteren die Sinnestäuschungen vollkommen fehlen, und keine Amnesie vorhanden ist.

Eingehend mit der Frage der „Hysteromelancholie" beschäftigte sich G. Specht[8]). Aus einer unzweifelhaft hysterischen Konstitution hervorgehend stellt sich im Anschluß an eine der auch sonst bei Hysterie wirksamen Gelegenheitsursachen eine geschlossene melancholische Psychose mit durchwegs hysterischer Prägung und mit einem Verlauf und Ausgang ein, wie solcher wiederum nur in der Hysterie seine befriedigende Lösung findet. Specht hebt die deletäre Wirkung chronischer Sorgen und Beängstigungen hervor; er bestreitet das besonders häufige Vorkommen von Wahnideen sexuell-religiösen Inhaltes, wie es Förstner hervorgehoben hat, ferner von Gesichtshalluzinationen, sowie das besonders häufige Vorkommen der Verwertung hysterischer Sensationen zu Wahnideen. Von Empfindungsstörungen sind solche Kranke oft ganz frei, auch die Anfälle treten häufig vollkommen zurück.

[1]) Westphal, Melancholie, im Lehrbuch der Psychiatrie von Binswanger und Siemerling. Jena 1907.

[2]) G. Saiz, Untersuchungen über Ätiologie der Manie und des zirkulären Irreseins, nebst Besprechungen einzelner Krankheitssymptome. Berlin 1907.

[3]) Liepschütz, Zur Ätiologie der Melancholie. Monatsschr. f. Psych. u. Neur. 18, 1905.

[4]) Pilcz, Die periodischen Geistesstörungen. Jena 1901.

[5]) Binswanger, Die Hysterie. Wien 1904.

[6]) Nißl, Hysterische Symptome bei einfachen Seelenstörungen. Zentralbl. f. Nervenheilk. u. Psychiatr. 1902.

[7]) Raimann, Die hysterischen Geistesstörungen. Leipzig u. Wien 1904.

[8]) G. Specht, Über Hysteromelancholie. Zentralbl. f. Nervenheilk. u. Psych. 1906.

Reiß[1]) hat konstitutionelle Verstimmung und manisch-melancholisches Irresein studiert. Von den hier interessierenden Gruppen hob er hervor: rein reaktive Depressionen auf konstitutionellem Boden, Depressionen nach Anlaß mit protrahiertem Verlaufe, Depressionen mit ausgesprochenen endogenen Schwankungen, ferner Depressionszustände mit hysterischem Gepräge, schließlich hysteriforme Depressionen des Präseniums. Reiß trennt die konstitutionellen Zustände und die zirkulären Erkrankungen, gibt aber zu, daß eine große Zahl von Übergängen vorhanden ist, die die enge Verwandtschaft beider Formen nachweisen. Zum Beweise verwendet er die Annahme, daß die leichten Schwankungen der Veranlagung sehr häufig Reaktionen auf ungünstige äußere Verhältnisse sind. Er behauptet, daß bei einzelnen manisch-melancholischen Erkrankungen die anscheinend endogenen Schwankungen in ihrer Stärke und ihrer äußeren Form in so hohem Maße von den zufälligen Ereignissen abhängig sind, daß man in solchen Fällen den äußeren Momenten, wenigstens für das Symptomenbild, eine größere Bedeutung nicht absprechen könne.

Zur Übersicht des Materials (s. Abb. 10) wurde eine Dreiteilung vorgenommen, insoferne daß als erster Punkt psychogene Störungen, soweit sie uns die Konstitution der Kranken erkennen läßt, besprochen werden. Weiter folgt die Auslösung der periodischen Phasen des manisch-melancholischen Irreseins durch psychogene Momente; die psychogenen Störungen während der Psychose werden unter der „hysterieverwandten Form des manisch-melancholischen Irreseins“ in einem späteren Kapitel besprochen werden. Bei der Auswahl der Fälle wurde so verfahren, daß aus einem großen Material manisch-melancholischer Kranker das Einschlägige herausgesucht wurde. Diese Art der Bearbeitung hat den Vorteil, daß die Übersicht über alle klinischen Vorkommnisse gewahrt bleibt, während bei der zu dem bestimmten Zwecke auf einen einzelnen Punkt gerichteten Untersuchung die Gefahr der Überschätzung einzelner Symptome und der Selbsttäuschung sehr nahe liegt.

Es ist nicht möglich auf den ersten Punkt der Betrachtungen, die Konstitution einzugehen, ohne sich eingehend mit der Theorie des Aufbaues manisch-melancholischer Psychosen zu beschäftigen. Die Periodizität des Verlaufes ist einer der Faktoren, auf deren Basis sich die Psychose aufbaut. Vergleichen wir die Periodizität mit dem Gange einer Welle. Die Wellen, bestehend aus Wellenberg und Wellental, haben verschiedene Höhe und Länge. Als eine Wellenbewegung, meist von geringem Umfange, stellen wir uns die Erscheinungsform der Zyklothymie vor; der Wellenberg mag die manische, das Wellental die depressive Komponente darstellen; es handelt sich demnach um ein fortwährendes Hin- und Herpendeln in mehr oder weniger langen Ausschlägen. Bei sehr langen Wellen finden sich neben diesen primären kleinen sekundäre Ausschläge, welche die ersteren zur Basis haben. In gewissen Zwischenräumen gibt das Zusammentreffen eines primären und sekundären Wellenberges einen größeren Ausschlag. Stellt man sich nun die Wellenbewegungen als Phasen des manisch-melancholischen Irreseins vor, nimmt man ferner an, daß in dem Moment des Zusammentreffens zweier Wellenberge irgend ein psychi-

[1]) Reiß, Konstitutionelle Verstimmung und manisch-depressives Irresein. Zeitschr. f. ges. Neurol. u. Psych. 1910.

scher Schock eintritt, so wird sich der Ausschlag noch weiter erhöhen, es wird die Affektanhäufung eine Psychose auslösen.

Die manisch-melancholische Konstitution stellt die allgemeine ätiologische Grundlage des manisch-melancholischen Irreseins dar. Ich fasse darunter die konstitutionelle Erregung und Verstimmung, natürlich nur insoweit dieselben manisch-melancholische Komponente besitzen, und die Zyklothymie, das abgeschwächte zirkuläre Irresein, zusammen. Bei ausgedehnten Untersuchungen in dieser Richtung zeigt es sich, daß mit wenigen Ausnahmen, und dann wohl bei mangelhafter Vorgeschichte, bei den manisch-melancholischen Kranken eine derartige spezifische Konstitution sich vorfindet. Selbstverständlich ist diese Konstitution, welche dem Irresein zur Grundlage dient, in zahllosen Fällen vorhanden, ohne daß es zur Psychose kommt. Es handelt sich ja dabei durchaus nicht immer um pathologische Zustände, sondern um eine Art von Charakter, dem die Eigenschaften des Manisch-Melancholischen in abgeschwächtem Maße innewohnen. Für die konstitutionell Depressiven hat dies Reiß in seiner Arbeit ausführlich nachgewiesen; für die Zyklothynen hat Wilmanns[1]) die enge Verwandtschaft mit den Manisch-Melancholischen betont. Nach meinen Erfahrungen findet sich in diesen psychopathischen und noch in die Breite der Gesundheit fallenden Zuständen dieselbe mannigfaltige Form von Symptomenkomplexen vor, wie in der Psychose selbst; auch Mischzustände mit dem Affekt der Gereiztheit und Zustände mit paranoischer Färbung sind zu beobachten.

So erkläre ich mir die chronische Manie und Melancholie als eine krankhafte Steigerung einer bestehenden konstitutionellen Eigenschaft.

Bei sehr langgezogenen Wellen ist es theoretisch erklärlich, daß ein Wellenberg einen großen Teil des Lebens ausfüllen kann, so daß das Wellental, der entgegengesetzte Affektzustand, möglicherweise gar nicht zur Beobachtung kommt, bzw. daß das Leben vor Eintreten desselben abschließt. Diese Erklärung macht auch das Vorkommen eines dem Schock konträren Affektzustandes verständlich. Wenn nämlich z. B. bei Beginn des manischen Wellenberges ein depressiver Schock eintritt, so wird derselbe den manischen Wellenberg erhöhen und natürlich keine Depression, sondern nur eine Manie auslösen können.

Was nun die „hysterieähnlichen“ bzw. psychogenen Erscheinungen betrifft, so ist im folgenden das Hauptgewicht auf solche gelegt, welche man unter somatischen und Empfindungsstörungen zusammenfaßt. Der hysterische Charakter ist dabei vernachlässigt und zwar, wie ich glaube, mit Recht, weil dieser bei manisch-melancholischen Kranken unter dem Gewicht dauernder, primärer affektiver Störungen nur in seltenen Fällen durchsichtig in Erscheinung tritt; ist es doch bekannt, wie oft sich unter der Bezeichnung Hysterie, auch von seiten der Ärzte, Psychosen anderer Art finden. Man braucht nur die Beeinflußbarkeit durch äußere Momente anzuführen, welche wir bei den verschiedensten Psychosen zu beobachten täglich in der Lage sind.

Psychogene Erscheinungen vor dem Eintritt einer Phase des manisch-melancholischen Irreseins bzw. in der Pause zwischen den einzelnen Phasen finden sich in 4 % des ganzen Materials. Bei 12 von den 18 Fällen, also in

[1]) Wilmanns, Zyklothymie. Samml. klin. Vortr. v. Volkmann, 1906.

$^{2}/_{3}$ der Fälle, waren hysterische Anfälle typischen Charakters leichterer oder schwererer Art vorhanden; mit Vorliebe setzten diese Anfälle in der Zeit der Pubertät ein; in anderen Fällen fand sich psychogener Singultus, Chorea major, Nachtwandeln usw.

Zwei Fälle zeigten in der anfallsfreien Zeit öfters nach Erregung Erscheinungen von Gefühlstäuschungen. Sehr bemerkenswert ist die Tatsache, daß nur bei einem der 18 Fälle hysterische Erscheinungen auch im Verlaufe der Psychose zu beobachten waren, während sich bei den anderen Fällen die Art der Psychose in symptomatischer Beziehung nicht von der gewöhnlichen Verlaufsart unterschied; eine auslösende Ursache psychischer Art trat bei keinem der Fälle in Erscheinung, wohl aber in 2 Fällen Auslösung durch körperliche Veränderungen. Der Beginn der Krankheitsphasen fiel in 3 Fällen vor das 30. Lebensjahr, in 4 Fällen nach demselben, nur in einem Falle in der Zeit nach dem Eintritt der Menopause. Es handelte sich demnach im wesentlichen um jugendliche Personen. Die manischen und nicht gehemmten Verlaufsarten überwogen, doch waren bei 3 Fällen im Verlaufe Stuporzustände zu konstatieren.

Die Prognose des einzelnen Anfalles war günstig; nur 2 Fälle zeigten langdauernden Verlaufstypus, bei dem die Prognose zweifelhaft sein kann. Fast durchweg fanden sich manische und melancholische Zeiten in dem Verlaufe. Auffallend erschien in einigen Fällen ein, was die Art des Affektes betrifft, ganz besonders wechselvoller Verlauf.

Vergleichen wir, wie sich diese Fälle der Zahl der Geschlechter nach zum manisch-melancholischen Irresein überhaupt verhalten, so finden wir, daß im manisch-melancholischen Irresein 67 % Frauen, 33 % Männer vorhanden sind, während hier die Frauen 88 % und die Männer 12 % ausmachen, also ein unverhältnismäßig starkes Überwiegen des weiblichen Geschlechtes, wie es der Psychogenie und der Hysterie an und für sich entspricht.

Bei der Betrachtung des zweiten Punktes der Untersuchungen, der Auslösung der Psychose durch psychogene Momente, ist es notwendig, sich klar zu machen, inwieweit die Auslösung einzelner Phasen des manisch-melancholischen Irreseins überhaupt eine Rolle spielt. Zu diesem Zwecke wurde das Fortpflanzungsgeschäft und das auslösende Moment somatischer Erkrankungen herangezogen. Im ganzen konnte in 31 % der Fälle ein auslösendes Moment festgestellt werden. Es ist das eine sehr hohe Zahl und es erscheint auffallend, welch geringe Würdigung dieser Punkt bisher gefunden hat. Von diesen 31 % fallen auf psychogene Auslösung 17, auf Auslösung im Verlaufe der Generation 7 und ebensoviele auf die Fälle, welche durch somatische Erkrankungen ausgelöst wurden. Ziehen wir zuerst die Auslösung durch das Generationsgeschäft heran, so sehen wir, daß die Hauptmasse der Fälle im Anschluß an eine Geburt und an die Menopause entsteht. Nur in 2 Fällen trat die Psychose direkt bei Eintritt der Menstruation, bei 3 in der Gravidität, ferner bei 2 in der Laktation ein. Von diesen Formen ist oben schon ausführlicher die Rede gewesen.

Wie schon erwähnt, gehören der Auslösung durch psychische Faktoren 17 % der Fälle an; eine sehr erhebliche Zahl, wenn man bedenkt, daß die Auslösung durch Generations- und Krankheitsprozesse nur in zusammengenommen 12 % erfolgt. Als Ursache der Auslösung steht voran Todesfall unter den nächsten Angehörigen in mehr als der Hälfte der Fälle, nämlich in 37. In weitem Zwischenraum folgen die bekannten anderen Faktoren Streit, Ärger, Liebesaffären, Überanstrengung, Umzug usw. Verhältnismäßig häufig bleibt es bei einer Krankheitsphase (in 26 Fällen); 4 Fälle zeigen chronischen, 8 Fälle subchronischen Verlauf. In einigen Fällen kommen in späteren Phasen andere ätiologische Momente in Betracht. Die Mehrzahl der Fälle zeigt zirkulären Verlauf; dann folgen die mit depressivem und nur wenige mit rein manischem Verlaufe als der ersten und einzigen ausgelösten Phase. Die Auslösung erfolgt meist nach depressiven, oft recht lange wirkenden Eindrücken, wie Sorge und Überanstrengung. In $^2/_3$ der Fälle besteht eine auslösende Ursache psychogener Art nur bei der ersten Phase. Die Kranken standen meist in jugendlichem bis mittlerem Alter; doch finden sich solche auslösenden Momente auch noch in höherem Alter, so bei 4 Fällen zwischen 60—70 und 2 Fällen zwischen 70—80 Jahren.

Nicht uninteressant ist es, eine Reihe von Fällen zu überblicken, die in ihrem Verlaufe periodisch sind, und deren Perioden verschiedene Ursachen aufweisen. Es wirft eine solche Übersicht ein merkwürdiges Licht auf den wirklichen Wert, den Studien über ätiologische Verhältnisse nach den bestehenden systematischen Anschauungen haben. Der Wert ist ein sehr fragwürdiger. Ich habe eine Reihe von Fällen vor mir, die zweifache Ätiologie besitzen. So z. B. finden sich „Hochzeitssorgen und Entbindung" als Ursachen für je eine Melancholie angeführt, „Sorgen und Zwist mit Mitschülern", „Überanstrengung und Liebesaffäre", „Tod der Mutter und Hausverkauf" — Hausverkauf und -Kauf finden wir öfters angegeben —, „Typhus und Todesfälle in der Familie", „Entbindung und Lungenentzündung". Daran mögen sich einige Fälle anreihen mit dreifacher Ätiologie in den verschiedenen Phasen. Es wurde als Ursache angegeben: Schwere Entbindung, Krankenpflege und menstruelle Blutungen; seelische Aufregungen, dann zweimaliges Wochenbett, geistige Überanstrengung, unglückliche Liebe und Influenza. Zum Schlusse sei ein Fall angeführt, bei dem in rein depressiven Erkrankungen wir folgende vier Ursachen angegeben finden: Umzug, Hochzeit der Tochter, Krankheit der Tochter, Lungenentzündung. So verschieden die Gründe, so gleichmäßig kann doch in solchen Fällen der Verlauf der Depressionen sein (Tafel 16 h, n).

Einen den auslösenden Einwirkungen nicht entsprechenden (konträren) Affektzustand sehen wir sehr häufig; so findet sich des öfteren Manie nach Todesfällen und ebenso nach anderen deprimierenden Momenten. Über die Art der Psychosen, die durch solche Momente ausgelöst sind, ist wenig zu sagen. In bezug auf Wahnvorstellungen, Sinnestäuschungen, Bewußtsein usw. sind keine Störungen vorhanden, die irgendwie auf eine Besonderheit der Phasen schließen lassen; zu betonen ist, daß hysterische und psychogene Momente in der betreffenden Psychose keine Rolle spielen. In 10 Fällen findet sich in den verschiedenen Anfällen verschiedenartige Auslösung, bald psychischer, bald somatischer Art; in einigen sind verschiedene Generationsursachen vorhanden.

Der Krieg hat unter seinen Teilnehmern nur eine sehr geringe Zahl von manisch-melancholischen Erkrankungen ausgelöst. Es sind im ganzen 6 % der Fälle, die bei einem großen Material zur Beobachtung gekommen sind. Es handelte sich meist um melancholische Erkrankungen, die vielfach speziell durch feindliches Feuer zum Ausbruch gekommen sind. Manische Erkrankungen waren es wenige, meist Hypomanien, während mehrmals delirante Formen zur Behandlung kamen. Irgendwelche Besonderheiten wiesen die Fälle nicht auf. Sehr ungestüm war bei einem Teil der Fälle der Selbstmordtrieb. Vielfach wurden zyklothymische Anfälle, oft mit reichlich psychogenen Zutaten beobachtet. Warum bei diesem männlichen Material die Melancholien so auffallend überwiegen, ist schwer zu beantworten. Wir wissen von Stammesunterschieden nach dieser Richtung; ob diese dafür bei dem untersuchten Material allein verantwortlich sind, oder ob nicht doch die schweren Schreck- und Angsteinwirkungen das depressive Moment in den Vordergrund schieben, kann ich nicht mit Sicherheit entscheiden; wahrscheinlicher ist das Letztere.

Überblicken wir die Resultate obiger Ausführungen, so ist vorerst zu betonen, daß eine spezifische Konstitution, auf der das manisch-melancholische Irresein erwächst, anzunehmen ist. Dieser Konstitution können hysterische Faktoren beigegeben sein, wie es sich in einem Teil der Fälle ergeben hat. Reiß kann ich in der Abtrennung der konstitutionellen Verstimmung beistimmen, insofern dieselbe nicht die Symptome der manisch-melancholischen Konstitution trägt. Praktisch kann natürlich nicht jeder konstitutionell Verstimmte als manisch-melancholisch bezeichnet werden; biologisch sind es wohl die meisten. Ich kann aber Reiß darin nicht folgen, daß er den psychogenen Einflüssen auf die Gestaltung der Psychosen einzelner seiner kleinen Gruppen einen so großen Wert zumißt. Die Gestaltung von Psychosen, welche dem manisch-melancholischen Irresein zugehören, ist nicht durch psychogene Momente der Konstitution und der Auslösung wesentlich bedingt (s. später unter „hysterieverwandte Form"). Selbst die Beimengung hysterischer Erscheinungen gibt der Psychose keinen besonderen Charakter, höchstens eine andere Färbung. Deshalb ist die Aufstellung von Hysteromelancholie oder hysterischen Psychosen, welche die Symptomatik des manisch-melancholischen Irreseins neben hysterischen Beimengungen aufweisen, abzulehnen. Die manisch-melancholische Konstitution möchte ich mit der konstitutionellen hereditären Lues vergleichen; auf letzterer Konstitution baut sich unter gewissen Umständen eine Paralyse auf. Bei der Katatonie wird niemand an der Diagnose zweifeln, wenn neben einwandfreien katatonischen bzw. Dementia praecox-Symptomen hysterische vorhanden sind, wie wir es bekanntlich oft antreffen. In dieser Beweisführung kann ich mich den entschiedenen Ausführungen Nißls nur anschließen.

Die Ergebnisse fasse ich folgendermaßen zusammen: Eine geringe Anzahl von Fällen des manisch-melancholischen Irreseins weist in der Konstitution und in der Erscheinungsform der Psychose psychogene bzw. hysterische Erscheinungen auf. Die Konstitution mit psychogenen Beimengungen zeitigt keine dementsprechende Färbung der folgenden Psychose; das weibliche Geschlecht ist begünstigt; manische Zustände stehen im Vordergrunde der Psychose. Eine große Anzahl von Fällen wird in einer oder mehreren Phasen durch schwere psychische gemütliche Erschütterungen gelöst. Die ersten Phasen der ausgelösten Krankheit fallen in das frühe und mittlere Alter. Die Prognose ist in diesen Fällen günstiger wie im Durchschnitt beim manisch-melancholischen Irresein, was das Chronischwerden und überhaupt die Länge des ausgelösten Anfalles betrifft. Öfters kommt es zur Auslösung kontrastierender Affektzustände. Melancholien, insbesondere agitierte, sind bevorzugt, entsprechend den die Depression auslösenden Einwirkungen. Die Auslösung erfolgt meist bei dem ersten Anfall; ob durch die Auslösung des ersten Anfalles die weitere Ausbildung der Psychose, bzw. das Auftreten weiterer Perioden begünstigt wird, ist fraglich, immerhin nicht ganz von der Hand zu weisen. Die Psychose zeigt keine besondere mit der Auslösung in Zusammenhang stehende Färbung. In gleicher Weise wie durch psychische Einwirkungen wird die Psychose durch Generationsvorgänge, besonders Geburten, und durch körperliche Erkrankungen ausgelöst.

D. Allgemeiner Teil.

I. Rasse, Geschlecht.

Zunächst mögen die Grundlagen besprochen werden, die Rasse, Geschlecht und familiäre Disposition geschaffen haben. Von der Melancholie schreibt Schott[1]), sie sei bei der ländlichen Bevölkerung häufiger wie bei der städtischen. Gaupp[2]) fand, daß in der Großstadtbevölkerung die Manischen und vielleicht überhaupt die Manisch-Depressiven in der ausgebildeten Form beim männlichen Geschlecht seltener sind; weiter gibt Gaupp an, daß die Juden atypische Bilder bieten. Gaupp glaubt ebenfalls, daß die Melancholie bei der ländlichen Bevölkerung häufiger ist als bei der städtischen. Pilcz fand die Juden bei den periodischen Geistesstörungen besonders stark beteiligt. Ich führte im Jahresberichte der psychiatrischen Klinik in München für 1904 und 1905 aus, daß die schwäbische Bevölkerung sich mit einem auffallend hohen Prozentsatz an der Gesamtzahl der manisch-depressiven Kranken der Stadt München beteiligte. Ein unverhältnismäßig starkes Überwiegen von Depressionen bei Schwaben gegenüber Angehörigen anderer Stämme konnte nicht konstatiert werden, obwohl erstere zur Melancholie neigen sollen. Das jüdische Element spielte in dem Material der Klinik keine besondere Rolle. Auffallend erschien, daß mindestens 24 % der manisch-melancholischen Kranken den mittleren und wohlhabenden Ständen der Bevölkerung angehörten.

Das Material konnte ich in den Jahren 1906 und 1907 noch weiter ergänzen, und darauf will ich im folgenden eingehen. Es fanden sich in dem Material der manisch-melancholischen Kranken 29 % Männer und 71 % Frauen. Es ist mit Bestimmtheit ein bedeutendes Übergewicht der Erkrankungen bei Personen weiblichen Geschlechts über die des männlichen Geschlechtes vorhanden. Was die soziale Stellung der Erkrankten betrifft, so gehören 40 % der Kranken den sozial besser Gestellten an, eine Tatsache, die nicht ohne weiteres erklärlich ist. Immerhin ist es naheliegend, auzunehmen, daß bei den sozial höher Stehenden infolge der Zuchtwahl die Degeneration eine bedeutendere ist wie bei den sozial auf einem niedrigeren Niveau Stehenden. Auf einige Punkte werde ich unten noch zurückkommen.

Was die Zugehörigkeit zu einem der deutschen Stämme betrifft, so gehörten 55 % des Münchener Materials dem bayerischen an. Eine unverhältnis-

---

[1]) Schott, Beitrag zur Lehre der Melancholie. Arch. f. Psych. 36, 1903.

[2]) Gaupp, Die klinischen Besonderheiten der Seelenstörungen unserer Großstadtbevölkerung. Münch. med. Wochenschr. 1906.

mäßig große Zahl (16 %) stellt der schwäbische Stamm, der in der Münchener Bevölkerung nicht in einem dieser Zahl entsprechenden Maße vertreten ist. Es ist anzunehmen, und es wird ja auch sonst behauptet, daß die Schwaben den Melancholien besonders zuneigen; wie aus der Zusammenstellung hervorgeht, sind überhaupt die Schwaben für das manisch-melancholische Irresein im Ganzen besonders disponiert.

Von Bedeutung ist die Frage, ob das Geschlecht einen Einfluß auf die Entstehung der Erkrankung hat. Wir finden bei dem zur Verfügung stehenden Material, daß die Erkrankungen depressiver Art überhaupt um 25 % häufiger sind als die manischen; ferner, daß beim männlichen Geschlecht um 23 % mehr manische, beim weiblichen um 41 % mehr depressive Erkrankungen vorkommen. Es verhält sich die Häufigkeit der manischen zu den depressiven Kranken beim männlichen Geschlecht wie 2: 1, beim weiblichen wie 1: 2,5. Nach brieflicher Mitteilung von Wilmanns war in der Heidelberger Klinik im Jahre 1905 das Verhältnis anders; es fanden sich dort um fast ein Drittel mehr manische Erkrankungen als depressive. Das Verhältnis der Geschlechter war dort folgendes: manisch : depressiv beim männlichen Geschlecht wie 3: 2, beim weiblichen wie 4: 3.

Es ist dem zu entnehmen, daß bei dem Material, das die Heidelberger Klinik enthält, wie beim Münchener, im männlichen Geschlecht die Manie überwiegt; daß aber in München beim Weibe die Depression, in Heidelberg die Manie das Übergewicht hat. Es sind interessante Fragen, die erst gelöst werden können, wenn nach einheitlichen klinischen Gesichtspunkten große geographische Gebiete durchforscht sind. Ich möchte hinzufügen, daß nach dem sächsischen Material, das die Anstalt Leipzig-Dösen beherbergt, die Depressionen bei weitem überwiegen; dasselbe Resultat gibt das Material der Bremer Staatsirrenanstalt.

II. Vererbung. (Tafel 2 u. 3.)

Im Folgenden will ich auf die Verhältnisse der Aszendenz und Deszendenz eingehen, soweit sie mir für das manisch-melancholische Irresein von Belang zu sein scheinen. Es ist zu unterscheiden zwischen psychischkrankhaften Zuständen im allgemeinen und Zuständen, die als manisch-melancholisch im speziellen anzusehen sind. Die letzteren können sich in einer entsprechenden „manisch-melancholischen“ Konstitution mit psychopathischen Symptomen oder auch in ausgesprochen manisch-melancholischen Phasen zeigen.

Was Eltern und Geschwister der Kranken betrifft, so haben sich in 61 % der Fälle krankhafte Zustände schwerer oder leichter Art ergeben. Von diesen fielen 26 % auf gleichartige Erkrankungsformen, 35 % auf andersartige Formen. Abgesehen davon fanden sich in 10 % in der Familie ein oder das andere Glied mit hochgradigem Potatorium. Da bekannt ist, daß psychisch minderwertige Individuen in besonderer Zahl dem chronischen Alkoholismus verfallen, so könnte man mit Recht diese 10 % zur psychischen Belastung hinzuzählen. In ungefähr jedem sechsten belasteten Fall fand sich eine mehrfache Belastung. Die Deszendenz konnte in einer Anzahl von Fällen der Münchener Klinik von mir untersucht werden; es ist interessant, daß in kinderreichen Ehen manisch-melancholischer Kranker eine Anzahl von Kindern manisch-melancholische Züge in geringem Maße trägt; ob es später bei diesen zu ausgeprägten Psychosen kommt, steht dahin; die Möglichkeit besteht bei der Art der Disposition jedenfalls; ja ich glaube, man kann von einer gewissen Wahrscheinlichkeit sprechen. Im Folgenden möchte ich die Untersuchung der Kinder manisch-melancholischer Kranker näher besprechen.

1. Familie. Der Vater war ein reizbarer Potator; ein Bruder ist verkommen; Patientin ist manisch-melancholisch mit vielfachen leichten manisch-melancholischen Perioden; sie war als Kind schon stundenweise „melancholisch“ und weinte vor sich hin. Von ihren 4 Kindern ist eines ganz gesund, ein Sohn ist schwer erziehbar, ein Kind ist erregbar und hitzig, doch geistig sehr voran; ein Kind ist eigensinnig, erregbar, hat schwere Träume und wälzt sich nachts viel herum. Der Vater der Kinder ist gesund.

2. Familie. Keine hereditäre Belastung. Ehemann gesund. Psychopathische Anlage der manisch-melancholischen Patientin; war immer „für sich“, leicht erregbar und nervös. Konstitutionelle Stimmungslage: leicht deprimiert. Während der melancholischen Erkrankung hysterischer Anfall. 5 Kinder; davon 3 klein gestorben. 1 Kind machte englische Krankheit durch und hatte mit 1 Jahr Zustände von Bewußtlosigkeit; es ist ängstlich, nervös, erregbar und kann keinen Widerspruch vertragen; 1 Kind hatte Zahnfraisen mit 1 Jahr, ist in der Stimmung häufig „grandig“, unzufrieden.

3. Familie (Stammbaum Tafel 2, Fig. 4). Vater zeitweise schwermütig, Vatersbruder geisteskrank, Mutter aufgeregt, Patientin manisch-melancholisch; als Kind furchtsam, leicht erregt, ängstlich, später immer ernste Gemütsart; keine heiteren Verstimmungen. Ehemann gesund; 5 Kinder, davon 2 gesund. Von den übrigen Kindern ein Sohn zeitweise Kopfschmerzen, schreckhaft, erregbar, weinerlich, wie die Mutter in Kindesjahren war, sehr still; ein Mädchen schüchtern, schreckhaft, still, für sich; ein Mädchen sehr zum Weinen geneigt, durch Kleinigkeiten betrübt, doch aufgeweckt.

4. Familie. Großvater Potator, Vater geisteskrank, Patient manisch-melancholisch. In der Jugend hatte Patient nach Rheumatismus Chorea (minor?). Bei jeder Erkrankung choreatische Unruhe. Konstitutionell erregbar. Ehefrau, sowie deren Familie, gesund. 6 Kinder, davon 4 ohne besondere krankhafte Eigenschaften, obwohl sie nach Aussage der Mutter auch nicht vollkommen gesund sind. 1 Tochter hat als Kind gestottert, ist leicht beleidigt, fühlt sich zurückgesetzt. 1 Tochter hat nervöses Augenleiden, ist launisch, erregbar, boshaft, „grandig“, streitlustig; diese Eigenschaften kehren von Zeit zu Zeit wieder. 1 Sohn sehr zerstreut, jähzornig, flatterhaft; intellektuell hochstehend.

5. Familie. Patient manisch-melancholisch. Keine Belastung, Ehefrau gesund. 4 Kinder; 1 Mädchen hat öfters Kopfweh, ist kurzsichtig, bleichsüchtig, zeigt läppisches Wesen, ist jedoch intellektell gut; 1 Sohn hier und da verstimmt, kommt mit Anderen schlecht aus, „er ist manchmal für den ganzen Tag verloren“. 1 Sohn mit „unangenehmem Humor“, sehr zornig; 1 Sohn gesund.

6. Familie. Vater Trinker. Patientin manisch-melancholisch. Ehemann tuberkulös, psychisch gesund. 1 Kind mit $^1/_4$ Jahr gestorben; 3 lebende

Kinder. 1 Tochter gesund; 1 Sohn furchtsam, weinerlich, träumt sehr schwer; zornig. 1 Sohn gesund.

Die Kinder, die in körperlicher und psychischer Beziehung genau untersucht wurden, wurden von den Angehörigen dem Arzte bei Aufnahme der Anamnese fast regelmäßig als gesund bezeichnet. Die pathologischen Eigenschaften sind auch meist keine so hervorstechenden, daß die Kinder, deren Intellekt ein recht guter zu sein pflegt, als krank im engeren Sinne zu bezeichnen sind.

Das starke familiäre Auftreten psychischer Abnormitäten neben manisch-melancholischen Erkrankungen steht meiner Meinung nach im Ganzen im Gegensatz zu den hereditären Verhältnissen bei der Dementia praecox. Bei letzterer Erkrankung sehen wir nicht selten, daß ein Fall in eine gesunde Familie „hineinplatzt", was beim manisch-melancholischen Irresein kaum vorkommt.

Was die hereditäre Belastung betrifft, so gibt es Fälle, in denen man über Erkrankungen in der Familie nichts erfahren kann, sei es aus Unkenntnis, sei es aus Zurückhaltung; es ist nicht selten die Meinung verbreitet, daß die Belastung den Fall als einen besonders schweren in den Augen des Arztes darstellen könnte; und da die Angehörigen es oft vermeiden möchten, daß der Arzt ein solches ungünstiges Urteil gewinnt, werden nähere Angaben unterlassen.

Bei Durchsicht meines Materials stellt sich heraus, daß in der bei weitem größten Zahl der Fälle Angaben über erbliche Belastung gemacht sind. Eine recht erhebliche Zahl (ca. 25 $^0/_0$) zeigt eine Belastung mit Geisteskrankheiten oder psychischen Abnormitäten, die von zwei Seiten der Aszendenz herrühren. Diese sehr häufige doppelseitige Belastung rührt entweder von den Eltern oder auch nicht selten schon von den höheren Generationen her. Die nähere Betrachtung derart belasteter Fälle läßt ersehen, daß in der Mehrzahl die Erkrankung selbst stetige, starke Schwankungen, die als ein Anzeichen einer schweren Form gelten können, zeigt. Die Kette der Erkrankten ist meist eine ununterbrochene; in seltenen Fällen kommt es vor, daß eine Generation übersprungen ist. Die von mütterlicher und väterlicher Seite stammende Degeneration hält sich im allgemeinen das Gleichgewicht.

Ich habe weiterhin versucht, zu ersehen, ob eine verschiedenartige Belastung bei Zusammentreffen aus zwei Linien eine Besonderheit der Degeneration hervorzurufen imstande ist. Zu bemerken ist, daß bei diesen Untersuchungen leider eine Vollkommenheit nur in sehr wenigen Fällen zu erreichen ist. Es stellte sich heraus, daß bei den doppelseitig belasteten Fällen ungefähr in gleichviel Fällen neben manisch-melancholischer Degeneration Epilepsie, Hysterie, Alkoholismus chronicus und Arteriosclerosis cerebri sich findet. Bei den Fällen, in denen die Belastung in einer Linie der Aszendenz liegt, finden sich in vielleicht 70 $^0/_0$ rein manisch-melancholische Erkrankungen; in ca. 15 $^0/_0$ ungefähr findet sich neben den genannten noch Alkoholismus, in ca. je 5 $^0/_0$ Hysterie, Epilepsie und Hirnarteriosklerose. Die der Zahl nach verhängnisvollste Belastung scheint die aus manisch-melancholischem Irresein und Epilepsie bestehende zu sein. Die mit Hysterie verbundene manisch-melancholische Heredität findet sich hauptsächlich bei Fällen, die viele verhältnismäßig kurze Anfälle mit guten Intermissionen zeigen.

Was die Gesundung, wenn auch nur die zeitweilige, betrifft, so geben die Fälle, bei denen sich neben manisch-melancholischen Erkrankungen solche von Epilepsie und Arteriosklerosis cerebri finden, die weitaus trübsten Aussichten. Die sehr lange dauernden, chronischen Fälle gehören fast sämtlich zu den hereditär sehr schwer belasteten. Der Alkoholismus in der Aszendenz scheint keine Besonderheiten in der Degeneration der Deszendenz zu zeitigen; es wird das wohl mit der Mannigfaltigkeit der Momente, die den Alkoholismus zeitigen, zusammenhängen.

Aus der Zahl der Fälle, die ich für obige Untersuchungen benutzt habe, habe ich eine Anzahl ausgewählt, um zu zeigen, inwieweit die Familie in bezug auf Zahl der Individuen und in bezug auf die Art der Erkrankung und deren klinischen Verlauf degeneriert erscheint.

1. Familiäre Erkrankungen in manisch-melancholischem Sinne.

a) Familie S. (Tafel 2, Fig. 1). Eine enorme Zahl von Erkrankungsfällen in einer sehr kinderreichen Familie. Von 31 hereditär in Betracht kommenden sind 6 ausgesprochen geisteskrank; unter diesen findet sich Patientin, eine manisch-melancholische Verbrecherin. Weiterhin findet sich 3mal Suicid, 4mal psychopathische Konstitution mit Reizbarkeit und Nervosität. 1 Familienmitglied starb an Apoplexie. Die als geisteskrank bezeichneten Glieder werden als melancholisch geschildert; man wird in Anbetracht der vielen Suicide nicht mit Unrecht annehmen, daß es sich um manisch-melancholische Erkrankungen handelt. Das meiste Interesse erfordert die Familie der zweiten Tochter, in der unter 10 Gliedern in 6 Fällen Suicid oder Geisteskrankheit vermerkt ist.

b) Familie B. (Tafel 2, Fig. 2, ferner Tafel 15, a u. b). Vaterschwester hysterisch, Mutter und zwei Kinder manisch-melancholisch. Israelitisch. Die Tafeln geben den Lebenslauf der Mutter und Tochter wieder.

c) Familie G. (Tafel 2, Fig. 3, Tafel 15, c u. d). Ähnliche Verhältnisse wie bei b). Die Psychose der Tochter beginnt in der Jugend, während der Vater in höherem Lebensalter zum erstenmale erkrankt. Ungünstiger Verlauf bei Vater und Tochter wie bei b).

d) Familie L. (Tafel 2, Fig. 4). Vielfache Degeneration in der Familie von zwei Seiten. Unter den 5 Kindern sind 3 psychopathisch (siehe 3. Familie bei Kinderuntersuchung).

e) Familie W. (Tafel 2, Fig. 5, Tafel 15, e, f, g). Vater und zwei Kinder manisch-melancholisch. Der Typus der Erkrankung ist sehr ähnlich; wie oben Erkrankung der Kinder in jüngeren Jahren wie beim Vater; ungünstiger Verlauf.

f) Familie St. (Tafel 2, Fig. 6, Tafel 15, h, i). 4 Mitglieder einer Familie, von gesunden Eltern abstammend, geistig nicht normal; davon 3 schwere Psychosen manisch-melancholischer Art. Die Tafeln zeigen den Lebenslauf von zwei Geschwistern. Der Typus ist nicht absolut ungünstig, subchronisch.

2. Erkrankungen manisch-melancholischer Art in Familien, in denen eine — meist manisch-melancholische — Belastung von zwei Seiten besteht. Ungünstiger Verlauf der Psychose.

a) Frida L. (Tafel 3, Fig. 7). Familie von 7 Köpfen psychisch krank; darunter 2mal Suicid.

b) Klemens S. (Tafel 3, Fig. 8). Schwere, sehr wahrscheinlich manisch-melancholische, doppelseitige Degeneration.

c) Julius K. (Tafel 3, Fig. 9).

3. Erkrankungen manisch-melancholischer Art mit Belastung in einer Linie. Verlauf verschiedenartig.

a) Ludwig K. und Julius E. (Tafel 3, Fig. 10) (Vettern). Blutsverwandtschaft der Eltern; Degeneration spezifischer Art nur in der mütterlichen Linie nachweisbar. Es ist wieder die Häufung von Degeneration in einer Familie zu sehen (2 Suicide).

b) Georg W. (Tafel 3, Fig. 11); eine ununterbrochene Kette in der Belastung väterlicherseits. Psychose günstig.

c) Theodor L. (Tafel 3, Fig. 12). Ähnlich wie bei b) Psychose ungünstigen Charakters.

d) Pauline L. (Tafel 3, Fig. 13). Schwere Belastung von einer Seite her. Ungünstige Prognose der Psychose, verhältnismäßig gute Intermissionen.

4. Erkrankungen manisch-melancholischer Art; Belastung manisch-melancholisch und epileptisch. Sehr ungünstige Prognose. Schwere Degeneration.

a) Fritz W. (Tafel 3, Fig. 14). Bruder epileptisch, Onkel Idiot.

b) Johann H. (Tafel 2, Fig. 15). Großvater epileptisch.

III. Konstitution.

a) Körperliche Konstitution.

Was die somatischen Verhältnisse beim manisch-melancholischen Irresein betrifft, so ist darüber zu bemerken, daß spezifische körperliche Konstitutionsanomalien nicht vorliegen. Im allgemeinen erfreuen sich die manisch-melancholischen Kranken einer erheblichen körperlichen Widerstandskraft, die sie die schweren Störungen, die in bezug auf Nahrungsaufnahme, Verdauung usw. — von diesen Symptomen wird unten noch eingehender die Rede sein — stattfinden, ohne dauernde Schädigung ertragen lassen. Selten finden sich schwere körperliche Degenerationen. Rachitis, Zwergwuchs, Tuberkulose sieht man sehr selten; ebenso sind Erkrankungen der Kropfdrüse nicht häufig, insbesondere erscheint ein Zusammenhang eines Morbus Basedowi mit der Erkrankung selten; doch sind Fälle von Schröder-Riga beschrieben, in denen bei manisch-melancholischen Krankheitsphasen eine Vergrößerung der Schilddrüse zustande kommt, die nach Ablauf der Erkrankung wieder zurückgeht. Auch Untersuchungen nach Abderhalden haben weder in Hinsicht auf die Schilddrüse noch in Hinsicht auf andere für die innere Sekretion wesentliche Drüsen irgend einen Zusammenhang mit dem manisch-melancholischen Irresein bisher ergeben.[?] Anders verhält es sich mit leichten degenerativen Störungen wie Ohranomalien, erblicher Haarausfall und ähnlichen weniger wichtigen Erscheinungen. Im allgemeinen ist demnach zu sagen, daß im Gegensatz zu anderen psychischen Erkrankungsformen wie Epilepsie und Dementia praecox die körperliche Degeneration eine recht geringe Rolle spielt.

Doch möchte Einiges angeführt werden, was ätiologisch später noch besonders besprochen werden wird. Hier kommt in Betracht die Chlorose, die wir in einer auffallend großen Zahl von weiblichen Kranken in der Jugend finden; vielfach fällt in diese Zeit im Zusammenhang mit der Pubertät die erste Phase der Erkrankung in Form einer leichten Depression. Das Zessieren der Menses mag auch in diesem Zusammenhange von besonderem Interesse sein. Manische Erkrankungen scheinen sich seltener mit Chlorose zu verbinden.

Weiterhin ist als körperliche Disposition zu erwähnen die Arteriosklerose, ferner der Diabetes mellitus und die Glykosurie. Anschließend an akute Infektionskrankheiten in der Jugend finden wir recht häufig, ohne daß wir das Weiterbestehen einer Infektion konstatieren können, eine manisch-melancholische Phase. Hier ist vor allem der Typhus mit besonderer Beteiligung des Sensoriums, und die Meningitis infectiosa zu erwähnen. Letztere ist in diesem Zusammenhange nur als Sammelbegriff für eine Reihe von Infektionskrankheiten zu verstehen, die zuweilen mit Affektion der Hirnhäute einhergehen (Influenza, Pneumonie, Typhus, Erysipel).

b) Psychische Konstitution.

Die intellektuellen Eigenschaften stehen bei den manisch-melancholischen Kranken fast durchweg auf einer auffallend hohen Stufe. Nach meiner Statistik an dem Materiale der Münchener Klinik kann man bei 52 % der Fälle von einer Verstandesanlage sprechen, die den Durchschnitt überragt. Imbezillität findet sich nur in einer verschwindend kleinen Anzahl von Fällen.

Es ist die Frage aufzuwerfen, ob nicht die spezifisch manisch-melancholische Konstitution die Entwicklung der Verstandesanlage besonders begünstigt. Zweifellos erscheint mir, daß Fälle mit geringer Denkstörung, insbesondere solche mit leichter Expansion, mit einer leichten psychomotorischen Erregung und einer leichten manischen Affektlage in bezug auf intelektuelle Ausbildung des Verstandes begünstigt sind. Solche Kranke, insbesondere die chronischen Fälle konstitutioneller Art, pflegen eine leichte Auffassungsfähigkeit, große Schlagfertigkeit und große Anpassung zu zeigen. Allerdings besteht dabei nicht selten erhebliche Kritiklosigkeit in bezug auf die Grenzen, die ihre Leistungsfähigkeit hat, und in bezug auf das Verhalten zu ihrer Umgebung.

Zu erwähnen ist, daß in ca. 11 % chronischer Alkoholismus beträchtlicher Art besteht. Wie oben erwähnt, ist derselbe der Ausfluß psychopathischer Eigenschaften, insbesondere einer eigentümlichen Willensschwäche.

Wenn wir hier von Psychopathie sprechen, so bezieht sich dieselbe besonders auf Affektstörungen, die den Lebenslauf eines großen Teiles der Kranken verfolgen. Ich fand in 58 % der Fälle psychopathische Konstitution in erheblichem Maße; die Trinker sind in dieser Zahl nicht inbegriffen.

Welcher Art sind diese psychopathischen Störungen? Finden wir in den verschiedenen Formen des manisch-melancholischen Irreseins verschiedene Arten der psychopathischen Konstitution? Es sind dieselben psychischen Störungen, welchen wir in den ausgesprochen krankhaften Zuständen des manisch-melancholischen Irreseins begegnen, Störungen von Seiten des Affektes, verbunden mit Störungen psychomotorischer Art. Selbstverständlich kann man nur bei sehr sorgfältiger und vorurteilsloser Erhebung der Anamnese den zu besprechenden konstitutionellen Störungen auf die Spur kommen. Es ist nicht nur nötig, nach Verstimmung und Erregung zu fragen; wir müssen uns die geistigen Eigenschaften der betreffenden Persönlichkeit genau schildern lassen; Temperament, Charakter, Schlaf, Tagesschwankungen, Kopfschmerzen usw. kommen in besonderem Maße in Betracht. Nach dem mir vorliegenden Material sind 5 Gruppen zu unterscheiden.

1. Fälle mit ausgesprochenen, wenn auch nicht erheblichen Schwankungen nach der melancholischen und nach der manischen Seite zu. Es ist das eine sehr ausgedehnte Gruppe, die vielleicht noch reichlicher ausfallen würde, wenn wir bei den anderen Gruppen in jedem Falle eine ganz genaue Anamnese hätten. Wir hören, daß die Patienten wechselnd in ihrer Laune sind, daß das Gefühlsleben sich in Extremen bewegt, daß sie kurze Zeiten still und zurückgezogen sich verhalten, dann wieder expansiv in ihrer Lebensart werden. Schilderungen wie: „Nahm alles schwer, kam aber stets schnell darüber hinweg", „Tränen, Zorn und Lachen wohnen nahe beisammen" sind typisch.. Zweifellos ist meist eine Stimmungslage die vorherrschende, sie kann mehr depressiv oder mehr manisch, zornig, gereizt usw. sein, und kann alle Nuancen der Affektmischung umfassen.

2. Fälle, in denen eine psychomotorische Erregung konstitutionell vorgebildet ist. Es handelt sich um eine recht erhebliche Zahl; dazu gehören chronisch Manische, bei denen der Beginn der Erkrankung als Steigerung der konstitutionellen Anomalie zeitlich fixierbar ist; ferner sind bei dieser Gruppe eine Anzahl von Zirkulären mit vorherrschend manischen Zeiten, schließlich einige Depressive, bei denen die Depression mit psychomotorischer Erregung verbunden ist. Es finden sich also hier psychomotorisch erregte Fälle mit meist manischem Affektzustand.

Wir hören von solchen Kranken, sie seien auch in gesunden Tagen leicht erregt, lebhaft, extravagant. Sie seien hitzig, fidel, immer bei gutem Humor. Bei männlichen Kranken finden wir öfters Alkoholexzesse, bei weiblichen sexuelle Ausschweifungen erwähnt. Es wird gesprochen von unbändigem Charakter, zwischendurch auch, doch wenig bei den Kranken dieser Form, von Reizbarkeit. Stets haben sie hochfliegende Pläne: sie schließen sich gerne an und sind ausgesprochen gesellschaftig. Von einer Kranken wird erzählt, sie sei „wie der Teufel aus der Hölle" in den guten Zeiten. Daß solche Charaktere zu Verbrechen und Vergehen aller Art neigen, ist erklärlich; sie zeigen auch den Hang zum Aufschneiden und Prahlen, sie sind zerstreut.

3. Fälle, die konstitutionell depressiv in Gestalt von leichter ängstlicher Erregung sind: eine psychomotorische Erregung gehört zu dem psychologischen Bilde der Angst ohne weiteres. Bei den in diesen Fällen zutage tretenden Psychosen spielen Depressionen die Hauptrolle; dieselben sind fast immer mit psychomotorischer Erregung in Gestalt von Angstzuständen verbunden; neben den rein depressiven Fällen finden sich auch einige zirkuläre. Die Kranken gelten als aufgeregt und empfindlich von Jugend auf; sie haben immer krankhafte „Einbildungen" gehabt, waren immer ängstlichen Charakters. Sie können sich über jede Kleinigkeit alterieren, sind immer furchtsam; wir hören, daß sie erregbar sind und zu trauriger Gemütsstimmung von jeher neigen; auch eine leichte Andeutung von Verfolgungsideen finden wir manchmal.

4. Fälle, die in krankhaftem Zustande manische und melancholische Erkrankungen hervorbringen oder auch beides für sich, meist aber eine besondere Neigung zu manischen Erkrankungen zeigen, vielfach im Sinne des Unzufriedenseins, Nörgelns oder des ausgeprägten Zornes. Die Konstitution dieser Kranken ist meist manisch-zornig und querulierend, in wenigen Fällen depressiv gereizt; immer sind die Hemmungen in Wegfall gekommen. Bei den Kranken, bei denen die manische Komponente in den „gesunden" Zeiten überwogen hat, hören wir, sie seien von jeher sehr jähzornig, gewalttätig, empfindlich, reizbar, heftig; bei Frauen wird die Neigung zu Boshaftigkeit und Zänkerei hervorgehoben; es sind die Frauen, die als „bös" gelten und immerfort mit ihrer Nachbarschaft in Konflikt leben. Von der Neigung zu Tierquälereien und der, die Leute zu ärgern, hört man nicht selten in der Anamnese; dabei haben diese Kranken eine hohe Meinung von sich. Es zeigt ein solcher Kranker häufig Neigung zu Trotz. Daß solche Charaktere vielfach mit dem Strafgesetz in Konflikt kommen, insbesondere wenn der Alkohol noch in Betracht kommt, liegt auf der Hand. In den Fällen, in denen die depressive Komponente im Vordergrunde des Bildes steht, heißt es, die Kranken seien von jeher verstimmt, reizbar; Pessimismus verbindet sich hier mit Zornmütigkeit.

5. Fälle, die eine depressive (melancholische) Grundstimmung aufweisen, der eine psychomotorische Hemmung anhaftet. Die Psychosen sind meist typische Melancholien, öfters auch zirkulär; rein manische Perioden finden sich hier nicht; doch kommt in sehr wenigen Fällen in der Psychose eine psychomotorische Erregung zum Ausdruck. Das Gemüt dieser Kranken wird oft als „furchtbar weich" geschildert; im späteren Leben erscheinen sie als grüblerisch, pessimistisch, still, zurückgezogen und auch verschlossen. Auffallend ruhig, scheu und gedrückt sind diese Kranken, sie halten sich gerne für sich, schätzen die Einsamkeit, schließen sich schwer an und halten sich von Geselligkeit zurück. Sie machen sich leicht übertriebene Sorgen, sind häufig unentschlossen, schüchtern, schreckhaft und verlegen; sie haben die Neigung, alles recht schwer zu nehmen. Vielfach kommen bei solchen Kranken Selbstmordideen vor. Von einzelnen Kranken hört man, sie seien sehr empfindlich gegen Musik; dieselbe rührt sie zu Tränen, und sie haben das Gefühl, daß sie dieselbe nicht vertragen können. Auch die ängstliche Gewissenhaftigkeit (Pedanterie) als leisester Ausdruck des typischen Symptoms der Selbstvorwürfe findet sich nicht selten.

Aus dem Angeführten ist zu ersehen, daß wir es bei den Manisch-Melancholischen mit degenerierten, psychopathischen Persönlichkeiten zu tun haben, deren Degeneration sich vollkommen in der Richtung des Symptomenkomplexes des manisch-melancholischen Irreseins bewegt; wir sind so imstande, einen Ausschnitt aus der großen Gruppe der Psychopathie auszulösen und als manisch-melancholische psychopathische Konstitution zu bezeichnen. Wir können demnach bei Personen, die bisher keine manisch-melancholische Psychose durchgemacht haben oder die eine solche Erkrankung, wie es häufig vorkommt, erst in der Involution bekommen, aus dem psychopathischen Status die spezifische Veranlagung diagnostizieren. Man muß bei solchen Persönlichkeiten offen lassen, ob später eine Erkrankung wirklich eintreten wird oder nicht.

Die Übergänge zu chronischen psychopathischen Zuständen manisch-melancholischer Art sind häufig; nach meiner Ansicht stellt die konstitutionelle

Verstimmung und die konstitutionelle Erregung, systematisch betrachtet, den Übergang von Psychopathie zur Psychose dar, zu deren Charakter das Chronische gehört. Vielfach finden wir bei diesen Psychopathen tage- oder stundenweise leichte Steigerungen ihrer konstitutionellen psychopathischen Eigenschaften, bei denen man dann im Zweifel sein kann, ob diese Exazerbationen als psychotisch zu betrachten sind oder nicht. Psychiatrisch theoretisch ist diese Unterscheidung nicht sehr ins Gewicht fallend; sehr wichtig aber ist der Unterschied in praktischen, insbesondere in forensischen Fragen. Ehe die Experimentalpsychologie imstande ist, uns Maße für die verschiedenen Reaktionsweisen anzugeben und dadurch eine Grenze zu bestimmen, bleibt nichts übrig, als nach subjektivem Urteil von Fall zu Fall die Entscheidung zu treffen.

Ich möchte schließlich noch auf die Frage der Schwankungen bei den in Betracht gezogenen Psychopathen hinweisen. Wie bei den Kranken, so finden wir hier Schwankungen, Wellenbewegungen in dem Zustand nach den verschiedenen Richtungen hin, die sich auf Stunden, Tage, Wochen, Monate, ja Jahre hinziehen können. Es ist klar, daß sich diese Bewegungen in der gesunden und krankhaften Zeit in der gleichen Weise zeigen werden. Auffällig ist, wie verschieden die Länge der Wellenberge bei den verschiedenen Individuen sich darstellt. Wir können theoretisch annehmen, daß auf eine Zeit der Krankheit eine ebenso lange Zeit der Ruhe eintreten wird. Vielleicht kommen wir durch eine solche Betrachtungsweise dem Verständnis der Psychosen näher, die wir nur einmal im Leben finden. Es ist möglich, das die Psychose so lange währt, daß das Wellental theoretisch den Tod überdauert, oder bei kurzen, daß äußere Momente zu einer Erhöhung des Wellenberges beitragen. Sicher ist, und darauf sind wir beim Abschnitt über psychogene Auslösung des näheren eingegangen, daß äußere Verhältnisse Psychosen auslösen können, wahrscheinlich eben dann, wenn eben der Anstieg zu einer Welle sich vorbereitet; der Wellenberg wird dann höher werden, als wenn äußere Umstände nicht mitgewirkt hätten. Vielleicht ist bei zirkulären oder periodisch manischen Fällen so zu erklären, daß unter Umständen, die eigentlich den Affekt depressiv beeinflussen müßten, wie Todesfälle usw., eine verkehrte „paradoxe" Reaktion, nämlich manische, gehobene Stimmung eintritt.

Anzuführen ist, daß man von Traumen, die etwa für den Ausbruch späterer Psychosen verantwortlich gemacht werden könnten, wie das gerne von Laien und Ärzten geschieht, selten hört. Onanie spielt, wie überhaupt bei Psychopathen, eine gewisse Rolle in der Jugendzeit. Die Onanie während der Psychose soll später besprochen werden.

Ein Patient — den Fall entnehme ich meinem Material — hat in der Jugend im Anschluß an Rheumatismus Veitstanz durchgemacht. Es mag nicht uninteressant sein, daß in den manisch-melancholischen Psychosen dieses Kranken, die in Mischzuständen depressiver Art mit schwerer psychomotorischer Erregung bestanden, jedesmal choreatische Zuckungen auftraten, die sich besonders auf den Facialis lokalisierten und als Tic imponierten. Veitstanz in Gestalt der Chorea maior (hysterica) findet sich nur sehr selten in der Vorgeschichte.

Auffallend ist, daß wir bei einigen der schwersten chronischen Fälle anamnestische Angaben über Fraisen („Zahnkrämpfe") in der frühesten Kindheit finden. Diese Bemerkung gewinnt im Anschluß an folgende Beobachtung besonderen Wert. In einer recht erheblichen Zahl von Fällen erfahren wir, daß die Patienten in der Kindheit schwere infektiöse Erkrankungen durchgemacht haben, so Erysipel, Scharlach und besonders Typhus. Diese Erkrankungen sind meist mit besonders stark hervortretenden deliriösen Erscheinungen verlaufen. Es ist möglich, daß durch solche Erkrankungen der Grund einer Disposition für spätere Psychosen gelegt wird. Wir wissen ja, daß wir in den Hirnhäuten bei solchen Infektionskrankheiten die Erreger, vielfach in Menge, angehäuft finden. Es wird vielen Beobachtern aufgefallen sein, daß die rheumatische Chorea bei den jugendlichen Erkrankungen eine gewisse Rolle spielt. Sehr häufig finden wir ferner, daß zu gleicher Zeit mit einer jugendlichen Erkrankung in der Zeit der Pubertät eine mehr oder weniger erhebliche Bleichsucht besteht. Bei einer Reihe von Fällen findet sich Chorea anamnestisch vermerkt; es handelt sich durchweg um leichte oder günstig verlaufende periodische Fälle. Ob hier der Zufall bei dem immerhin ansehnlichen Material eine Rolle spielt, vermag ich nicht zu entscheiden. Ich glaube, es ist wichtig, auf solche Merkmale hinzuweisen; nur ein ausgedehntes Material ist imstande, uns solche Gesichtspunkte überhaupt an die Hand zu geben.

Was die Menstruationsverhältnisse betrifft, so haben vorübergehende Störungen derselben außerhalb der Zeit der Psychose keine besondere Bedeutung; zu erwähnen ist das oft sehr späte Eintreten der ersten Menstruation bei unseren Kranken. Daß während der Menses Steigerungen der konstitutionellen Erregbarkeit nach den verschiedenen Richtungen hin eintreten ist eine bekannte Tatsache. Von der Bedeutung des Klimakteriums wird später die Rede sein.

Die ebenfalls später noch zu besprechende Tagesschwankung finden wir nicht selten in den freien Zeiten ebenso wie in den kranken, wenn auch nicht in so auffälligem Grade. Doch sind diese Fälle bei weitem nicht so häufig wie die, bei denen die normale Ermüdung gegen Abend eintritt, während die Kranken morgens frisch erwachen. Die Frage der Schlaftiefe zu den verschiedenen Tageszeiten verhält sich dementsprechend, soweit die allerdings immer als oberflächlich zu bezeichnenden Erhebungen nach dieser Hinsicht ein Urteil fällen lassen.

Eine sehr schwierige Frage ist die nach der Art und Intensität der Psychogenie der Kranken in den anfallsfreien Zeiten. Bei einer kleinen Zahl von weiblichen Kranken werden bei der Erhebung der Anamnese Angaben gemacht und durch den Status psychicus bestätigt, welche psychogene Paroxysmen bzw. hysterische Anfälle betreffen. Solche treten bei einigen in der gesunden Zeit zur Zeit der Menses gleichzeitig mit Chlorose oder verbunden mit Kopfschmerz und schweren Träumen auf. Manchmal finden sich hysterische Sensationen und körperliche Stigmata. Bei einer Kranken traten neben hysterischen Anfällen anfallsweise singultusartige Erscheinungen auf. Die betreffenden Psychosen erscheinen als rein manisch-melancholisch, zum Teil allerdings psychogen durch bestimmte Erlebnisse ausgelöst. Wie wir schon oben bei der hysterischen Belastung erfahren haben, so tritt auch hier wieder deutlich die günstige Prognose der einzelnen Anfälle bezüglich Heilung vor Augen; unter den hier in Betracht kommenden Fällen findet sich kein einziger ungünstiger.

Was die Schlafstörungen bei unseren Kranken in den anfallsfreien Zeiten betrifft, so erfahren wir bei einigen, daß sie von jeher an schlechtem, unruhigem Schlafe leiden; von anderen wird gesagt, sie haben nächtliche Angstzustände, glauben, es stehe jemand drohend am Bett, oder sie werden sehr erregt, schreien und weinen und suchen sich zu wehren, wobei sie sogar gewalttätig werden. Viele haben in der Kindheit an Nachtwandeln gelitten. Bei einer größeren Zahl von Fällen finden sich Angaben über schwere, meist ängstliche Träume, die besonders in der Kindheit hervortraten, dazu Unruhe im Schlaf und Aufschreien. Besondere klinische Eigenschaften kommen diesen Fällen nicht zu; höchstens finden wir den im übrigen typischen Psychosen viel Psychogenes beigemischt. Auch die Erkrankungen solcher Fälle pflegen eine für den Anfall günstige Prognose zu haben. Merkwürdigerweise findet sich auch hier wieder in der Belastung Hysterie des öfteren.

Nicht selten erfahren wir von den Kranken oder deren Angehörigen, daß die Kranken in der Kindheit bis zum 9., 10., auch 12. Jahr an Bettnässen gelitten haben. Es ist behauptet worden, daß Bettnässen auf eine epileptische Erkrankung zurückzuführen sei. Die Kranken, von denen hier die Rede ist, sind rein manisch-melancholische. Es ist zweifellos, daß eine Menge von Psychopathen an verlängertem Bettnässen leidet; daß die manisch-melancholische Konstitution hier besonders in Betracht kommt, ist klar, finden wir doch bei ihr besonders lebhaftes Traumleben und die mannigfaltigsten Schlafstörungen. Da die Hemmungen, die die Erziehung mit sich bringt, bei den Kindern noch nicht fest gewurzelt sind, um solche spezifisch kindliche Störungen zu überwinden, so müssen wir annehmen, daß das krankhafte Traumleben der Erziehung entgegenarbeitet; wir sehen ja selbst bei Erwachsenen und in höherem Lebensalter stehenden manisch-melancholischen Kranken Einnässen in den Zuständen von „traumhafter" Verwirrtheit, welches periodisch in den betreffenden Krankheitsphasen auftreten kann. Auch hier handelt es sich, wie bei den sonstigen psychogenen Manisch-Depressiven, um überwiegend günstige Fälle.

Zum Schlusse möchte ich noch den Kopfschmerzen einige Worte widmen. Bei unseren Kranken hören wir aus den gesunden Tagen nicht selten von Anfällen von Kopfschmerzen; die Dauer dieser Kopfschmerzperioden ist eine sehr ungleiche; vielfach sind diese Zeiten mit allgemeiner Nervosität, mit „Nervenschwäche", mit Schwindelanfällen und allgemeinem Unbehagen verbunden; sie werden von den Kranken immer als „nervöse" Kopfschmerzen aufgefaßt, d. h. sie begleiten nicht irgend eine körperliche Unpäßlichkeit. Es liegt nahe, daran zu denken, daß diese Perioden als leichteste manisch-melancholische Phasen aufzufassen sind. Bei näherem Befragen ist es möglich, in diesen Fällen verschiedene Anhaltspunkte für diese Annahme auf dem Gebiete der Affekte und Hemmungen zu gewinnen. In einem meiner Fälle wurden die Kopfschmerzen als einseitig geschildert; sonst wurden sie als allgemeiner, nicht lokalisierbarer Druck empfunden. Der klinische Charakter der Fälle weist, wie ja von vorne herein anzunehmen ist, keine Differenzierung auf.

E. Symptome.

Da wir über das eigentliche Wesen der Krankheit so wenig wissen, sind wir genötigt, uns an die Äußerungen der Krankheit zu halten. Die Regelmäßigkeit der Symptome ist keine durchgreifende. Auf die Schwierigkeiten einer exakten Symptomatik möchte ich später bei Besprechung der psychischen Symptome eingehen. Eine Einteilung in körperliche und psychische Symptome erscheint praktisch. Neben den „regelmäßigen“ Symptomen werden wir eine Reihe von solchen zu besprechen haben, die uns nur als häufige Begleiterscheinung auffallen, immerhin jedoch bei der Erscheinungsweise unserer Erkrankung beachtenswert sind. Die psychogenen bzw. hysterischen Erscheinungen in der engen Fassung Kraepelins, die wir uns angeeignet haben, werden zweckmäßigerweise bei den körperlichen Symptomen besprochen; es sind eben körperliche Erscheinungen, die durch Vorstellungen bzw psychische Reize und Einflüsse, d. h. „psychogen“, ausgelöst sind.

I. Körperliche Symptome.

a) Ernährungszustand.

Der Ernährungszustand, gemessen am Körpergewicht, nimmt bei den manisch-melancholischen Kranken bei Beginn der Erkrankung stets ab. Je nach einem rascheren oder langsameren Einsetzen sinkt das Körpergewicht mehr oder weniger schnell. Das Körpergewicht ist der einzig zuverlässige und objektive Maßstab für den Ernährungszustand. Die Abmagerung ist häufig eine sehr deutliche, auch das Verschwinden des Turgors in vielen Fällen sehr auffallend, trotzdem aber können diese Beobachtungen, die subjektiv sind, die objektive Feststellung des Gewichtes, der Gewichtskurve, nicht ersetzen. Sehr wesentlich ist zur kritischen Betrachtung der Gewichtskurve die Feststellung des „Sollgewichtes“, das der Größe des Kranken durchschnittlich entspricht. Es ist bemerkenswert, wie außerordentlich uns die Abmagerung bei Melancholischen in die Augen fällt, bei denen auch der Turgor und die Blutversorgung der Hautdecken abgenommen hat, im Gegensatz zu Manischen, bei denen die Gewichtsabnahme rein äußerlich durch das Fortbestehen des Turgors oder gar durch eine Erhöhung der Blutversorgung der Haut nicht so in die Augen fällt. Trotzdem ist die Gewichtsabnahme bei beiden Erkrankungen in gleichem Maße vorhanden.

Diese Gewichtsabnahme ist ein charakteristisches Symptom der Erkrankung. Freilich kann es nicht als pathognomisch gelten; denn wir finden eine Abnahme des Körpergewichts bei allen akut einsetzenden Psychosen. Das Chronischwerden einer Psychose zeigt sich sehr deutlich darin, daß das Körpergewicht „stehen“ bleibt (Tafel 4, Fall von chronisch-zirkulärem Irresein); es treten, abgesehen natürlich von kleinen Schwankungen, keine großen Wellenbewegungen mehr auf. Gewiß kommt es in manchen Fällen, z. B. bei Dementia praecox, ebenfalls zu raschem Gewichtsabfall, wenn Nahrungsenthaltung eintritt, ebenso bei Paralyse. Bei unseren Kranken wird meist angegeben, daß sie schlecht essen, sie haben keinen Appetit; in einzelnen Fällen jedoch kommt es vor, daß trotz ausgezeichneter, ja vermehrter Nahrungsaufnahme, vielfach bei Bettruhe, Abmagerung und Gewichtsverlust zustande kommt. Da muß man an primäre Störungen des Verdauungsapparates denken, von denen weiter unten noch die Rede sein wird. Die Nahrungsabstinierung bei den Kranken erreicht nicht selten einen so hohen Grad, daß Sondenernährung eintreten muß, um die Kranken vor dem Verhungern zu schützen.

Vielfach essen die Kranken nach einigen solchen Ernährungsversuchen wieder selbst; es ist aber keine Seltenheit, daß die Sondenernährung monatelang fortgesetzt werden muß. Ich erinnere mich einer Kranken, die von zu Hause in schwer melancholischem Zustande gebracht wurde. Die Krankheit hatte schon einige Monate gedauert, und der schlechte Ernährungszustand hat schließlich die Angehörigen auf Rat des Arztes veranlaßt, die Kranke der Klinik zuzuführen. Sie starb nach 2 Tagen, Sondenernährung hatte keinen Erfolg mehr; die Sektion ergab keinen Befund als Unterernährung, d. h. Hungertod. Im allgemeinen erreichen wir durch die Sondenernährung keine Zunahme des Körpergewichts; wohl aber können wir doch öfters verhüten, daß der Ernährungszustand weiter zurückgeht, wie sich aus den Kurven deutlich ersehen läßt, indem durch das Eintreten der Sondenernährung ein weiteres Absinken der Kurve verhindert wird.

Die Fälle von manisch-melancholischem Irresein, die mit starker Abmagerung und Gewichtsabnahme einhergehen, gehören meist den melancholischen Formen an. Die Gewichtszunahme erfolgt in manchen Fällen, hauptsächlich in prognostisch guten, sehr rasch. Umgekehrt läßt sich also bei Fällen, in denen das Körpergewicht rasch zunimmt, schließen, daß sie prognostisch günstig verlaufen. Selbstverständlich gibt es hier auch wieder Ausnahmen in Menge; es kommt vor, daß nach raschem Ansteigen des Körpergewichtes ein neuer Abfall eintritt usw. Auffallend erscheint es, daß gerade die mehr chronisch verlaufenden Melancholien, wie sie besonders dem höheren Lebensalter eigen sind, bei sehr guter Nahrungsaufnahme eine oft enorme Reduzierung des Körpergewichts zeigen. Chronische Fälle von Dementia praecox zeigen dagegen immer ein Parallelgehen der Nahrungsaufnahme und des Körpergewichtes, schlechte Nahrungsaufnahme — geringes Körpergewicht, gute Nahrungsaufnahme — gutes Körpergewicht.

Wie rapid die Abnahme des Körpergewichts sein kann, zeigt ein Fall, in dem die Kranke innerhalb von 14 Tagen 7 kg abgenommen hat. Auffallend ist es, daß mit der Aufnahme in die Klinik in einer sehr großen Anzahl der Fälle eine Zunahme des Körpergewichtes, und zwar oft recht anhaltender Art, eingetreten ist. Diese Erfahrung mag ein Trost sein für die Ärzte und für die Anstaltsbehandlung, welche eben doch in vielen Fällen von wesentlichem Einfluß auf die Krankheit ist. Es kann durch die Behandlung die Krankheit rascher einer günstigen Wendung zugeführt und eventuell in ihrer zeitlichen Dauer abgekürzt werden.

1. Akute Fälle Tafel 5, Fig. 1. Fall von periodischer Melancholie mit psychomotorischer Erregung (Angstaffekt) bei 46jährigem Manne mit sehr schwerer familiärer gemischter Belastung. Typische Kurve; schleichender Beginn der Erkrankung; rasche Erholung.

Fig. 2. Periodische Manie; kolossale Gewichtsabnahme im Verlaufe von 3 Wochen während der Manie.

Fig. 3. Periodische Manie. Bei der Aufnahme schon 3 Monate krank. Im Verlaufe der Manie plötzliches starkes Absinken der Körpergewichtskurve parallel gehend mit einem intensiveren Krankheitsverlaufe.

Fig. 4. ·Manie; vorher depressives Stadium. Mit Rekonvaleszenz rasches Emporschnellen der Kurve; also Zunehmen des Gewichts in der Manie als Zeichen der Genesung.

Fig. 5. Melancholie. Allmähliche Besserung, langsames, stetiges Ansteigen des Körpergewichtes.

2. Fälle mit Neigung zu schleppendem Verlaufe.

Fig. 6. Melancholie bei 58jähriger Frau. Schleichender Beginn der Psychose im Verlaufe von einer Reihe von Jahren. — Ganz langsames gleichmäßiges Absinken der Gewichtskurve. Kurz nach der Entlassung Tod durch Suicid. Die Kurve läßt auf eine lange Dauer der Erkrankung schließen.

Fig. 7. Zirkulärer Fall; Beginn der Erkrankung mit 18 Jahren. Verlauf ohne Intervalle. Mischzustand (manischer Stupor). Eigentümlicher wellenförmiger Verlauf der Gewichtskurve. Ungünstige Prognose.

Fig. 8. Periodische Depression; Phasen immer länger werdend. Diesmalige Erkrankung mit ungünstiger Prognose.

3. Fälle mit chronischem Verlaufe Tafel 6.

Fig. 1. Zirkulärer Fall, ohne Intervalle seit 9 Jahren. Geringe Abnahme in der Depression, starke Abnahme in der Manie, Zunahme im manischen Stupor.

Fig. 2. Zirkulärer Fall ohne Intervalle seit 10 Jahren. Wellenbewegungen ohne klinische Erklärung. In der Depression vorübergehend leichte Zunahme.

Fig. 3. Zirkulärer Fall ohne Intervalle seit 13 Jahren; meist psychomotorisch gehemmt, traumhaft verworren. Eine klinische Erklärung der Wellenbewegungen ist nicht möglich. Die Kranke ist ungeheilt verstorben.

Diese Fälle sollen demonstrieren, wie bei chronisch zirkulären Fällen ein langsames Auf- und Abschwanken der Gewichtskurve vorkommt, während die Erkrankung in ihrem ganzen Verlaufe eine durchaus ungünstige Prognose wahrscheinlich macht.

Zum Vergleiche Tafel 7, Fig. 1. Fall von Dementia praecox, der abwechselnd manisches und depressives Stadium bzw. Erregungs- und Stuporphase zeigt. In der Erregung ziemlich regelmäßig Abnahme, im Stupor Zunahme des Körpergewichtes.

Als weiteres Zeichen der Ernährungsstörungen möge die Abnahme des Nägelwachstums in der Psychose erwähnt sein, ferner das nicht ganz seltene Haarausfallen und Ergrauen.

b) Schlaf.

Der Schlaf ist ein ungemein feines Reagens bei psychischen Erkrankungen jeglicher Art. Beim gesunden Menschen verursachen Aufregungen ein schweres Einschlafen, einen unruhigen Schlaf, der vielfach in seiner Güte durch Träume beeinträchtigt ist.

Die Schlafkurve, wie sie Kraepelin bei Gesunden festzustellen vermochte, zeigt, daß ca. 3 Stunden nach dem Einschlafen die größte Schlaftiefe erreicht wird, daß dann gegen Ende des Schlafes eine allmähliche Abnahme der Schlaftiefe erfolgt. Wie sich bei Kranken die Schlaftiefenkurve gestaltet, darüber fehlen die Erfahrungen. Demnach sind wir auch über die Schlaftiefenkurve bei Manisch-Melancholischen vollkommen im unklaren. Einen Anhaltspunkt jedoch gewähren uns die psychologischen Versuche Kraepelins. Es gibt eine Gruppe von Gesunden, bei denen die Schlaftiefe einige Stunden später als gewöhnlich das Höchstmaß erreicht, um dann gegen Morgen ziemlich hoch zu bleiben. Nach klinischen Erfahrungen bin ich geneigt, unsere Kranken in ihrem Schlafe mit den Personen dieser zweiten Gruppe zu vergleichen. Wir wissen, daß die manisch-melancholischen Kranken — besonders für die Melancholischen gelten diese Ausführungen — schwer einschlafen; dem entsprechen die subjektiven Klagen der Kranken; am Morgen finden sie sich schwer aus dem „duseligen Zustande" heraus, sie fühlen sich noch müde und matt. Auch tagsüber können sie nur sehr schwer einschlafen, Erscheinungen, die auch bei der besprochenen Gruppe bekannt seind.

Die manischen Kranken leiden häufig unter einer so schweren Störung des Schlafes, daß sie tagelang nicht zur Ruhe kommen; nach kurzen Stunden des Schlafes geht die psychomotorische Unruhe wieder von neuem los. Sie bedürfen anscheinend wenig Schlaf, obwohl doch die „Ermüdungsstoffe" bei diesen unruhigen Kranken in besonderem Maße sich anhäufen müssen; die psychomotorische und vor allem die psychische Erregung ist es, die die Ermüdung nicht aufkommen läßt; das Müdigkeitsgefühl fehlt bei solchen Kranken häufig überhaupt. Im Gegensatze hierzu ist es auffallend, daß mehr chronisch verlaufende Fälle, besonders Depressionen, öfters keine wesentliche Schlafstörungen aufweisen. Es mag erlaubt sein, bei diesen Fällen an arteriosklerotische Zutaten zu denken; die Arteriosklerose ist bekanntlich ausgezeichnet durch ein sehr starkes Schlafbedürfnis, entsprechend der erhöhten Ermüdbarkeit.

Ich habe oben kurz auf die Wichtigkeit des Traumlebens für die Güte des Schlafes hingewiesen. Auf diesen Punkt, der sehr wichtig und im allgemeinen zu wenig berücksichtigt erscheint, werde ich bei den psychischen Störungen, mit denen sie ja in direktem Zusammenhange stehen, ausführlich zu sprechen kommen.

Zu erwähnen sind noch Zustände von „Schlafsucht"; eine überwältigende Müdigkeit beherrscht dabei die Kranken, sie können kaum die Augen offen halten, trotzdem kommt es durch die psychische Unruhe zu keinem Einschlafen; es sind Zustände, welche sich dem später zu besprechenden Stupor sehr nähern. Bei sehr vielen Fällen geht Schlaflosigkeit mit Nahrungsverweigerung einher, die erklärlich ist dadurch, daß die Bettruhe den Stoffwechselvorgang zu verlangsamt und daher weniger Nahrungsbedürfnis aufkommen läßt.

c) Haltung, Gesichtsausdruck (katatonische Symptome).

Im Gesichtsausdruck spiegeln sich beim gesunden Menschen je nach dem Temperament und je nach Eindrücken die Affekte wieder. Wir wissen, daß Erregungen den Gesichtsausdruck verändern und daß länger dauernde Gemütsbewegungen dem Gesichte einen bestimmten Ausdruck verleihen können. Bei den Erregungen krankhafter Art, welche besonders intensiv oder lange einwirken, wird der Gesichtsausdruck natürlich in besonderem Maße den Affekt zeigen. Während bei Verblödungsprozessen der Affekt nicht dauernd nach bestimmter Richtung verändert zu sein pflegt, sehen wir bei der Dementia praecox die Gemütsverblödung als etwas Charakteristisches an. Beim manisch-melancholischen Irresein handelt es sich um eine Affektsteigerung, und diese zeigt sich in besonderem Maße in den Gesichtszügen. Die manischen Zustände zeigen uns die heitere, lebensfreudige Miene, der zornige Affekt entsprechend zornigen Blick; melancholische Kranke haben vergrämten, unlustigen Gesichtsausdruck. Bei Stuporzuständen kann der Gesichtsausdruck oft geradezu den Eindruck der Stumpfheit, ähnlich wie bei der Dementia praecox, machen.

Tritt die psychomotorische Erregung besonders hervor, wie bei stärkeren manischen Erregungen und bei Melancholien mit Angstaffekt, so findet sich eine Verstärkung der mimischen Äußerung nach der einen oder der anderen Richtung. Diese mimischen Zeichen verstärken sich bis zu Grimassen, zu eigenartigen Bewegungen, die in einzelnen Fällen dem katatonischen Grimassieren ähnlich sein können. Als Unterscheidungsmerkmal möchte ich anführen, daß die katatonischen Grimassen in der Erregung häufig nicht zunehmen, während sie bei unseren Kranken während der größeren Erregung stärker hervortreten. Soweit ich meinem Materiale entnehmen kann, treten die Grimassen bei manisch-melancholischen Kranken vor allem bei jugendlichen Erkrankungen auf und zwar in den Stufen, in denen die Besonnenheit aufgehoben und Verwirrtheit eingetreten ist. Meist handelt es sich um manische Erkrankungen.

In manchen Fällen nehmen die grimassierenden Bewegungen die Form von Zwangsbewegungen an. Die Patienten können nicht anders, sie müssen fort und fort die betreffenden Verzerrungen des Gesichtes vornehmen. Solche Kranke können bei vollem Bewußtsein und klar sein. So fand sich bei einer Patientin während jeder Erkrankung ein Tic des Facialis; bei einem männlichen Kranken stellten sich klonusartige Zustände in der Gesichtsmuskulatur bei jeder neuen Krankheitsphase ein. Ähnliche Bewegungen sah ich bei einer Kranken, die an periodischen Depressionen litt; das psychische Bild stand unter dem Zeichen einer starken motorischen Erregung verbunden mit Zwangsvorstellungen; eine schwere Depression stand im Vordergrunde.

Weitere Krankheitserscheinungen, wie wir sie sonst bei katatonischen Kranken zu beobachten gewohnt sind, finden sich zuweilen bei manisch-melancholischen Kranken, das sind Echopraxie, Befehlsautomatie, Stereotypie. Die genannten Erscheinungen zusammen waren in sehr vereinzelten Fällen deliranter, teils depressiver, teils manischer Art vorhanden; immer waren sie mit Verwirrtheit und meist mit Bewegungsdrang verbunden. Die Zustände gingen in Gesundung über; es handelte sich jedesmal um jugendliche Kranke (20.—30. Lebensjahr), und zwar um Ersterkrankungen.

Daß wir in manchen Fällen eine eigentümlich „starre“ Haltung finden, erklärt sich durch aktive Muskelspannungen bei Fällen, in denen delirante Erscheinungen im Vordergrunde stehen. Solche Symptome sind wohl zu unterscheiden von der Flexibilitas cerea, der echten Katalepsie, der wir in wenigen Fällen (ca. 4 %) begegnen. In den ersteren Fällen hören wir davon, daß die Kranken in eigentümlicher steifer Haltung liegen oder sitzen. So lag ein Kranker mit Vorliebe in Kreuzesstellung am Boden, wahrscheinlich auf Grund von entsprechenden Wahnvorstellungen. Dies sind seltene Vorkommnisse, deren Erscheinen wir früher als mit größter Wahrscheinlichkeit der Katatonie, der Dementia praecox, zugehörig gedeutet haben. Bei den Fällen von Katalepsie handelt es sich durchweg um Kranke im Alter von 20—45 Jahren; meist befanden sich die Kranken im Alter von 20—30 Jahren. Auch hier haben wir es wieder mit Fällen deliranter Natur zu tun; das Delirium war zum Teil ein erregtes, zum Teil war es zeitweise mit Stupor verbunden. Es handelte sich ebenso häufig um melancholische wie manische Phasen; es ist im übrigen in einer ganzen Anzahl von Fällen nicht leicht, den Affekt in diesen deliranten Zuständen zu kennzeichnen; recht oft sind es Zustände, in denen das psychomotorische Verhalten nicht typisch ist. Trotzdem sind diese Fälle, auf welche ich später noch eingehend zurückkommen werde, zweifellos den manisch-melancholischen zuzurechnen, was insbesondere deutliche, klinisch klare Vor- oder Nachstudien dartun. Die Fälle haben, — es sind fast durchweg erstmalige Erkrankungen —, eine günstige Prognose; zwei Fälle befinden sich in dieser Gruppe, die periodisch verlaufen; in dem einen Falle sehen sich die Krankheitsphasen klinisch photographisch ähnlich.

d) Respiration.

Die Störungen von seiten der Respiration, die wir im Zusammenhange mit dem manisch-melancholischen Irresein antreffen, sind sehr gering an Zahl. Im Angstaffekt besonders, bei psychomotorischer Erregung überhaupt, findet sich eine Erhöhung der Atmungsfrequenz, die in seltenen Fällen das Doppelte des Normalen betragen kann. Weiterhin kommt es in einzelnen Fällen zum Auftreten von Asthmaanfällen, vorwiegend in der Zeit schwerster Erregung. Wertvoll mag die Beobachtung eines Falles sein, in dem während einer Melancholie andauerndes Gähnen vorhanden war, eine Störung, die wir in ausgeprägtem Maße öfters bei einfach Nervösen und Erschöpften vorfinden.

e) Kreislauf.

Als Störungen des Blutkreislaufsystems kommen in Betracht Störungen der Herzaktion, der Blutverteilung, der Blutzusammensetzung und des Gefäßsystems.

Was die Störungen der Herzaktion betrifft, so finden wir in einer Anzahl von Fällen eine Beschleunigung der Herztätigkeit in Gestalt von erhöhten Pulszahlen. Stellt man über diesen Punkt an einer Anzahl von Fällen systematisch Untersuchungen an, so ergibt sich, daß eine Erhöhung der Pulsfrequenz recht häufig ist; auf der Höhe der Affektstörung schnellt, wie auch beim gesunden Menschen in der Erregung vorübergehend, die Pulszahl sehr erheblich in die Höhe; aber auch bei motorisch wenig oder nicht erregten Patienten, ja selbst im Stupor, findet man oft höhere Pulszahlen. Man könnte daran denken, dieses Moment differentialdiagnostisch gegenüber der Dementia praecox auszubeuten

Die Beschleunigung der Herzaktion geht in einer Anzahl von Fällen mit einer Verstärkung der Herztätigkeit in qualitativer Beziehung einher; es kommt zur Palpitatio cordis; die Kranken klagen oft lebhaft darüber, und man ist durchaus nicht berechtigt, solche Beschwerden ohne weiteres als hypochondrisch zu betrachten. Daß sie ihren Ursprung in nervösen Störungen haben, ist wohl zweifellos; ob es sich um Reizstände von seiten der Herzganglien oder von seiten des Sympathicus im weiteren Sinne handelt, oder ob diese Erregung des Herzens auf Anordnung höherer Zentren im Zentralorgan erfolgt, wissen wir nicht. Jedenfalls möchte ich betonen, daß die genannten Störungen sich nicht etwa auf Fälle beziehen, bei denen das psychogene Moment in besonderem Maße in den Vordergrund des Krankheitsbildes gerückt ist.

In manchen Fällen führt die Herzpalpitation, vielleicht vereint mit einer Sklerose der Gefäße, zu schwereren Störungen, zu Herzbeklemmungen, die sekundär zu Angstvorstellungen Anlaß geben können. Über das Nebeneinandergehen der Zirkulationsstörungen und Angst sind wir noch sehr im unklaren; immerhin ist es bei den Fällen manisch-melancholischen Irreseins wohl richtig, die Affektstörung bzw. Depression als primär, die Herzbeschwerden als sekundär anzusehen; doch kann man auch den Standpunkt einnehmen, daß eine unbekannte primäre Störung die sekundären Störungen psychischer und körperlicher Art verursacht. Beide Erklärungen sind unbefriedigend, solange wir über die wahre Ätiologie ganz im unklaren sind. Jedenfalls ist sicher, daß Kreislaufstörungen bei der Erkrankung eine ganz hervorragende Rolle spielen.

Ich habe oben schon erwähnt, daß der Turgor der Haut mit der Art des Affektes zusammenzuhängen scheint. Ähnlich verhält es sich mit der peripheren Blutverteilung überhaupt. Die depressiven Kranken zeigen ein blasses Aussehen, weil die Hautgefäße sich in einem Zustande der Kontraktion befinden. Daher kommt es, daß wir in vielen Fällen kalte Extremitäten vorfinden, meist ohne die eigentümliche Cyanose, welche bei katatonischen und hysterischen Kranken so oft zu bemerken ist. Bei den manischen Kranken befindet sich offenbar das Hautgefäßsystem im Zustande der Erweiterung; das Gesicht ist gerötet, die Augen sind glänzend, die Extremitäten warm; die Haut fühlt sich oft sehr heiß an, so daß man versucht ist, an Temperaturerhöhung zu denken; eine solche findet sich aber nicht. Die geschilderten Erscheinungen haben ihre Ursache in der Innervation der vom Sympathicus versorgten Gefäßnerven.

Chlorotische Erscheinungen treten des öfteren, besonders bei jugendlichen weiblichen Kranken, vielfach verbunden mit Menstruationsstörungen, auf; die Chlorose wird im übrigen durch die unregelmäßige, oft sehr geringe Nahrungsaufnahme, die Zimmerluft, die geringe Bewegung bei depressiven Kranken begünstigt; ob dabei anämische Zustände vorkommen, ist nicht bekannt. Eine spezifische Bedeutung haben diese Erscheinungen für die manisch-melancholische Psychose nicht.

Von wesentlicher Bedeutung für die Untersuchung ist die Feststellung des Blutdrucks. Am gebräuchlichsten ist der Apparat nach Riva-Rocci mit der Recklinghausenschen Manschette. Früher hat man den Druck mit einem Manometer an der Temporalarterie untersucht; man ist von dieser Methode (mit dem Baschschen Apparat) abgekommen, weil die Fehlerquellen bei der Untersuchung zu groß waren. Für die Untersuchung einer Hirnarteriosklerose wäre eine Messung möglichst nahe dem erkrankten Organe wohl von Vorteil; die Messung des Blutdrucks an den oberen Extremitäten (A. radialis) ist sicherlich mit einer Reihe von Fehlerquellen verknüpft, besonders mit dem Fehler, daß die Arme bei schwerer Arbeitenden eine Abbrauchssklerose der Gefäße aufweisen können.

Von der Bedeutung der Arteriosklerose wird unten die Rede sein. Hier interessiert der Blutdruck im manisch-melancholischen Irresein überhaupt. Unveröffentlichte Untersuchungen von Lüttge und Arbeiten von Weber u. a. haben dargetan, daß Manische und Melancholische erhöhten systolischen Blutdruck aufweisen, und zwar letztere in besonderem Maße. Diese Resultate passen zu den Untersuchungsergebnissen, nach denen der Blutdruck im Affekt überhaupt gesteigert wird. In besonders charakteristischem Maße sehen wir dies bei Hysterischen und Nervenschockkranken nach psychischem oder körperlichem Trauma.

Als wesentlichste Erkrankung des arteriellen Gefäßrohres kommt die Arteriosklerose in Betracht.

In der letzten Zeit wird, von anatomischen Untersuchungen ausgehend, die uns mannigfaltige und sehr wertvolle Aufklärungen über die Hirnarteriosklerose und rückschließend mancherlei Klarheit über den psychischen Zustand der Arteriosklerotischen gebracht haben, der Arteriosklerose in der Klinik der Psychosen mit Recht besonderes Augenmerk zugewendet. Gerade die präsenilen und senilen Erkrankungen sind außerordentlich häufig mit Arteriosklerose kompliziert. Das manisch-melancholische Irresein, das häufig in seinen Phasen, nicht selten in seiner einzigen Erkrankungsphase, im Präsenium auftritt, ist, was nach dem Gesagten klar sein wird, recht häufig mit Arteriosklerose kompliziert. Es ist deshalb die Frage aufzuwerfen, ob zwischen den manisch-melancholischen Späterkrankungen und der Arteriosklerose ein ursächlicher Zusammenhang besteht.

Unter den Fällen meines Materials finden sich 6 %, welche mit einer Arteriosklerose verbunden sind. Männliches und weibliches Geschlecht verteilen sich auf gleiche Hälften. Das ist auffallend; denn wir wissen, daß die weiblichen Fälle im manisch-melancholischen Irresein weitaus überwiegen. Die Erklärung wird darin zu suchen sein, daß die Arteriosklerose bei Männern überhaupt häufiger wie bei Frauen ist. Dieser Punkt wirft schon ein Licht auf die Frage des Zusammenhanges zwischen unserer Psychose und der Sklerose. Würde das manisch-melancholische Irresein die Arteriosklerose begünstigen, so müßte das Verhältnis der Geschlechter dasselbe sein, wie in der Erkrankung überhaupt; allerdings kommt hiezu, daß im höheren Alter die Zahl der Erkrankungen bei beiden Geschlechtern sich nähert.

Das Lebensalter, in dem die Arteriosklerose klinisch zu konstatieren war, ist nur in einem Sechstel der Fälle unter 50, sonst immer darüber. Ungefähr die Hälfte der Fälle zeigt rein periodischen Verlauf der Psychose; dabei finden sich manische und depressive Erkrankungen ohne Unterschied. Bei diesen Fällen scheint die Arteriosklerose ohne allen Einfluß auf den Verlauf der Erkrankung gewesen zu sein; auch die klinischen Symptome der Erkrankung decken sich mit den gewohnten. Nur in 2 Fällen, welche periodischen Charakter trugen, nahm die Erkrankung einen nach der Dauer ungünstigen Verlauf an; bei diesen gibt der langjährige Verlauf im Präsenium keine Aussicht auf Genesung; hier könnte man daran denken, daß die Arteriosklerose den Verlauf ungünstig beeinflußt.

Eine kleine Anzahl von Fällen, der vierte Teil von den arteriosklerotischen, muß besonders betrachtet werden. Es handelt sich um Ersterkrankungen mit einem auf Jahre sich erstreckenden chronischen Verlaufe. Bei Einigen hatte die Arteriosklerose klinisch deutliche Symptome während des Verlaufes — anfangs waren solche nicht zu konstatieren — gezeitigt: schwere Ermüdbarkeit, Einengung des Vorstellungskreises, egozentrisches Wesen, Gedächtnisschwäche und Merkfähigkeitsstörungen, unzweifelhaft psychische arteriosklerotische Symptome. Einigemale traten Herderscheinungen encephalitischer bzw. apoplektischer Art in leichterem oder schwererem Maße auf; Schwindelerscheinungen waren mehrfach zu konstatieren. Unter diesen Erkrankungen, von denen einige apoplektisch endigten, befanden sich 1 manische und 5 melancholische Erkrankungen. Letztere waren nach Art der alten Melancholie Kraepelins; es bestand keine psychomotorische Hemmung, sondern meist eine leichte Erregung psychomotorischer Art.

Im Verlaufe der einzigen Krankheitsphase, die diese Fälle auszeichnet, traten bei 2 Fällen kürzere manische Zeiten auf, so daß schließlich nur 3 Fälle übrig bleiben, die dem Bilde der alten Melancholie ohne Zwang eingereiht werden könnten. Der Habitus war bei vielen der Fälle schon im präsenilen Alter ausgesprochen senil, es waren Fälle, die meistens als „vorzeitig" gealtert bezeichnet zu werden pflegen, präsenil im wahren Sinne des Wortes.

Nach den Ausführungen ist klar ersichtlich, daß von einem bestimmten, unzweifelhaften Einfluß der Arteriosklerose auf das manisch-melancholische Irresein nicht gesprochen werden kann. Fälle von „Melancholie" mit ähnlich ungünstigem Verlaufe gibt es unter den Fällen ohne Arteriosklerose eine sehr große Anzahl. Selbstverständlich lassen diese auch die psychischen Symptome der Arteriosklerose missen.

Wir kommen also zu dem Schlusse, daß keine Anhaltspunkte vorhanden sind, 1. daß die Arteriosklerose rein manisch-melancholische Krankheitsphasen erzeugen oder auslösen kann, 2. daß die Arteriosklerose an und für sich ungünstig auf die Psychose einwirkt. Dabei ist jedoch zu bemerken, daß eine schwere Arteriosklerose eine manisch-melancholische Erkrankung zweifellos in die Länge ziehen kann dadurch, daß schwere psychische Störungen spezifisch arteriosklerotischer Art hinzutreten. Aber an und für sich kann bei bestehender Arteriosklerose die Prognose für eine manisch-melancholische Erkrankung durchaus nicht ungünstig gestellt werden; die Psychose kann, wie eine Anzahl von Fällen zeigt, trotz der Arteriosklerose ausheilen. Es handelt sich also bei diesen Späterkrankungen mit Arteriosklerose um eine Kombination beider Krankheiten, nicht aber um eine Psychose, die primär in ihrer Ätiologie der Sklerose zur Last fällt.

f) Verdauungsorgane.

Eine größere Rolle als bei den meisten psychischen Erkrankungen spielen Störungen von seiten der Verdauungsorgane bei dem manisch-melancholischen Irresein. Von Appetitlosigkeit, Abmagerung usw. will ich hier nicht sprechen. In manchen Fällen wird über Magendrücken geklagt; man kann im Zweifel sein, ob es sich hier wirklich um eine organische Störung des Magens handelt, oder ob nur hypochondrische Vorstellungen solche Beschwerden verursachen. Immerhin finden sich manchmal objektive Symptome einer Dyspepsie, wie sie Wilmanns bei Zyklothymischen feststellen konnte.

Die Magen-Darmbeschwerden erwecken den Gedanken, es möchte sich auch bei diesen Störungen vor allem um Veränderungen der Gefäße, meist vorübergehender Art, handeln; hauptsächlich würden Kontraktionszustände in Betracht kommen. Solche könnten auch mit der chronischen Obstipation in Zusammenhang stehen, die so häufig eine sehr wesentliche körperliche Störung bei unseren Kranken ist. Dieselbe kommt vor allem bei depressiven

Fällen zur Beobachtung. Es ist nicht etwa allein die mangelnde Bewegung, die die körperliche Hemmung den Kranken gebracht hat, sondern es ist eine tiefer liegende Störung. Sie findet sich bei den meisten Depressionen und ist als geradezu charakteristisch anzusehen.

Manchmal findet sich Unreinlichkeit mit Stuhl und Urin als Folge der psychischen Alteration. Es wurde öfters behauptet, daß diese Erscheinung gegen manisch-depressives Irresein spräche gegenüber der Dementia praecox, bei der bekanntlich oft zuerst die anerzogenen Gefühle für Reinlichkeit und Anstand in Mitleidenschaft gezogen sind. Es findet sich die genannte Unreinlichkeit nicht selten bei geordneten, aber gehemmten Melancholischen. Daß verwirrte Kranke öfters unrein werden, ist selbstverständlich.

g) Drüsen.

Auch der Drüsenapparat zeigt bei manisch-melancholischem Irresein zuweilen Störungen. Auffallend ist in manchen, nicht häufigen Fällen, besonders bei psychomotorischer Erregung, eine starke Schweißabsonderung. Diese kann zuweilen einen Grad erreichen, daß die Kranken in Schweiß gebadet sind. In einem Falle war bei einem unzweifelhaft manisch-melancholischen Kranken in einem depressiven Stuporzustand Speichelfluß vorhanden, ähnlich wie wir ihn bei katatonischen und idiotischen Kranken öfters sehen.

Veränderungen der Thyreoidea sind in meinem Materiale sehr selten gewesen. Das hängt damit zusammen, daß in München und Südbayern Störungen von seiten der Thyreoidea nicht häufig vorkommen. Werden sie einmal in einem Falle beobachtet, so handelt es sich meist um Zugewanderte. In einem Falle konnte ich eine sehr große Struma fibröser Art bei einer manischen Kranken beobachten, ohne daß irgendwelcher Zusammenhang sowohl anamnestisch als auch im Verlaufe der Psychose mit derselben zu konstatieren gewesen wäre.

In einem Falle bestanden leichte Basedowsche Erscheinungen: Struma, Exophthalmus, Tremor und Pulsbeschleunigung. Ein zeitlicher Zusammenhang mit der Depression war nicht zu konstatieren. Mit der Genesung blieben die Erscheinungen, die ja an und für sich leichter Art waren, unverändert bestehen.

Andere Beobachter machten auf weitere interessante Erscheinungen bei der Kombination der beiden Erkrankungen aufmerksam, worauf oben schon hingewiesen worden ist.

h) Urogenitalsystem.

In nicht ganz seltenen Fällen findet sich bei den manisch-melancholischen Kranken das Symptom der Glykosurie; es handelt sich dabei um vorübergehende Erscheinungen. Meist waren es Kranke in höherem Lebensalter; nur einmal fand sich Glykosurie bei der Depression einer weiblichen Kranken im 25. Lebensjahr. Der klinische Charakter der Erkrankungen wies keine Besonderheit auf. Da sich Zucker im Urin vorübergehend bei vielen Nervösen findet, so hat diese Erfahrung keine besondere Bedeutung.

Zuweilen begegnen wir depressiven Psychosen, die einen mehr oder minder schweren Angstaffekt aufweisen, und bei denen jedesmal mit Beginn der Psychose

Glykosurie in Erscheinung tritt. Es handelt sich immer um periodische Angstzustände; manische Zustände kommen nicht vor. Ich werde später nochmals darauf zurückkommen.

Geschlechtliche Erregung und in ihrer Folge Onanie ist eine recht häufige Erscheinung, vor allem in der Melancholie mit psychomotorischer Erregung. Dabei finden wir oft, daß die Kranken sich nicht im geringsten genieren, vor den Augen der anderen Kranken und des Pflegepersonals zu masturbieren.

Ein weiterer Punkt betrifft das Zessieren der Menses, das sehr häufig bei Beginn der Erkrankung, auch bei anderen Psychosen, z. B. der Dementia praecox eintritt. Ich habe im Hinblick auf diese Frage 290 Fälle von chronischen

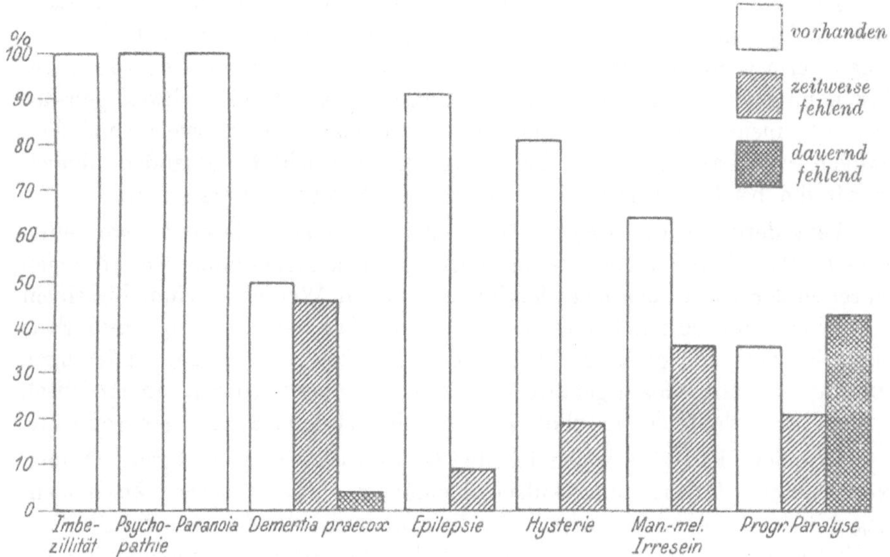

Abb. 14. Menstruation und Psychose.

Psychosen untersucht; demnach tritt Amennorrhöe bei manischen Erkrankungen nicht so häufig wie bei depressiven auf. Bei Genesung erscheinen die Menses wieder in normaler Weise, meist schon eine geraume Zeit vor der Gesundung als Botschaft der Genesung. Im ganzen setzen die Menses im manisch-melancholischen Irresein weniger häufiger aus wie bei Dementia praecox (Abb. 14). Beiden Psychosen ist die Amennorrhöe auf der Höhe der Krankheit im Wellental der Gewichtskurve gemeinsam (s. Tafel 7, Fig. 2 und 3).

Von Schwangerschaft, Puerperium und künstlichem Abort ist an anderen Stellen ausführlicher die Rede; ebenso werden die Fälle, die eine eigenartige Kombination von manisch-melancholischen Symptomen mit solchen einer oft rudimentären Hirnlues bieten, später besprochen werden; auch werden bei der Differentialdiagnose Fälle zu erwähnen sein, die erst manisch-melancholisch waren und später paralytisch wurden.

i) Nervensystem.

In einzelnen Fällen waren leichte polyneuritische Erscheinungen vorhanden, entsprechend dem chronischen Alkoholismus, mit dem die Fälle kompliziert waren.

Tremor der Hände findet sich bei den manisch-melancholischen Kranken öfters; es handelt sich um einen unregelmäßigen, meist sehr grobschlägigen Tremor, dessen Ausschläge sich nach allen Dimensionen erstrecken, wie er bei psychogenen Erregungen und bei der Hysterie uns bekannt ist. Eine besondere Bedeutung kommt dem Zittern für unsere Fälle nicht zu.

Ähnlich sind die Verhältnisse mit den Sehnen-, Haut- und Knochenhautreflexen. Meist sind dieselben sehr lebhaft; die Sehnenreflexe können in manchen Fällen, wie bei der Hysterie, bis zu klonusartigen Zuckungen gesteigert sein; ein echter Klonus ist nicht vorhanden. In einem Falle von Manie fehlten die Patellarreflexe; eine organische Ursache war bei der Kranken nicht zu finden; es ist nicht undenkbar, daß es sich um einen der seltenen Fälle mit physiologisch fehlenden Patellarsehnenreflexen handelte; oder es fehlten die Reflexe aus psychogenen Gründen, wie uns von den Hysterischen nicht unbekannt ist.

Gelegentlich sehen wir bei Beginn der manisch-melancholischen Krankheitsperiode das Auftreten von Urticaria, was wohl als psychogenes Symptom körperlicher Art zu deuten ist.

Die Dermographie, die in vielen Fällen eine sehr ausgeprägte ist, findet sich ähnlich wie bei der Hysterie und ähnlich wie bei der Dementia praecox. In selteneren Fällen sind Parästhesien vorhanden. Der „Kloß im Hals" ist eine der gewöhnlichsten Erscheinungen der Hysterie; auch bei unseren Kranken fehlen solche auf krankhaften Vorstellungen beruhende Erscheinungen nicht; selten findet man die Erscheinung des Kribbelns, des Ameisenlaufens; bei einem Melancholiker in höherem Lebensalter konnte ich dieses psychogene Symptom beobachten, ohne daß etwa organische Grundlagen dafür zu finden waren.

Zu diesen rein psychogenen, auf körperliche Funktionen übertragenen Störungen gehören auch Gehstörungen mannigfaltiger Art, denen wir in seltenen Fällen begegnen. So hatte eine Patientin einen Sturz durch Hängenbleiben erlitten; diese Erinnerung dokumentierte sich im Verlaufe der rein melancholischen Psychose in einer eigenartigen Gangstörung, aus der die Angst vor neuem Sturz augenfällig hervorging.

Die konzentrische Einschränkung des Gesichtsfeldes fand ich in einem Falle von Melancholie, bei dem hypochondrische Beschwerden im Vordergrunde standen. Es ist nicht unwahrscheinlich, daß man bei stetigem Untersuchen solche Erscheinungen öfters finden wird, und es ist durchaus nicht ausgeschlossen, daß diese psychogenen Erscheinungen prognostisch nicht unwichtig sind, worauf ich später zurückkommen werde.

In einer nicht geringen Zahl von Fällen findet man bei den körperlichen Untersuchungen Hypalgesie bzw. Hypästhesie der Haut. Es handelt sich manchmal um totale, manchmal um halbseitige Störungen. Die Erscheinungen wechseln und vergehen mit dem Zurückgehen der akuten psychischen Störungen. In einzelnen Fällen verbindet sich die Gefühlsstörung mit einem Stuporzustand und verschwindet nach Lösung desselben. Es handelte sich bei meinen Fällen durchweg um weibliche Kranke; der Charakter der Psychose war dem Affekt nach verschieden, die Prognose der Fälle günstig. Meist werden die melancholischen Erkrankungen, manchmal auch die manischen, von Kopfschmerzen begleitet. Häufig werden sie als Druck, oft auch als Zerren im Kopfe bezeichnet. Eine Klopfempfindlichkeit des Schädels wie bei vielen, besonders traumatisch Hysterischen besteht nicht.

In einem Falle von chronischer manischer Erregung von 10jähriger Dauer, die nur durch eine ca. 1 Jahr dauernde Melancholie unterbrochen war, traten bei der Kranken, welche bei Beginn der Psychose 50 Jahre alt war, sehr vereinzelte, unzweifelhaft epileptische Anfälle auf. Solche Anfälle lassen zunächst vermuten, daß es sich überhaupt um eine psychische Erkrankung bei Epilepsie handelt. Diese Annahme war jedoch bei dem typischen manisch-melancholischen Typus dieses Falles nicht berechtigt. Wahrscheinlich beruhten die epileptischen Anfälle auf einer Arterienveränderung, möglicherweise auch auf einem älteren Herd im Gehirn, der erst im Alter die genannten Erscheinungen provozierte. Bei einem Kranken, der an einer motorisch erregten Melancholie günstigen Charakters litt, traten einzelne Schwindelanfälle auf, die wahrscheinlich psychogenen Charakters waren. Letztere Beobachtung ist keineswegs selten.

Anfälle von Singultus sind als „hysterische" Erscheinungen bekannt. Sie kommen ausnahmsweise, wie ich an einem Fall beobachten konnte, bei manisch-melancholischen Kranken vor. Es handelte sich um eine manische Patientin, die in anfallsfreien Zeiten Zustände dieser Art, welche minutenlang dauerten, schon mehrmals, besonders nach Aufregungen, gehabt hatte. Sie sind demnach als eine psychogene Komponente anzusehen.

Von „Ohnmachten" hören wir in manchen Fällen. Es handelt sich gleichfalls um psychogene Zufälle, die besonders bei Melancholien auftreten; in einem Falle waren diese Ohnmachten vereint mit Zuständen, in denen die Kranke wegen „plötzlicher Lähmungen" auf der Straße nicht weitergehen konnte. Auch hier handelte es sich um prognostisch günstige Fälle.

Auffallend ungünstig in prognostischer Hinsicht schneiden die nun zu erwähnenden Fälle ab. Es handelt sich durchweg um zirkuläre Kranke, bei denen die freien Intervalle kurz und manchmal recht wenig ausgeprägt sind. Meist sind die Kranken, wie überhaupt die meisten mit den erwähnten stark hervortretenden körperlichen psychogenen Störungen, in jugendlichem Alter. Während bei den vorher genannten Gruppen weibliche Fälle vorherrschen, sind hier die männlichen in der Überzahl. Es handelt sich um echt hysterische Anfälle, meist kleine hysterische Paroxysmen oder auch große Krampfanfälle. Die Anfälle finden sich meist nur während der Psychose selbst; nur in einem Falle kamen solche mit kurz dauernden Erregungszuständen vereint, auch außer der Zeit einer Krankheitsphase vor.

Im allgemeinen ist von den Krankheitsbildern, wie ich sie jetzt unter den körperlichen psychogenen Zuständen aufgeführt habe, die Prognose in bezug auf den einzelnen Anfall günstig. Sie gehören größtenteils dem jüngeren Lebensalter an und befallen vorzugsweise weibliche Individuen. Die Ätiologie betont meist das psychogene Moment nicht besonders. Der klinische Charakter an und für sich entspricht dem typisch manisch-melancholischen Krankheitsbild.

k) Sinnesorgane.

Außer Nebenbefunden, wie Schwerhörigkeit, Sehstörungen usw., ist zu erwähnen, daß in einzelnen Fällen die Kranken über „perversen" Geschmack klagen. Was objektiv diesen Klagen zugrunde liegt, ist schwer festzustellen; es könnte sein, daß Verdauungsstörungen die Ursache sind. Ähnliche Geschmacksstörungen psychogener Art sind jedoch auch bei Hysterischen bekannt.

Von größerem Interesse sind die Pupillenbefunde bei manisch-melancholischen Kranken. Zunächst ist auffällig, daß die Pupillen bei den akuten Erkrankungen fast durchweg sehr weit sind. Bei einer Anzahl von Pupillenuntersuchungen, die ich mit dem Pupillometer von Weiler vornahm, ergaben sich folgende Resultate. Die Pupillenweite bei schwacher Belichtung zeigte Differenzen in der Weite von 6,9 bis zu 3,3 mm. Die größte Weite fand sich bei einem Falle von Melancholie mit sehr ausgeprägter psychomotorischer Hemmung. Die Durchschnittsweite betrug 5,3 mm. Klinische Unterschiede von Bedeutung ergaben sich bei der Messung der Pupillengröße nicht.

Belichtete man ein Auge stark, so ergaben sich bei manischen und melancholischen Fällen mit psychomotorischer Erregung auf dem belichteten Auge Ausschläge von über 0,5 mm gegenüber der Belichtung beider Augen mit schwachem Licht; öfters betrug die Differenz über 1 mm; die leicht gehemmten zeigten einen geringeren Ausschlag (unter 0,5 mm). Wurden nun beide Augen stark belichtet, so zeigte sich, daß die psychomotorisch gehemmten Kranken wieder einen geringeren Ausschlag zeigten wie die erregten, nämlich unter 1 mm.

Es geht daraus hervor, daß die manisch-melancholischen Kranken über verhältnismäßig weite Pupillen verfügen; ferner, daß die stärkere Belichtung bei den gehemmten Kranken eine geringere Wirkung ausübt wie bei den psychomotorisch erregten. Es müssen also gewisse, wohl psychische, Hemmungen vorhanden sein, welche diese Störungen bewirken. Zu bemerken ist, daß das untersuchte Material durchweg aus akuten, meist sehr frischen Fällen bestand. Es wäre interessant, ein mehr chronisches Material nach dieser Richtung zu untersuchen.

Die Untersuchung der sogenannten psychischen Pupillenreflexe ließ bei der Mehrzahl der manisch-melancholischen Kranken eine nur geringe Reaktion erkennen, meist waren es Schwankungen in nicht großer Breite. Nur bei einigen Fällen, welche, wie auch manche von den anderen, psychomotorische Erregung aufwiesen, zeigten sehr starke Schwankungen. Im allgemeinen war bei den gehemmten Fällen eine geringere psychische Reaktion wie bei den psychomotorisch Erregten zu erkennen. Es liegt nahe, dafür dieselbe Erklärung wie oben, nämlich eine Hemmung, anzunehmen.

l) Sprache.

Störungen der Sprache finden sich in manchen Fällen. Dieselben können darin bestehen, daß die Sprache tonlos wird, daß eine „hysterische" Stimmbandlähmung in Erscheinung tritt, wie in einem Falle bei einer Kranken, die sich in einer subchronischen räsonierenden Manie befand. Öfters finden wir eine klanglose, mehr flüsternde Sprache, meist aus psychischen Gründen der Angst und der Besorgnis; wir beobachten auch bei Gesunden, daß im depressiven Affekt die Sprache leiser und zurückhaltender wird; es handelt sich bei solchen Fällen also um eine krankhafte Steigerung des Affektes. Bei einem Kranken mit hochgradigen Angstzuständen nahm die Sprache einen mehr skandierenden Charakter an, ohne daß etwa organische Störungen vorhanden gewesen wären.

In einem Falle, dessen delirante Phasen mit Stupor und katatonischen Erscheinungen einhergingen, wurde die Sprechweise auffallend monoton, wie wir es bei Fällen von Dementia praecox als Manier häufig wahrnehmen. Die Erscheinung ging mit Besserung des Krankheitszustandes sehr bald wieder zurück. Bei deliranten Phasen in manchen Fällen kann man beobachten, daß die Kranken, beeinflußt von wahnhaften Vorstellungen, längere oder kürzere Zeit überhaupt nicht sprechen oder nur unverständlich lispeln.

Ein vollständiges Fehlen sprachlicher Äußerungen (Mutazismus) wird am häufigsten natürlicherweise in den Fällen von Stupor, sei derselbe melancholischer oder manischer Art, ganz ähnlich wie beim Stupor der Katatonischen wahrgenommen. Die Erscheinungsform des Stupor ist oft fast vollkommen katatonisch, nur fehlt der Negativismus; ein Merkmal, das mir von besonderer Bedeutung zu sein scheint.

II. Psychische Symptome.

Nach dem Kraepelinschen Schema haben wir es beim manisch-melancholischen Irresein mit drei Hauptsymptomen zu tun. Es handelt sich um Störungen auf dem Gebiete des Affektes, des Willens und des Denkens. Diese Trias kann auch heute noch als maßgebend anerkannt werden; sie ist durch die Gemeinschaft der früher getrennten Affektzustände erwiesen worden. Freilich ist zuzugeben, daß es manchmal den Anschein hat, als genügen diese Symptome nicht, als müßten wir Hilfssymptome zur Diagnose heranziehen. Zur Unterstützung der Diagnose hat Kraepelin schon eine Reihe von psychischen Momenten aufgeführt, die wir zur Untersuchung benützen dürfen und in manchen Fällen müssen. Doch hängen auch diese Hilfssymptome mit den Grundsymptomen mehr oder weniger innig zusammen; ich möchte nur die Wahnideen, insbesondere die hypochondrischen, die Besorgnisse vor dem Kommenden, die Selbstbeschuldigungen, ferner die Ablenkbarkeit und das psychomotorische Verhalten anführen.

Man darf daraus, daß es praktisch in manchen Fällen sehr schwierig erscheint, die Diagnose zu stellen, — ich denke besonders an Fälle, bei denen die Differentialdiagnose manisch-melancholisches Irresein und Dementia praecox in Frage kommt, — noch nicht schließen, daß die diagnostischen Grundlagen falsch oder ungenügend sind. Wichtig sind solche Fälle, die bei katamnestischen Studien ergeben, daß es sich um eine Fehldiagnose gehandelt hat. Man kann dann durch den Rückblick über den Krankheitsverlauf und dessen diagnostische Eigentümlichkeiten viel für die Diagnose überhaupt Wichtiges lernen. Natürlich darf die Prognose nicht allein für katamnestische Rückschlüsse maßgebend sein. Im ganzen genügt die von Kraepelin zugrunde gelegte Symptomatik, und wir tun gut, solange daran festzuhalten, bis Besseres etwa an die Stelle getreten sein sollte, wobei an neue ätiologische Gesichtspunkte gedacht wird.

Es soll nicht geleugnet werden, daß die manisch-melancholischen Mischzustände diagnostisch manche Schwierigkeiten bieten, und daß man in dieselben gar viel hineindiagnostizieren kann; es soll auch ohne weiteres zugegeben werden, daß die deliranten Phasen des manisch-melancholischen Irreseins manche Rätsel zu lösen aufgeben; wir kommen auch hier wieder sehr leicht in Versuchung, aus dem schwer begreiflichen Zustandsbild neue diagnostische Momente herauszugreifen. Diese Methode ist sehr gefährlich, und man lasse von ihr, so lange nicht eine wissenschaftliche Grundlage dazu gegeben ist. Ich werde im folgenden versuchen, einige Möglichkeiten der Lösung zu zeigen.

Zum Schlusse möchte ich nochmals darauf hinweisen, daß es gelingt, den manisch-melancholischen Symptomenkomplex in — wie der weitere Verlauf lehrt — andersartige Krankheitsbilder hineinzupressen, insbesondere in die Dementia praecox. Bei der Differentialdiagnose ist es oft notwendig, die Hilfssymptome heranzuziehen; wir werden später versuchen zu zeigen, daß eine Lösung der Schwierigkeit nicht unmöglich ist.

a) Affektstörung.

Die Art der Schattierungen der Affekte ist außerordentlich reichhaltig. Es gibt keinen Affektzustand, der nicht bei den manisch-melancholischen Kranken zur Beobachtung kommt. Wir haben es ja scheinbar mit der „Affektpsychose“ *κατ᾽ ἐξοχὲν* zu tun; wenigstens hat man den Eindruck, als ob die Affekte das Krankheitsbild vollkommen beherrschen, und doch ist es nicht so, wie ich später zeigen werde. Wie der Name der Psychose angibt, können wir in erster Linie manische und melancholische Affektzustände unterscheiden. Zu diesen gesellt sich eine Reihe von Affektzuständen, welche aus einer Mischung der oben bezeichneten „einfachen“ Affekte zusammengesetzt sind; ich will sie der Kürze halber als „Mischaffekte“ bezeichnen. Schließlich ist ein Affektzustand zu erwähnen, in welchem der Affekt der Denkstörung unterlegen ist und nicht nach außen projiziert wird; ich möchte den Zustand „Affektlähmung“ nennen. Von Zuständen rasch wechselnder Affekte wird später noch die Rede sein.

1. Manischer Affekt.

Der manische Affekt ist der Zustand der gehobenen Stimmung, der Heiterkeit, der Ausgelassenheit und des Übermuts. Er bringt in höheren Graden in seiner typischen Form durch die psychomotorische Erregung expansives Wesen mit sich, welches den manischen Kranken überall sich einmischen läßt und dadurch mancherlei Konflikten zuführt. Der Affekt erscheint in geringen Graden uns oft als Humor, auch als Hoffnungsfreudigkeit; häufig zeigt er die Eigenschaft der Selbstüberschätzung, der erhöhten Ansprüche, auch der Neugierde. Bei jungen Mädchen werden hypomanische Zustände geschildert, in denen der Affekt in der Form einer auffallenden Schnippigkeit, „Nasenweisheit“ zutage tritt. Zuweilen finden sich Zustände von Schalkhaftigkeit und Sarkasmus. Letzterer birgt allerdings schon eine Beimischung depressiver Momente, das Moment der Bitterkeit. Von der mit dem manischen Affekt der Regel nach einhergehenden psychomotorischen Erregung wird später die Rede sein. Schwierig ist die Affektlage in diagnostischer Beziehung häufig bei schwachsinnigen Kranken zu beurteilen. Hier erscheint der Affekt nicht selten verwaschen, weniger frisch und leuchtend, wie er sonst bei Manischen zu sein pflegt; auch bei Melancholischen erhält bei solchen Zuständen der Affekt analogerweise ein eigentümlich farbloses, wenig charakteristisches Gepräge.

2. Depressiver Affekt.

Der depressive Affekt, der charakteristische Affekt der Melancholie, ist die Traurigkeit, der Kummer, die gedrückte Stimmung. In den geringsten Graden stellt sich der depressive Affekt uns vor als Scheu, Verzagtheit, Schüchternheit, welch letztere eine gewisse psychomotorische Hemmung voraussetzen, während der Angstaffekt, auch schon die Furcht, einen Grad von psychomotorischer Erregung zur Basis haben. In besonderem Maße bringt die Furcht eine verzweifelte Stimmung zum Ausdruck. In seltenen Fällen kommt im Heimweh ein verhaltener depressiver Affekt besonders bei jugendlichen Individuen zum Vorschein. Ähnlich wie durch Suggestion ein momentaner Wechsel in den entgegengesetzten Affekt stattfinden kann, so sehen wir auch die Erscheinung, daß durch Suggestion der Affekt verstärkt werden kann. Auch Sinneseindrücke besonderer affektbetonter Art, wie Musik, rühren oft die Kranken zu Tränen. Diese Erscheinung finden wir auch bei den rührseligen Psychopathen.

Bemerkenswert ist, daß die einfache Verstimmung den größten Teil der jugendlichen Melancholien ausmacht; Angstaffekte, Verzweiflung usw. wird in der Jugend verhältnismäßig recht wenig beobachtet. Der Angstaffekt kombiniert sich häufig entweder in der einzelnen Krankheitsphase oder in dem ganzen Krankheitsverlauf mit manischen Affektsymptomen. Wie schon erwähnt, geht derselbe meist mit psychomotorischer Erregung einher, und diese kann im Gegensatz zur Hemmung auch wieder als manisches Symptom angesehen werden.

3. Mischaffekt.

Unter Mischaffekt ist die Gemütslage zu verstehen, in der sich manischer und depressiver Affekt innig vermengt und in einer eigenartigen Form zum Vorschein kommt. Es ist kein „reiner“ Affekt, sondern einer, der manische und depressive Komponente enthält. Man wird zu untersuchen haben, ob wir in der zu besprechenden Affektlage einen besonderen Affektzustand sehen können und deshalb etwa von der Annahme einer Mischung, die natürlich theoretisch ist, absehen können. Ich glaube aber, daß das praktische Verständnis durch die Annahme einer Mischung gefördert wird; die so häufige Wahrnehmung dieses Affektes gerade bei Übergang von dem einen Affektzustand zu dem anderen, glaube ich, spricht dafür, daß es sich um keinen „reinen“ Affekt handelt.

Die charakteristische Färbung dieses Mischaffektes ist die der Unzufriedenheit und des Zornes. Die Unzufriedenheit stellt den geringen Grad, der Zorn den Höhegrad des Affektes vor; in die Mitte könnte die Gereiztheit gesetzt werden. Wir sehen in den Krankheitsbildern häufig mit diesem Affekt eine psychomotorische Störung verbunden; einerseits eine Hemmung in den nörgelnden, gereizten Zuständen, andererseits eine Erregung in den Zuständen von Zorn, von Wut, ferner in Phasen, die laienhaft als „Tobsucht“ bezeichnet werden. Die Zustände von Unzufriedenheit gehen sehr häufig in Querulieren, Nörgeln und Räsonniersucht über. Der Rechthaberische neigt zu Trotz und ist unverträglich. Der Zorn leitet zu Streitsucht, Grobheit und Gereiztheit über. Ähnlich wie beim depressiven Affekt verbinden sich auch hier Wahnvorstellungen mit dem Affektzustande, Zustände, auf die ich später bei Besprechung der Wahnvorstellungen noch ausführlicher zurückkommen werde.

Während mit dem depressiven Affekt Besorgnis für die Zukunft, Selbstvorwürfe und hypochondrischer Wahn oft vergemeinschaftet sind, steht hier der Beeinträchtigungs- und Verfolgungswahn im Vordergrunde. Einen Affektzustand möchte ich hier noch erwähnen, das ist die Rührseligkeit, bei der besonders deutlich eine eigenartige Mischung manischer und depressiver Komplexe vorhanden ist.

Schließlich möchte ich auf eine Kombination, der wir oft begegnen, näher eingehen, welche die Vereinigung von expansiven manischen Symptomen mit Symptomen des Mischaffektes unter dem Ausdruck der Unzufriedenheit, des Querulierens ist. Ich meine das Vorkommen dieser beiden Symptome in einer Krankheitsphase des manisch-melancholischen Irreseins. In meinem Material trifft das für ca. 11 % der Fälle zu, und zwar in der größeren Zahl (70 %) bei Fällen, die im jugendlichen Alter (bis zum 30. Lebensjahr) beginnen. Von den übrigen 30 % fallen nur 5 % auf das höhere Alter (nach dem 50. Lebensjahr). Es ist das eine sehr auffallende Erscheinung, insbesondere wenn man sie vergleicht mit der noch häufigeren Kombination von Expansion mit Zornaffekten. Bei der letzteren handelt es sich um ca. 25 % der Fälle des Gesamtmaterials; hierbei fallen 55 % auf die Jugend, 40 % auf die mittlere Lebenszeit (30.—50. Jahr) und 5 % auf das höhere Lebensalter. Es ergibt sich demnach bei der milderen Kombination von Expansion mit Unzufriedenheit ein Verhältnis der verschiedenen Lebensalter wie 18 : 6 : 1, bei der Kombination von Expansion mit Zorn 18 : 14 : 1. Daraus geht hervor, daß im mittleren Lebensalter der Zornaffekt auffallend häufig auftritt, während im jugendlichen und späteren Alter die genannten Affektzustände sich das Gleichgewicht halten. Die große Mehrzahl der Mischaffekte überhaupt gehört aber dem jugendlichen Alter an.

Man möchte daran denken, daß eben die Lebensfrische der Patienten bzw. das Bewußtsein der in den kommenden Lebensabschnitten verlangten Leistungen in den betreffenden Altersstufen sie zu diesen Zornsausbrüchen und zu den Zuständen des Querulierens prädisponiert. In den höheren Lebensaltern herrscht der Angstaffekt mit hypochondrischen Zutaten vor. Daraus können wir auch sofort den weiteren Schluß ziehen, daß der psychomotorische Zustand die Mischaffekte nicht besonders begünstigt, denn das höhere Lebensalter zeigt vor allem die psychomotorische Erregung, wie wir später noch sehen werden, und mit dem Zorn ist doch in derselben Weise häufig eine psychomotorische Erregung verbunden, weniger natürlich mit dem Affekte der Unzufriedenheit und des Querulierens.

Weitere klinische, vor allem praktische Schlüsse aus diesen Ergebnissen zu ziehen, ist nicht möglich. Weder der Verlaufstypus noch die Prognose scheinen durch die genannten Umstände wesentlich beeinflußt zu sein.

4. Affektsperrung.

Als Affektsperrung kommt zunächst und vor allem der Zustand der Gleichgiltigkeit in Betracht. Die betreffenden Kranken sehen ihrer Zukunft vollkommen „apathisch“ entgegen, sie sind ihrer Situation gegenüber scheinbar völlig gleichgültig, — scheinbar, denn es empfängt der Beobachter doch den Eindruck, als ob sich „hinter den Kulissen“ ein reiches Innenleben abspiele; die Patienten sind aufmerksam, sie verfolgen mit Augen und Miene alle Geschehnisse in der Umgebung und sind ablenkbar. Auf dies letzte Symptom der Ablenkbarkeit wird in der Kraepelinschen Schule in differentialdiagnostischer Beziehung gegenüber der Dementia praecox mit Recht besonderes Gewicht gelegt.

Es gibt Stuporzustände manisch-melancholischer Art, bei denen zeitweise die Affektlage derartig verschleiert, oder eben der Affekt gestört, „gesperrt“ ist, daß man sie weder der manischen noch der depressiven Schattierung zuweisen kann. Neben den Stuporzuständen sind hier Zustände traumhafter, deliranter Art zu erwähnen, bei denen es häufig nicht zur Ausbildung eines charakterisierten Affektes kommt. Diese Zustände entfernen sich von denen echter Sperrung schon wieder insoferne, als doch Andeutungen von Affekten vorhanden sind, nur sind sie oberflächlich, rasch wechselnd, inkonstant und daher kaum zu definieren.

Schließlich ist noch der Affekt der Ratlosigkeit zu erwähnen, der ebenfalls keine bestimmte Definition zuläßt, sondern wohl ebenso wie die vorher erwähnten Zustände Krankheitsphasen charakterisiert, welche eine primäre Denkhemmung und infolge deren in besonderer Intensität eine sekundäre Affektsperrung herbeiführen.

Klinische Besonderheiten bieten all die angeführten Symptome für unsere Krankheit nicht. Man kann nur im allgemeinen anführen, daß es sich dabei meist um Fälle günstiger Prognose, soweit der einzelne Anfall in Betracht kommt, handelt. Sie bilden einen sehr geringen Bruchteil (ca. 4 $^0/_0$) der Fälle des Gesamtmaterials.

5. Affektwechsel.

Es ist jedermann bekannt, daß es seltene Fälle gibt, in denen der Krankheitszustand ohne wesentliche Änderung und vor allem mit demselben Affektzustand jahrelang unverändert bestehen bleibt. Das ist besonders der Fall bei gewissen Fällen in höherem Lebensalter. Von den konstitutionellen Fällen, bei denen ja während des ganzen Lebens ein und derselbe oft leicht pathologische Affektzustand besteht, soll hier nicht die Rede sein.

Ich möchte weiterhin auf Fälle zurückkommen, bei denen der Affektzustand sehr häufig wechselt, so häufig, daß von einem konstanten Verhalten nicht gesprochen werden kann. Wie wir später noch sehen werden, finden wir bei manchen Fällen einen zeitlich genau abgegrenzten Verlauf, eine Periodizität, die beinahe kalendermäßig verläuft. Wir finden Schwankungen von Tag zu Tag, von Woche zu Woche usw., wir finden Fälle, in denen zu einer bestimmten Zeit fast nach der Uhr ein depressiver Zustand einem normalen Platz macht.

Suchen wir nach sonstigen klinischen Eigentümlichkeiten dieser Fälle, die unter meinem Material nicht allzu häufig sind, die aber im Leben der Psychopathen, die für gewöhnlich die Anstalten nicht bevölkern, weit öfters angetroffen werden, so sehen wir, daß sie keinerlei Verlaufsformen besitzen, die abgesehen von dem Affektwechsel, charakteristisch wären, sie haben dieselbe Prognose wie andere Fälle; kurz sie zeigen keinerlei Besonderheiten.

Es kommt vor, daß sich in längere Perioden gleichartigen Affektes Wochen rasch wechselnder Affekte einschieben; vor allem findet sich diese Erscheinung beim Übergang des lange konstanten Affektes der einen Richtung in den der anderen. Jedenfalls kommt diesem rasch wechselnden Affekt keine besondere Bedeutung dann zu, wenn die Krankheitsphase der gesunden Zeit zu weichen beginnt.

Als ungünstiges Merkmal könnte man ansehen, daß solche Fälle, die dauernd raschen, kurzen Wechsel während der Krankheit zeigen, schon konstitutionell kurze Schwankungen leichtester Art in psychotischem Grade zu zeigen pflegen, so daß man sagen kann, daß solche Personen überhaupt nicht zur Ruhe kommen. Man muß vom praktischen Gesichtspunkt aus betonen, daß nur die Persönlichkeiten im Leben wertvoll sind, die längere Phasen haben, die von Krankheitssymptomen relativ frei sind.

b) Willensstörung.

Als ein weiteres Glied der Trias der von Kraepelin aufgestellten Symptome ist die Willensstörung anzuführen. Dieselbe ist eine besonders durch ihre Verflechtung mit anderen Symptomen für das manisch-depressive Irresein wichtige Erscheinung. In den verschiedensten Psychosen finden sich Störungen des Willens, am ausgeprägtesten vielleicht bei gewissen Formen der Dementia praecox. Während aber bei der Dementia praecox gerade in den Fällen mit ausgeprägter Willensstörung die Störung des Affekts, die gemütliche Abstumpfung vorhanden ist, geht bei unseren Kranken die Willenstörung mit einer Gefühlsbetonung, die einen krankhaften Grad erreicht, einher. Zweifellos ist die Willensstörung hier und dort eine grundsätzlich verschiedene. Bei der Dementia praecox steht sie im Einklang mit der gesamten geistigen Verödung, mit dem Prozeß, der anatomisch-histologisch seiner Aufklärung entgegengeht; beim manisch-melancholischen Irresein erscheint sie abhängig von der Denkstörung; hier ist es, wie wenn die rasche Aneinanderreihung der Einfälle, der Gedanken dem Reiz gar keine Zeit ließe, auf die motorische Bahn überzuspringen und Willensimpulsen äußerlich wahrnehmbaren Antrieb zu geben oder bei geringerer Intensität einen ungeordneten, sprunghaften Ablauf des Antriebs verursacht.

Die Willensstörung im manisch-melancholischen Irresein äußert sich in vermehrtem oder vermindertem Antrieb zu Handlungen, die dem jeweiligen Einfall, dem jeweiligen Gedankengang angepaßt sind. So finden wir, ganz verallgemeinert, bei manischen Kranken, bzw. bei Kranken mit psychomotorischer Erregung, eine Vermehrung der Impulse, der Handlungen, bei melancholischen bzw. psychomotorisch gehemmten Kranken eine Verminderung derselben. Während bei ersteren die normalen Hemmungen als Überlegung in Wegfall gekommen sind, haben sie sich bei letzteren krankhaft angehäuft, so daß wir von einer „Willenshemmung“ sprechen können, welche den Betroffenen als Mangel an Entschlußfähigkeit zum Bewußtsein kommt oder als solcher beobachtet wird. Wir finden häufig, daß allein diese eigenartige Willensstörung die Kranken quält; sie haben das Gefühl, ihren Pflichten nicht nachkommen zu können.

Man könnte hierin für eine ganze Reihe von Wahnideen, die von den Kranken geäußert werden, den Ursprung finden. Bei den Krankheitsprozessen, welche mit psychomotorischer Erregung einhergehen, kommt subjektiv das Gefühl der Willensstörung weniger prägnant zum Ausdruck als bei den gehemmten Kranken. Wir hören wohl zuweilen, daß die Kranken äußern, sie könnten alles unternehmen, sie fühlten sich allen Unternehmungen gewachsen; wir sehen auch, daß Kranke in psychomotorischer Erregung allen Antrieben nachgeben; doch pflegt ihnen dies nicht so ganz zum Bewußtsein zu kommen.

Prüft man das ganze Krankheitsmaterial auf Störungen auf dem Gebiete des Willens, so finden sich Angaben über solche nur bei einer verhältnismäßig geringen Zahl von Fällen. Es ist selbstverständlich, daß bei psychomotorisch erregten Fällen vielfach die Willensstörung nicht in dem Maße in die Augen fällt wie bei den gehemmten Fällen; darum wird sie in den genannten Fällen auch weniger häufig aufgezeichnet. Ich fand eine Willensstörung in ca. 15 % aller Fälle; und zwar bestand dieselbe — den Grund habe ich eben schon berührt — fast immer in einer psychomotorischen Hemmung. Was das Lebensalter der Kranken betrifft, so fand sich die Störung am häufigsten, nämlich in 70 %, bei Erkrankungen, die vor dem 50. Lebensjahre einsetzten. Es spielen also Willenshemmungen bei den Erkrankungen der Involution eine verhältnismäßig sehr geringe Rolle. Das größte Kontingent geben die rein zirkulären Formen ab (60 %); geringer an Zahl sind die periodischen Depressionen (30 %) vertreten.

Ähnlich gestalten sich die Verhältnisse, wenn wir die übrigen Krankheitserscheinungen berücksichtigen. Unter dem angeführten Material zeigen 65 % der Fälle gemischt manische bzw. depressive Symptome. Bei 20 % finden sich reine Hemmungssymptome, während wir es bei 15 % mit Ratlosigkeit und einer mehr oder weniger erheblichen deliranten Verwirrtheit zu tun haben.

Was die Verteilung auf Geschlechter betrifft, so ist zu bemerken, daß auf das weibliche Geschlecht eine geringe Mehrheit der einschlägigen Fälle kommt, was wohl im wesentlichen mit der geringen Zahl der Involutionsdepressionen zusammenhängt, welcher wir hier begegnen, während diese sonst ein sehr großes Kontingent bei den Erkrankungen des manisch-melancholischen Irreseins stellen.

Suchen wir die Resultate zusammenzufassen, so ergibt sich, daß die Willenshemmung weitaus überwiegend Fälle zu betreffen pflegt, welche zirkulären Verlauf und eine Mischung zwischen Hemmungs- und Erregungssymptomen zeigen. Auffallend häufig findet sie sich ferner in den Fällen von Ratlosigkeit und deliranter Verwirrtheit, bei denen wir häufig katatonische Erscheinungen ausgebildet finden. Der Willenserregung scheint eine diagnostische oder symptomatische Wichtigkeit nicht in dem Maße wie der Willenshemmung zuzukommen.

c) Denkstörung.

Die Denkstörung ist der dritte Teil der Trias, der besprochen werden muß. Sie ist, wie ich glaube, als das wichtigste Symptom des manisch-melancholischen Irreseins zu bezeichnen. Die Affekt- und besonders die Willensstörung sind differentialdiagnostisch nur mit Vorsicht zu verwenden. Die Denkstörung erscheint eindeutiger, vorausgesetzt daß die Kranken über ihren Zustand einige Auskunft zu geben imstande sind.

Wir hören von den manisch-melancholischen Kranken, ihr Kopf sei so voll, sie hätten einen furchtbaren Gedankenandrang, die Gedanken fliegen ihnen nur so durch das Gehirn, sie könnten sich gar nicht helfen, ein Gedanke jage den anderen. Die Art der Einfälle ist je nach dem Affektzustande eine sehr verschiedene; manchmal ist es nur Depressives, was in den Kopf kommt, alles durcheinander, aus der Kindheit, aus der Zukunft, ohne Ordnung; ähnlich werden manische Kranke mit heiteren usw. Einfällen versorgt. Es ist möglich, sich aus den Gedanken allein ein Bild von dem Affektzustand zu machen. Der Umstand, daß diese Gedanken im Höhestadium der Krankheit sich nicht zu Vorstellungen verdichten, daß es den Kranken nicht möglich ist, eine Auslese zu treffen und den Andrang in geregelte Bahnen zu leiten und zu ordnen, bringt die Kranken in eine Unruhe, aus der sie sich nicht heraushelfen können. Eine derartige Unruhe der Gedanken, ein derartiges Andrängen von Ideen aller Art finden wir bei allen manisch-melancholischen Kranken, sei es, daß sie uns während der Psychose Auskunft geben, sei es, daß wir katamnestisch nach Ablauf des betreffenden Stadiums darüber Auskunft erhalten.

Die psychomotorisch gehemmten Kranken, also im wesentlichen die typisch Melancholischen, zeigen die Eigentümlichkeit, daß die Einfälle sich in einem Zirkel bewegen. Dieser Zirkel bringt es mit sich, daß dieselben Ideen immer wiederkehren, was den Angstaffekt zu verstärken scheint und auch den Kranken zum Bewußtsein kommt. Bei Erregten, also im wesentlichen bei Manischen, ist der Zirkel entweder ein sehr großer, oder es geht, wie es meist der Fall ist, die Reihenbildung vollkommen verloren, es tritt also unbegrenzte Ideenflucht ein. Das Symptom, wie es bei Gehemmten und Nichtgehemmten, bei Melancholischen und Manischen zu beobachten ist, wird am besten als innere Ideenflucht bezeichnet, im Gegensatz zu der Ideenflucht, bei welcher infolge der sprachlich motorischen Erregung die Einfälle sprachlich zum Ausdruck kommen. Leichtere Fälle von innerer Ideenflucht zeigen noch eine gewisse Ordnung in der Reihenbildung. Gewisse Obervorstellungen überwiegen und drücken den andrängenden Einfällen ihren Stempel nach Affektart, nach der Art der Erinnerung, der sie entnommen sind, bzw. nach der Art früherer Erlebnisse auf.

Aschaffenburgs[1]) experimentelle Studien über die Assoziationen bzw. Ideenflucht haben ergeben, daß manische Kranke nicht wie es bei oberflächlicher Betrachtung scheinen könnte, eine Erhöhung der Aufmerksamkeit zeigen, sondern daß dieselbe gestört ist, insoferne als eine erhöhte Ablenkbarkeit nachzuweisen ist. Nach seinen Ergebnissen verändert die manische Erregung die Verbindung der Vorstellungen. Die engen begrifflichen Beziehungen zwischen Reizwort und Reaktion sind gelockert und durch solche Assoziationen ersetzt, die der langgewohnten Übung ihre Entstehung verdanken, bzw. durch sprachliche Reminiszenzen. Mit steigender Erregung treten an die Stelle der

[1]) **Aschaffenburg**, Experimentelle Studien über Assoziationen. **Kraepelin**, Psychol. Arb. 4.

inhaltlichen Assoziationen solche nach dem Klange. Es besteht die Neigung zu rhythmischer Gliederung, ferner zur Bildung längerer Assoziationsreihen aus dem gleichen Gebiete, besonders in Aufzählung von Gegenständen. Während der depressiven Phase finden sich keine Abweichungen des Assoziationsinhaltes von der Norm. Die Dauer der Assoziationen ist während der Depression verlängert, während der manischen Erregung in keinem Falle verkürzt. Die Ideenflucht ist eine Teilerscheinung der allgemeinen Erleichterung der psychomotorischen Vorgänge. Die Leistungsfähigkeit manischer Kranker ist nur eine quantitative.

Liepmann [1]) kommt auf Grund von Überlegungen zu dem Schlusse, daß die Ideenflucht der Ausdruck großer Unbeständigkeit bei erheblicher Energie der Aufmerksamkeit ist. Im Aufmerksamkeitsfeld des Manischen findet ein besonders schneller Wechsel statt, jede Vorstellung wird schneller verdrängt. Die Ideenflucht ist dadurch charakterisiert, daß die Wirksamkeit der Obervorstellungen fortfällt oder stark abgeschwächt ist: daß immer ein dem letzten oder einem der letzten Glieder assoziativ innig verknüpftes oder durch einen Sinneseindruck erwecktes Glied folgt, so daß auf Schritt und Tritt jenes Abspringen erfolgt. Der Ideenflüchtige zeigt den höchsten Grad von Unbeständigkeit: Jedes Auftauchende bemächtigt sich der Aufmerksamkeit. Die Ideenflucht ist keine psychomotorische, sondern eine intrapsychische Störung. Die Selektion, die im geordneten Denken stattfindet, fällt weg.

Eine Scheidung der Denkstörung nach Hemmung und Erregung ist meines Erachtens nicht durchführbar und wäre unrichtig. Die Denklähmung ist ein Kardinalsymptom des manisch-melancholischen Irreseins. Ich glaube, daß sie das wesentlichste Symptom der Krankheit ist, welche man danach als „Inkohärenzpsychose" bezeichnen könnte.

In nicht seltenen Fällen wird von den Kranken, besonders in Fällen mit psychomotorischer Hemmung, über „Leere", „Verödung" ihres Denkens gesprochen. Sucht man diesen Gefühlen näher nachzugehen, so erfährt man, daß das Gefühl der Leere dadurch zustande kommt, daß der Kranke es zu keinerlei Vorstellung mehr bringt, die Einfälle gehen unüberdacht weiter, die Einwirkung auf den andrängenden Stoff und die Zergliederung oder Zusammenfassung desselben ist verloren gegangen. Hauptsächlich begegnen wir diesem Symptom der Verödung, abgesehen von Fällen manischen Stupors, bei schwer gehemmten depressiven Kranken.

Die Aufmerksamkeit, welche das zielbewußte Hinlenken der Sinnesorgane auf äußere Eindrücke bedeutet, ist bei den manisch-melancholischen Kranken, wie Aschaffenburg im Gegensatz zu Liepmann sagt, zweifellos herabgesetzt. Es handelt sich bei unseren Kranken gerade darum, daß die Eindrücke wahllos aufgenommen und ganz oberflächlich verarbeitet werden, ohne daß das Bewußtsein wesentlichen Anteil hat.

Was die Assoziationen der Manisch-Melancholischen betrifft, so hat sich damit insbesonders Aschaffenburg und Isserlin beschäftigt. Ersterer fand bei manischen Erregungen Klangassoziationen und Neigung zu rhythmischer Gliederung bei erhöhter Ablenkbarkeit. Die Depressiven zeigten in-

[1]) Liepmann, Über Ideenflucht. Begriffsbestimmung und psychologische Analyse. Zwanglose Abhandlungen von Hoche, 1904.

haltlich keine Abweichungen der Assoziationen von der Norm. In der Depression erschien die Assoziationszeit verlängert; in der Manie nicht verkürzt. Isserlin[1]) stellte bei Depressiven fest, daß der Vorstellungswechsel bei ausgeprägter Denkhemmung sehr eingeschränkt sein kann. Bei der Manie fanden sich viele Klangassoziationen und fast regelmäßig auffallendes Auftreten von Weiterschweifen. Oft hatten Manische sehr kurze Reaktionszeiten; sie produzierten in der Zeiteinheit mehr Einzelvorstellungen als Gesunde. Leicht agitierte Depressionen zeigten starke Anhäufung egozentrischer Beziehungen.

Es erscheint überaus wahrscheinlich, daß die Stuporformen, welche mit Verwirrtheit kombiniert sind, den höchsten Grad der Krankheit darstellen, einen wesentlich höheren Grad als die manischen Formen, in denen Verwirrtheit zutage tritt, bei denen es aber zu sprachlichen Äußerungen, meist ideenflüchtiger Art, kommt. Hier sind die Kranken noch imstande, aus dem andrängenden Gedankenmaterial unbewußt auszuwählen und das Aufgefaßte sprachlich motorisch in Äußerungen umzusetzen. Die geschilderten psychischen Äußerungen finden wir so ausgeprägt bei keinem anderen Krankheitsbild, auch nicht bei manischen und depressiven Zuständen, die in der Erscheinung von psychomotorischen Störungen an Manisch-Melancholische am meisten erinnern, wie bei Dementia praecox und Epilepsie. Am besten zu verwerten scheint mir dieses differentialdiagnostisch außerordentlich wichtige Symptom der inneren Ideenflucht gegenüber Fällen von arteriosklerotischer Depression, von Melancholie alten Stils und anderen präsenilen und senilen Psychosen. Bei Hysterischen und Psychopathen findet sich die genannte Erscheinung nicht selten andeutungsweise.

In dem von mir verwerteten Material konnte ich in 52 % der Fälle für eine ausgesprochene Störung der Denktätigkeit Anhaltspunkte finden. Sie verteilen sich in entsprechender Weise auf weibliche und männliche Erkrankungsfälle. Dem Alter nach fanden sich die meisten Fälle von Denkstörung zwischen dem 20. und 30. Lebensjahr; sie werden in den nächsten Dezennien etwas weniger, um dann mit dem 60. Lebensjahr auf 10 % herabzusinken.

Weitaus die größte Zahl (61 %) betrifft Fälle mit zirkulärem Erkrankungstypus; 18 % kommen auf periodisch melancholische, 8 % auf periodisch manische Formen. Die Involution mit zirkulären und depressiven Formen ist nur mit 10 % beteiligt.

Die Auffassungs- und Merkstörungen manischer Kranker hat Wolfskehl[2]) experimentell geprüft. Nach seiner Ansicht zeigen manische Kranke eine deutliche Herabsetzung der Auffassungs- und Merkleistung, wenn auch große persönliche Unterschiede bestehen. Ausgeprägte solche Störungen können bei manischen Kranken noch nachweisbar sein, wenn die klinischen Zeichen der Krankheit schon fast völlig geschwunden sind; umgekehrt können sie schon in der Depression der Entwicklung manischer Erregung längere Zeit vorangehen.

---

[1]) Isserlin, Untersuchungen an Manisch-Depressiven. Monatsschr. f. Psych. u. Neurol. **22**.

[2]) Wolfskehl, Auffassungs- und Merkstörungen bei manischen Kranken. Kraepelin, Psychol. Arb. **5**.

Ablenkbarkeit (Tafel 10 und 11).

In organischem Zusammenhange mit der Denkstörung steht die Erscheinung der erhöhten Ablenkbarkeit, welcher wir bei manischen, aber auch bei depressiven Formen begegnen. Mir scheint sie eine unmittelbare Folge der bestehenden Denkstörung zu sein. Der Gedankenandrang ist nicht geordnet, er ist an keine Bahn gebunden. Wird nun von außen her plötzlich der Wirrwarr des Andranges durch einen bewußten oder unbewußten sinnlichen Eindruck, er mag auf dem Gebiete des Gehörs, des Gesichts, des Geruchs usw. liegen, gestört, so wird die andrängende Masse plötzlich unterbrochen, die Aufmerksamkeit abgelenkt, es erfolgt dann, schon unbewußt, eine Reaktion, welche als Ablenkung zu bezeichnen ist.

In den Fällen schwersten Stupors ist die Erscheinung der erhöhten Ablenkbarkeit nicht nachzuweisen; es ist aber wahrscheinlich, daß sie nur durch die schwere psychomotorische Hemmung nach außen hin nicht projiziert wird, so daß der Beobachter sie nicht wahrnehmen kann. Sie fehlt bei Fällen von Dementia praecox, denen gegenüber dieses Symptom differentialdiagnostisch zu verwerten ist. Die erhöhte Ablenkbarkeit ist bei meinem Material in ca. 20 % der Fälle von Denkstörung nachzuweisen, also in ca. 10 % des gesamten Materials. Sie ist fast durchweg an Fälle zirkulären Charakters gebunden, findet sich nur in wenig Fällen depressiver Färbung, in etwas mehr Fällen rein manischer Färbung. In der Involution scheint die erhöhte Ablenkbarkeit außerordentlich selten zu werden; meist fand sie sich bei Erkrankungen im Alter von 20—30 Jahren. Dabei ist zu erwähnen, daß früher auf diese Störung nicht oder nur sehr wenig geachtet ist, so daß es sicher ist, daß eine neuere Aufstellung ihr Vorhandensein in erheblich mehr Fällen zeigen würde.

Der oben schon behandelte Affektzustand der Ratlosigkeit ist an die Störung der Denktätigkeit ziemlich häufig, nachweislich in 12 % der Fälle, gebunden. Es ist das nicht zu verwundern, scheinen doch die Fälle von Ratlosigkeit mit tiefgehender Denkstörung, vielfach mit nicht unerheblicher Verwirrtheit verbunden zu sein.

Der Nachweis der Ablenkbarkeit im psychologischen Experiment wurde schon vor geraumer Zeit versucht. Kraepelin sagt in seiner grundlegenden Arbeit über den psychologischen Versuch in der Psychiatrie [1]): „Wenn wir die Fähigkeit, fremde Eindringlinge aus dem Ablaufe der inneren Tätigkeit fernzuhalten, als unsere geistige Widerstandsfähigkeit bezeichnen, so wird diese wichtige Eigenschaft beim einzelnen Menschen offenbar in umgekehrtem Verhältnisse zu seiner Ablenkbarkeit stehen. Für die letztere können wir ein Maß finden in der Herabsetzung der Arbeitsfähigkeit, welche durch bestimmte äußere störende Einwirkung herbeigeführt wird........ Die geistige Gewöhnungsfähigkeit muß man ebenfalls als eine Grundeigenschaft der Persönlichkeit betrachten, welche wahrscheinlich in sehr nahen Beziehungen zu der früher besprochenen Widerstandsfähigkeit steht. Als Maß dieser Gewöhnungsfähigkeit würde die Steigerung der Arbeitsleistung nach längerer Einwirkung eines bestimmten störenden Reizes zu gelten haben, während die Widerstandsfähigkeit durch den umgekehrten Wert der Arbeitsverminderung gemessen würde, welche der störende Einfluß im Beginn seiner Wirksamkeit herbeiführt.

[1]) Psychologische Arbeiten von E. Kraepelin, 1.

Im Anschluß an diese Ausführungen hat Ragnar Vogt[1]) mit verschiedenen Versuchsanordnungen gearbeitet. Am brauchbarsten stellten sich Additionsversuche heraus, in denen ohne Niederschreiben der Summenzahl reihenweise bis zu 100 addiert wurde. Dabei wurde ein geläufiges Gedicht hergesagt. Vogt fand eine Herabsetzung der Arbeitsleistung um 58 %. Außerdem ließ er unter Einschiebung von Pausen fortlaufend addieren und durch Metronomschläge stören; schließlich stellte er die Aufgabe, beim Hören des Metronomschlages einen Punkt machen. Das bloße Anhören von Metronomschlägen war ohne nennenswerte Wirkung, während bei gleichzeitigem Niederschreiben eines Punktes eine Herabsetzung von ca. 16 % erfolgte.

In der Überlegung, daß bei Kranken manisch-melancholischer Art Versuche möglichst einfach zu gestalten sind, weil sowohl gehemmten als auch erregten Kranken nur das Allereinfachste an Überlegung und Aufmerksamkeit zuzumuten ist, ferner weil ich Vergleiche mit früher durchgeführten und später zu besprechenden Versuchen zur Verfügung hatte, habe ich zur Untersuchung der Ablenkbarkeit das Additionsverfahren nach Kraepelin angewendet. Es wurden einstellige Zahlen fortlaufend addiert und die Summe je zweier Zahlen notiert. Während die Versuche an manisch-melancholischen Kranken 10 Tage währten, begnügte ich mich hier mit 8, weil nur so eine gleichmäßige Versuchsanordnung gesichert war. Es wurde an jedem 2. Tage eine Pause von 5 Minuten in die Arbeitszeit von 10 Minuten eingeschoben. Am 3. und 4., ferner am 7. und 8. Tag wurden die Ablenkungsversuche gemacht, indem in der 3. und 4., ferner in der 8. und 9. Minute das Metronom in einem Tempo in Bewegung gesetzt wurde, das rascher war, als erfahrungsgemäß das Rechentempo verlief, so daß die Glockenzeichen, wie angenommen wurde, störend auf die Arbeit wirken mußten. Die Versuchsanordnung war also folgende:

		P.		P.		P.		P.
Tag:	1.	2.	3.	4.	5.	6.	7.	8.
			A.	A.			A.	A.

Ablenkung = A
Pause = P

Das untersuchte Material bestand mit einer Ausnahme aus Frauen verschiedener Bildungsstufe; es waren 6 psychomotorisch erregte Manische, 5 z. T. leicht gehemmte Melancholische und zum Vergleiche 6 Gesunde (Krankenschwestern). Es wurde gemessen: 1. Antrieb vor der Pause, 2. Antrieb nach der Pause, 3. Unmittelbare Pausenwirkung, 4. Allgemeine Pausenwirkung, 5. täglicher Übungsfortschritt, 6. Durchschnittsleistung in 5 Min. Die Tabellen zeigen a) die Resultate des ganzen Versuches, b) die Resultate für die Tage mit und ohne Ablenkung in je 2 nebeneinanderstehenden Säulen getrennt. Zum Vergleiche dienen die Tabellen der später zu erwähnenden Versuche.

1. Antrieb vor der Pause. Der Antrieb bei Gesunden war etwas größer wie bei den Kranken, der Wille zur Arbeit war demnach ein besserer. Bei den Kranken war die Stärke des Antriebes ähnlich wie bei den erregten Manien und gehemmten Melancholien der folgenden Untersuchungen ohne Ablenkung. Der geringere Antrieb bei Manischen und Melancholischen, der

[1]) R. Vogt in Kraepelins psychol. Arb. 3.

insbesondere bei den letzteren nicht unbedeutend ist, beruht darauf, daß die Kranken, welche alle besonnen waren, sich sehr rasch auf die Reihenfolge der Versuchstage einstellten; so kann es nicht wundernehmen, daß besonders die Melancholischen angesichts der bevorstehenden, ihnen schwierig erscheinenden Aufgabe mit einem Antrieb antworteten, der sogar zu einem vollständigen Fehlen bis zu einem geringen Minus führte. Die Manischen und Melancholischen, besonders letztere, gingen also mit einer gewissen nicht unbedeutenden Willenshemmung an die Aufgabe heran.

2. Antrieb nach der Pause. Es sinkt der Antrieb sowohl bei Gesunden wie bei Manischen. Der steigende Widerwille an dem Versuch im ganzen zeigt sich bei Gesunden daran, daß der Nichtablenkungsversuch die Minusresultate ergibt, während der Ablenkungsversuch wohl mit Hilfe einer dem Einfluß des Willens entzogenen Anregung immerhin noch geringen Antrieb zeitigt. In höherem Grade wie bei Gesunden ist bei den Manischen eine Gleichgiltigkeit dem ganzen Versuch gegenüber zu konstatieren; die Anregung kommt nicht zum Ausdruck; während die Melancholischen als die Beständigeren im ganzen dieselben Verhältnisse zeigen wie beim Antrieb vor der Pause.

3. Direkte Pausenwirkung. Sie besteht aus zwei Komponenten, nämlich der Erholungswirkung durch die Pause und dem erwähnten Antrieb nach der Pause. Dem entsprechen die Resultate. Die Gesunden und Melancholischen zeigen entsprechend höhere Werte; bei den Manischen kommt sichtlich die starke allgemeine Pausenwirkung mit zum Ausdruck.

4. Allgemeine Pausenwirkung. Die Pausenwirkung beruht auf der Erholung während der Pause, welche durch die Ermüdung infolge der Arbeit vor der Pause bewirkt wird. Je größer das Resultat der Erholung ist, desto größer war die Ermüdung, bzw. die geleistete Arbeit. Die Gesunden unserer Versuchsreihe zeigen eine geringere Pausenwirkung als sonst. Vergleichen wir die Versuche mit und ohne Ablenkung, so ergibt sich daraus, daß die geringere Pausenwirkung bei Gesunden auf das Minus in den Versuchen ohne Ablenkung zurückzuführen ist. Es scheint an der Art des Materials von Gesunden zu liegen, daß diese bei den hier zu besprechenden Versuchen nicht mit der Hingabe sich bemühten, wie bei den sonstigen. Dafür spricht auch die geringere Leistung. Außerdem liegt es nahe, anzunehmen, daß die Gesunden rasch die Versuchsanordnung übersehen; sie reagieren auf die Tage mit Ablenkung, als denen der größeren Anstrengung, mit größerer Ermüdung, d. h. die größere Arbeit strengt mehr an, und darauf haben sie sich von vornherein eingestellt.

Die Manischen verhalten sich im ganzen wie die erregten Manien auch sonst. Infolge des Versagens der Gesunden tritt bei ihnen die Pausenwirkung vergleichsweise besonders kräftig hervor. Die Melancholien haben eine geringe Pausenwirkung, die aus den sonstigen Versuchen bei gehemmten Melancholien schon bekannt ist. Die Hemmungen überdauern die Pause. Trotz aller Willensanstrengungen in den Antrieben werden sie nicht überwunden. Die Manischen sowohl wie die Melancholischen zeigen im Ablenkungsversuch bei Ablenkung geringere Pausenwirkung wie ohne dieselbe. Bei den Manischen ist die Differenz kleiner wie bei den Melancholischen; das Verhalten steht im scharfen Gegensatz zu den Gesunden. Wir sehen also hier im kleinen dasselbe Verhalten bei beiden Gruppen, das uns von Melancholischen bekannt ist, nämlich, daß Hemmungen eingetreten sind. Deutlich wird dies Verhalten durch die Betrachtung der Leistungen, die durchweg an den abgelenkten Tagen größer sind wie an den anderen, also kann nicht etwa eine verminderte Leistung verantwortlich gemacht werden. Die Ablenkung hat so wohl bei Manischen wie bei Melancholischen, bei letzteren allerdings in erheblich größerem Maße, Hemmungen mit sich gebracht, welche sich graphisch darstellen und ziffernmäßig berechnen lassen. Das Verhalten ist genau umgekehrt wie bei Gesunden; letztere haben die geringe Pausenwirkung an den Tagen ohne Ablenkung, die Melancholischen fast durchweg an den Tagen mit Ablenkung. Bei ersteren ist es eine mehr oder weniger große aktive Unlust, welche durch die Anregung an den Ablenkungstagen überwogen wird, bei letzteren ist es eine Hemmung, welche die Anregung unterdrückt und besteht bei ungeminderter Leistung.

5. Täglicher Übungszuwachs. Die Verhältnisse bei den gesunden Versuchspersonen entsprechen denen bei den sonst untersuchten Gesunden. Ebenso entsprechen die Manischen und Melancholischen den früher untersuchten gleichzusetzenden Gruppen. Im ganzen ist der Fortschritt der Übung bei Manischen kleiner wie bei Gesunden und bei den Melancholischen kleiner wie bei den Manischen. Die Unterschiede sind nicht groß. Diese Tatsache ist differentialdiagnostisch von großer Bedeutung, findet sich doch bei einer Gruppe von Nervenschockkranken ein negativer Übungszuwachs, d. h. derselbe fehlt vollständig und zeitigt eine absteigende Kurve der Leistungen.

6. Die Durchschnittsleistung in 5 Minuten ist bei den Gesunden ein geringes unter dem Durchschnitt der früher untersuchten Gesunden, was ohne Bedeutung ist. Die Leistung der Manischen steht etwas höher wie die der Gesunden und um ein nicht geringes höher wie die der Melancholischen. Das erstere ist durch die außergewöhnlich hohe Leistung einer gebildeten und intelligenten Kranken (letzte Säule der Manischen auf der Tafel 10e) bedingt. Abgesehen von dieser Kranken würde die Leistung der Manischen wie bei früheren Versuchen etwas geringer sein als die der Gesunden. Daß sie größer ist wie die der Melancholischen entspricht ebenfalls früheren Versuchen. Zwischen dem Ablenkungsversuch und dem Versuch ohne Ablenkung bestehen keine allzugroßen Unterschiede. Daß die Leistungen bei letzterem größer sind beruht auf dem Übungszuwachs. Immerhin zeigen die Manischen einen größeren Unterschied wie die anderen, was aus den Einzeldarstellungen sehr deutlich hervorgeht. Diese Erscheinung spricht, da mit der größeren Leistung im Ablenkungsversuch keine größere Pausenwirkung verbunden ist, wieder für die Annahme einer Störung, welche die Leistung nicht beeinträchtigt, sondern nur in einer geringeren Pausenwirkung durch die Ablenkung zutage tritt.

Zusammenfassung. Sowohl Gesunde wie Kranke gingen an den Versuch mit einem gewissen Widerwillen heran; besonders bestand bei den Melancholischen starke Abneigung gegen den Ablenkungsversuch an den entsprechenden Tagen. Während des Versuchs zeigen die Gesunden an den Ablenkungstagen einen, wenn auch geringen, Antrieb, der wohl anregenden Einflüssen zuzuschreiben ist. Die Ermüdbarkeit ist bei den Gesunden sehr gering, besonders an den Tagen ohne Ablenkung; an den Tagen mit Ablenkung erscheint sie größer.

Die Manischen sind ermüdbarer wie die Gesunden, die Melancholischen haben Hemmungen, welche die erholende Pausenwirkung aufheben. Die Ablenkung hat die Hemmungen bei den Melancholischen gesteigert, in geringem Maße bei Manischen herbeigeführt. Die Übungsfähigkeit ist bei allen Kranken erhalten. Die Leistungen der Manischen sind im Ablenkungsversuch verhältnismäßig größer wie bei den anderen Gruppen; dabei besteht verringerte Ermüdbarkeit, welche also nur durch andersartige Störungen, der Ablenkung, verursacht sein kann.

Demnach zeigt sich die Wirkung der Ablenkung bei Gesunden in erhöhter Ermüdbarkeit, bei Manischen und Melancholischen bei verhältnismäßig entsprechenden Leistungen in einer hemmenden Störung, welche als Ablenkbarkeit anzusprechen ist und in ganz besonders starkem Maße die Melancholischen betrifft.

Die Tafel 14b—d zeigt die kurvenförmige Darstellung der Leistungen. Besonders ins Auge fallend ist das Zurückbleiben der 3. Kurve bei den Gesunden und Manischen schon im Beginn.

Im ganzen zeigen die Resultate, wenn man die Einwirkung der Ablenkung in Betracht zieht, ganz ähnliche Verhältnisse, wie sie die Versuche an Manisch-Melancholischen im ganzen ergeben, von denen später ausführlich die Rede sein wird.

d) Störung der Psychomotilität.

Das psychische und motorische Verhalten der Kranken ist unter dem Begriffe der Psychomotilität zusammengefaßt worden; es bezieht sich auf Äußerungen der Erregung und Hemmung. Kraepelin hat die Störung des psychomotorischen Verhaltens als ein wichtiges Symptom des manisch-melancholischen Irreseins aufgestellt. Selbstverständlich finden sich psychomotorische Störungen bei den meisten psychischen Erkrankungen; im allgemeinen ist jedoch bei diesen die psychomotorische Störung keine für längere Zeit einheitliche. Gerade dies aber scheint ein Haupterfordernis zu sein, um von der Störung im Sinne Kraepelins zu sprechen. Die Einheitlichkeit besteht in einem zeitlichen Parallelgehen psychischer und motorischer Störungen, welche sich auch in ihrer Stärke zu gleichen pflegen. Es ist also nicht anzunehmen, daß eine psychische Hemmung einem normalen motorischen Verhalten und umgekehrt entspricht. Dasselbe gilt für den Begriff der Erregung. Wohl aber finden wir das Bestehen einer psychischen Hemmung bei motorischer Erregung und entsprechende andere Variationen in selteneren Fällen.

Wir unterscheiden demnach:

1. Psychische Hemmung — motorische Hemmung;
2. Psychische Hemmung — motorische Erregung;
3. Psychische Erregung — motorische Hemmung;
4. Psychische Erregung — motorische Erregung.

Zu dem Typus einer Depression im manisch-melancholischen Sinne gehört die psychomotorische Hemmung, zu dem einer Manie die psychomotorische

Erregung. Man kann sich nun aus dem Verhalten der Psychomotilität ohne weiteres eine große Zahl von „Mischformen" konstruieren, deren Vorkommen tatsächlich zu beobachten ist.

Die psychische Hemmung ist im wesentlichen eine Denkhemmung. Diese trägt, wie ich oben schon ausgeführt habe, fast immer nachweisbar im Grunde den Charakter einer außerordentlich gesteigerten inneren Ablenkbarkeit, so daß man besser von einer Denkstörung im allgemeinen sprechen wird. Kommt diese Denkstörung sprachlich motorisch oder sonst durch Ausdrucksbewegungen (Schrift) nicht zum Ausdruck, so erscheint sie uns als Hemmung.

Eine zweite Art psychischer Hemmung, abhängig von der Denkstörung, besteht in der Willensstörung mit dem Charakter der Entschlußunfähigkeit. Man kann sich vorstellen, daß trotz des Bestehens der Entschlußunfähigkeit eine motorische Erregbarkeit vorhanden ist, welche sich eben in einfachsten zwecklosen und ungeordneten motorischen Äußerungen zu erkennen gibt. Solche Mischzustände spielen aber doch nicht die symptomatologische Rolle, die man ihnen theoretisch beimessen möchte. Ich glaube demnach, wir tun gut daran, die psychomotorische Erregung und Hemmung als je einen Gesamtzustand zu behandeln; es ist eben kaum möglich, von einer psychischen Hemmung zu sprechen, wenn motorische, besonders sprachlich motorische Hemmungserscheinungen vorhanden sind.

Doch ist zu konstatieren, daß es Fälle gibt, in denen bei sonstiger motorischer Hemmung eine sprachlich motorische Erregung besteht, durch welche ideenflüchtige Äußerungen produziert werden. Soll man nun solche Zustände als psychomotorische Hemmungs- oder Erregungszustände auffassen? Ich glaube, man kann sie keiner der beiden Rubriken einreihen; man wird sie eben als Zustände bezeichnen, in denen neben Erscheinungen psychomotorischer Hemmung sprachlich motorische Erregung besteht.

Als Beweis der Richtigkeit der Aufstellung eines Kardinalsymptoms in der psychomotorischen Störung mag angeführt sein, daß von einem Gesamtmaterial von 425 Fällen 368 Fälle, also 87 % der Fälle, ausgeprägte psychomotorische Störungen aufweisen. In den übrig gebliebenen Fällen handelt es sich um chronisch leichte, depressive und manische Zustände oder um Fälle, bei denen Beobachtungen bezüglich der Psychomotilität nicht aufgezeichnet worden sind, obwohl sie vielleicht in nicht sehr ausgeprägtem Maße vorhanden gewesen sind.

Die folgenden Erörterungen ergeben sich aus dem beigegebenen Schema, das Prozentzahlen enthält. Die Symptome und Erscheinungsformen beziehen sich auf den ganzen Krankheitsverlauf mit all seinen Phasen, soweit sie bekannt sind, nicht etwa auf eine Krankheitsphase. Als Alter wurde das Jahr angenommen, in dem die letzte Krankheitsphase nach Ablauf eines krankheitsfreien Stadiums begonnen hat.

Es zeigt sich, daß die häufigste psychomotorische Störung die Erregung ist, was um so deutlicher hervortritt, wenn wir von den Fällen, die Erregung und Hemmung zeigen, noch die Erregung als bei der Hälfte der Fälle bestehend herausheben. Diese Erfahrung steht in starkem Gegensatze dazu, daß bei Beginn der Krankheit, besonders im jugendlichen Alter die psychomotorische Hemmung im Vordergrunde steht (Abb. 7, S. 9). Auffallend ist das Übergewicht der weiblichen Fälle bei der psychomotorischen Hemmung;

sie übertreffen die männlichen um das Fünffache. Im Alter sind die Differenzen nicht sehr erheblich; es ist klar, daß im höheren Alter das Bestehen beider Arten psychomotorischer Störung nach Durchlaufen vielfacher Phasen eine größere Rolle spielt. Im Greisenalter besteht nach dieser Aufzeichnung eine größere Neigung zu Erregung als zu Hemmung; eine Beobachtung, die mit der täglichen Erfahrung durchaus übereinstimmt.

Psychomotilität
(in % ausgedrückt).

	♂	♀	Sa. *)	Alter								Verlaufsformen						Affekt-Sympt.			
				10–20	21–30	31–40	41–50	51–60	61–70	71–80	81–90	man. u. mel.	man.	mel.	Inv. zirk.	Inv. man.	Inv. mel.	man. u. mel.	man.	mel.	ratlose **)
Erregung und Hemmung	36	64	34	1	19	24	15	26	12	3		74		14	2	1	9	74	3	13	10
Erregung	37	63	45	3	20	22	22	15	15	2	1	55	16	14	9	1	4	65	20	12	3
Hemmung	17	83	21	1	20	29	20	18	9			34	1	43	8		11	43	4	42	9

*) In Prozent der Gesamtzahl der Fälle des manisch-melancholischen Irreseins.
**) Neben anderen manisch-melancholischen Symptomen.

Von Wichtigkeit ist der Nachweis, daß mit der Hemmung ebenso oft ein manischer und depressiver, wie ein nur depressiver Symptomenkomplex verbunden ist.

Um den experimentellen Nachweis der psychomotorischen Störung bei manisch-melancholischen Kranken zu erbringen und die Art derselben zu ergründen, wurden von der Kraepelinschen Schule eine Reihe von Arbeiten gemacht.

So fand Lefmann[1]) bei Ergographenversuchen, daß bei zirkulären Depressionszuständen sich im allgemeinen eine deutliche Verlangsamung der Hubbewegung, eine Verringerung ihrer Höhe und eine Zunahme der Ermüdungserscheinungen einstellt. Die Wahlreaktionen sind mehr oder weniger stark verlängert; in einzelnen Fällen, anscheinend in Verbindung mit manischen Zügen, finden sich dagegen verkürzte Wahlreaktionen mit Zunahme der Fehlreaktionen. Derselbe Autor fand die Schriftzüge und Schreibgeschwindigkeit bei Depressionszuständen durchschnittlich vergrößert, die Pausendauer dagegen verlängert. Der Schreibdruck gab sehr verschiedene Resultate. Bei fortgesetztem Schreiben schienen Größe und Schnelligkeit der Schrift stärker zu wachsen als bei Gesunden.

A. Groß[2]) fand bei Kranken mit steigender Erregung psychomotorischer Art mangelhafte Korrektheit bei der Ausführung der Schriftzeichen. Der Ablauf der Schreibbewegung ist ein sehr unsteter. Die Schreibbewegungen beginnen brüsk und unvermittelt.

---

[1]) Lefmann, Über psychomotorische Störungen in Depressionszuständen. Kraepelin, Psychol. Arb. 4.

[2]) A. Groß, Untersuchungen über die Schrift Gesunder und Geisteskranker. Kraepelin, Psychol. Arb. 2.

e) Störungen der Vorstellung.

Neben den krankhaften Störungen des Denkens, Willens, Affektes und der Psychomotilität sind Störungen des Vorstellungslebens im manisch-melancholischen Irresein wie bei fast allen Psychosen hervorragend an der Zusammensetzung des gesamten Krankheitsbildes beteiligt. An erster Stelle sind die Wahnvorstellungen zu erwähnen. Dieselben stehen bei unserer Erkrankung in direktem Zusammenhange mit der Affektstörung, sie pflegen dieser parallel zu gehen und ihr sekundär zu folgen, — ein wesentlicher Unterschied der Dementia praecox gegenüber, in der die Wahnideen nicht in Zusammenhang mit dem Affekte zu bringen sind, bzw. bei der eine Differenz des Inhalts der Wahnideen und der Art des Affektes besteht.

1. Wahnvorstellungen.

Sie treten bei allen Fällen des manisch-melancholischen Irreseins mehr oder weniger deutlich hervor; vielfach werden sie von den Kranken nicht präzise bezeichnet und schlummern dann unter dem Gefühle der Insuffizienz, bzw. der gehobenen Stimmung; in ca. 78 % der Fälle konnte ich sie nachweisen. Verhältnismäßig stark ist die Beteiligung des weiblichen Geschlechtes, so daß hier ein Verhältnis von männlich : weiblich wie 1 : 3 besteht. Die Beteiligung der einzelnen Arten von Wahnvorstellungen in bezug auf Zahl und Geschlecht gibt folgende Tabelle.

%	Versündigungswahn	Selbstvorwürfe	Zukunftssorgen	Hypochondrie	Verfolgungswahn	Nihil.-Wahnvorstellungen	Persönlichk.-Veränderungswahn	Größenwahn
Gesamtzahl der Fälle . .	15	24	22	9	22	5	4	17
Fälle mit Wahnvorstellungen .	20	31	28	12	28	6	6	22
Verhältnis von männlich : weiblich	1 : 2	1 : 2	1 : 2	1 : 2	1 : 2	1 : 2	1 : 9	3 : 2

Auffallend ist die Verteilung auf das Lebensalter; während wir die meisten Fälle des manisch-melancholischen Irreseins überhaupt in dem Alter von 20—40 Jahren finden, sind die hier zu besprechenden Fälle in ungefähr gleichen Teilen auf das Alter vor und nach 45 Jahren verteilt: 17 % vom 21.—30. Jahre, 22 % vom 31.—40., 21 % vom 41.—50., 21 % vom 51.—60., 14 % vom 60.—70. Im Beginn der Erkrankung sind die Wahnvorstellungen, verglichen mit der Häufigkeit der Sinnestäuschungen, immer im Übergewicht; dieses Überwiegen wird mit dem Alter stärker, so daß die Erkrankungen vom 50. Jahre ab beinahe vollständig unter dem Bilde von Wahnvorstellungen stehen, wobei die Sinnestäuschungen nur eine ganz untergeordnete Rolle spielen. Im ganzen bieten die zirkulären Fälle die reichste Ausbeute auf dem Gebiete der Wahnvorstellungen.

Im folgenden soll der Versuch gemacht werden, den Sammelbegriff der Wahnvorstellungen zu gliedern, und ich werde in erster Linie solche erwähnen, welche depressiven Charakter tragen, in zweiter Linie, als weniger ausbeutereich, solche, welche manischen Charakter tragen.

α) Versündigungsideen. Die Versündigungsideen stellen die depressiven Wahnvorstellungen des manisch-melancholischen Irreseins *κατ' ἐξοχὲν* dar. Ich habe sie von der Gruppe der Selbstvorwürfe getrennt. Während die ersteren Vergangenes betreffen, die früheren Lebenszeiten aufrühren und an Erinnerungen und Erlebnisse anknüpfen oder auch wahnhaftes Erfundenes frei in die Vergangenheit zurückverlegen, gleichsam als reprospektive Begründung der den Kranken unbegreiflichen depressiven Verstimmung, suchen die letzteren mehr ihren Anhalt in der Gegenwart, in den gegenwärtigen Verhältnissen und in der augenblicklichen „unglücklichen" Situation.

Es ist zweifellos, daß die Versündigungsideen in manchen Fällen an wirkliche Begebenheiten anknüpfen, welche in der vergangenen Zeit eine mehr oder weniger bedeutsame Rolle gespielt haben. Nicht selten sind es Vorkommnisse, bei denen die Kranken selbst in Erstaunen geraten, daß ihnen diese unbedeutenden Tatsachen plötzlich mit erhöhter Affektbetonung wieder in Erinnerung kommen; sie gewinnen an affektiver Färbung und werden oft außerordentlich plastisch, daß die Kranken schwer darunter leiden.

Unter dem ganzen Material an manisch-melancholischen Fällen finden sich Versündigungsideen bei 15 % der Kranken; unter dem Material von Fällen, bei denen die Wahnideen sich scharf ausprägten, in 20 %, also einem Fünftel der Fälle. Es möchte dies wenig erscheinen; man hat den Eindruck, daß die Versündigungsideen sehr viel häufiger sind; es mag sein, daß die Abtrennung der Selbstanklage diese Gruppe etwas verkleinert hat; eine scharfe Grenze läßt sich natürlich nicht ziehen.

Betrachten wir in dieser Gruppe das Verhältnis des Geschlechtes, so zeigt es sich, daß dem männlichen 29 %, dem weiblichen 71 % angehören; war schon bei den Wahnideen insgesamt zu sehen, daß das weibliche Geschlecht im Vordergrunde steht, so wird dies hier noch deutlicher.

Unter den Verlaufsformen stehen in der vordersten Reihe an Zahl die reinen depressiven Formen, denen mit geringeren Zahlen zirkuläre und melancholische in der Involution folgen. 23 % der Fälle mit Versündigungsideen zeigen religiöse Wahnideen, und zwar sind es bis auf einen Fall nur Frauen. Zweifellos neigt das weibliche Geschlecht, wie überhaupt zur Religiosität im strengen Sinne, so auch zu krankhaften Übertreibungen derselben in besonderer Weise. Ein nicht uninteressantes Moment in bezug auf Rassenpsychologie ist der Umstand, daß diese Kranken ihrer Abstammung nach ausschließlich Bayern im engsten Sinne (Altbayern) angehören. Es ist ja bekannt, wie gerade dieser Landesteil in Psychosen jeglicher Art zu religiösen Vorstellungen oft abenteuerlichster Art, wobei der Teufel eine besondere Rolle spielt, neigt. Von „Gedanken über Sünden" ausgehend finden wir alle Arten von religiösen Vorstellungen, natürlich oft neben anderen Versündigungsideen. Es wird geäußert, sie (die Kranke) habe unwürdig kommuniziert, gebeichtet, habe ihre Seele verkauft, habe durch Gedankensünden die Gnade Gottes verloren, habe die österliche Beichtpflicht nicht genügend erfüllt; sie habe in Gedanken den Himmelvater ermordet, habe falsch gebeichtet, habe Gott verstoßen, habe sich seit der Kindheit gegen das 6. Gebot vergangen, sei die ärgste Sünderin, werde für ihre Sünden bestraft, weil sie öfters ihre Genitalien mit den Händen berührt habe. Es scheinen oft geradezu Reminiszenzen an die Ohrenbeichte der Kirche zu sein.

Von den sonstigen Versündigungsideen mögen eine Anzahl Erwähnung finden, die nach der Kranken Meinung geeignet sind, sie als Verbrecher zu stempeln. Sie (die Kranke) habe ihre Schwester ermordet, habe Geld gestohlen, habe Unrechtes gesagt und einen Versuch der Abtreibung gemacht, habe sich gegen die Pflegetochter sittlich verfehlt, habe einmal den Anstaltsdirektor beleidigt, habe einen Kindsmord begangen, habe falschen Eid geschworen, habe die Ihrigen umgebracht; er habe anonyme Briefe geschrieben, eine Zugsentgleisung verursacht (Bahnarbeiter); sie habe den Haushalt schlecht geführt und den Ehemann beschwindelt, sei eine Mörderin, habe einige Semmeln nicht bezahlt; er habe ein Verbrechen im Amte begangen (Justizrat).

Meist sehen wir das wahnhafte Reat in direktem Zusammenhange mit der Beschäftigung und dem Amte. Anders erscheinen folgende Beschuldigungen: Er habe Kollegen beleidigt, habe sich verrechnet, habe seinen Sohn geschlechtskrank gemacht, das Geld der Kinder verputzt; sie habe die Wohnung nicht ordentlich gehalten, habe zu heißen Tee getrunken, zu viel gekauft, habe eine geistige Erkrankung simuliert (ein zirkulärer Kranker), habe alle Sünden der Welt verschuldet, Geld „verpatzt", Unglück über die Familie gebracht, die Kinder nicht richtig erzogen und ihren Mann nicht genug verpflegt. — Alle Situationen, alle Lebenslagen und unscheinbaren Erlebnisse werden benützt, um als Versündigungsideen ausgebeutet zu werden.

β) Selbstvorwürfe. Ich habe schon betont, daß eine scharfe Trennung der Selbstanklagen von den Versündigungsvorstellungen nicht möglich ist. So ist es bei einer Anzahl von Fällen zweifelhaft, ob man sie hierher oder dorthin rechnen soll; jedenfalls bezieht sich die vermeintliche Basis für die Selbstanklage auf die Gegenwart. Ich fand diese Fälle nur in 24 % des gesamten und in 31 % des Materials, in dem Wahnideen vorkommen. Die männlichen Fälle sind hier im ganzen etwas zahlreicher vertreten; wir finden 34 % männlich, 66 % weiblich. Die größere Zahl gehört dem Alter nach dem 45. Lebensjahre an. Was die Verlaufsform betrifft, so gehören 50 % zu den zirkulären, 30 % zu den rein depressiven Formen, während die große Zahl von 13 % den Depressionen der Involution zugehört. Bei einer größeren Anzahl von Fällen beziehen sich die Selbstanklagen auf das religiöse Gebiet; meist handelt es sich um religiöse Skrupel im allgemeinen, vielfach werden die Wahnideen auch spezifiziert z. B.: sie (die Kranke) habe ungültig gebeichtet, böse Geister kommen, machen „Purzelbäume"; offenbar eine Kombination mit Gefühlstäuschungen. Fast durchweg handelt es sich bei den Trägern dieser Wahnvorstellungen um weibliche Patienten. Eine andere Kranke äußerte: sie sei besessen; aller Glaube sei verloren gegangen; sie fürchte das Gericht Gottes, sei von Gott verlassen, sei verdammt, das höllische Feuer brenne unter ihrem Bett. Von anderen hören wir von Selbstquälereien, weil sie onaniert haben; er werde zur Verantwortung gezogen, weil er seine Bücher nicht richtig geführt habe, habe die Tochter ins Unglück gestürzt (Äußerung nach der Hochzeit der Tochter); ein evangelischer Geistlicher macht sich Vorwürfe wegen eines verspäteten Koitusversuches (im 60. Lebensjahre). Manchmal werden die Selbstvorwürfe in die negative Form umgesetzt; so äußerte eine Kranke, sie habe nie schlecht sein wollen. Eine andere warf sich vor, sie sei durch Onanie schwanger geworden; ein Lehrer wünschte sich den Tod, weil er das Züchtigungsrecht überschritten habe; jeder Vogel, der singe, jeder Lichtstrahl sei für ihn ein Richter. Alles spreche: „Du bist verfallen!", doch seien das nur Gedanken. Eine Kranke glaubte, schuld am Unglück der ganzen Welt zu sein, sie habe ihre Kinder nicht mehr gern, die Patienten seien durch ihre Schuld krank gemacht worden, sie sei ganz „tappig"; sie sei der Auswurf der Menschheit (Dienstmädchen); ein höherer juristischer Beamter hielt sich für einen nichtswürdigen Elenden und Verbrecher. In einzelnen Fällen werden Selbstanklagen in Beobachtungen hineingelegt, welche an und für sich ganz harmlos und unbeabsichtigt sind, für den Kranken aber eine unermeßliche Bedeutung erhalten; so glauben manche, man sehe sie für schlecht an, halte sie nicht für ehrlich; ein alter Herr von 77 Jahren machte sich Vorwürfe, daß er Jugendsünden begangen habe; eine Frau bemerkte, daß durch die Blume gesprochen werde, sie sei faul. Ein Beamter äußerte, er sei der verworfenste, niederträchtigste, gemeinste Mensch, den je die Erde getragen; ein anderer, er sei mit sich selbst zerfallen; eine Frau, sie sei keine tüchtige Hausfrau, die Liebe zu ihren Kindern sei geschwunden. Eine Bauersfrau äußerte in ihrer Depression, sie befinde sich zwischen Teufel und Engel. Eine Damenschneiderin hält sich für eine Staatsverbrecherin. Ein Lehrer schreibt in der Depression: „Mit mir wurde auch meine Frau und meine Kinder zu dem grausamen Tod des Totgeschlagenwerdens verurteilt. Die letzteren haben auch den Tod auf diese Weise erlitten. Ich bitte Sie, Herr Dr., zerschmettern Sie mich, ich bin nicht mehr wert. Ich habe einen Beruf erwählt, zu dem ich nicht tauge; doch hätte man mich rechtzeitig darauf aufmerksam machen müssen und nicht durch Erteilen guter Noten in mir den Glauben erwecken sollen, als sei ich ein guter Lehrer." Ein Hauptmann und Kriegsveteran beschuldigte sich, er sei schuld am Kriege 1870/71; ein anderer Kranker hielt sich für den Teufel und erklärte, ein Teufel dürfe nicht essen.

γ) Zukunftssorgen. Besorgnisse für die kommende Zeit, sei es eine kürzere Zeitperiode, sei es das ganze künftige Leben, sind eine bekannte Erscheinung bei Deprimierten überhaupt, ganz besonders aber bei den manisch-melancholischen Kranken. Wir finden sie bei diesen Kranken in ca. 22 % der Fälle, bei 28 % der Fälle, in welchen ausgesprochene Wahnideen nachweisbar sind. Dem Geschlechte nach gehören 32 % dem männlichen, 68 % dem weiblichen Geschlechte an; wir sehen demnach eine gleichmäßige Beteiligung der Geschlechter, da das weibliche Geschlecht an und für sich überwiegt. Ungefähr die Hälfte der Kranken steht im höheren Lebensalter, 15 % sogar in einem Alter von 51—70 Jahren. Das hohe Alter bringt also keine Abnahme der Sorgen für künftige Zeiten, die doch bei 60 Jährigen nicht mehr allzu reichlich bemessen zu sein pflegen. Daß eine große Zahl der Fälle in ihrer Verlaufsart den Melancholien angehört, ist selbstverständlich; die Hälfte ungefähr ist von zirkulärem Typus. Auffallend ist die hohe Zahl (12 %) von Melancholien in der Involutionszeit, also nach dem 50. Lebensjahr.

Sehen wir uns nun die hierher gehörenden Wahnvorstellungen näher an, so finden wir, daß die Besorgnisse sich nicht selten zu Angst und Furcht vor dem Kommenden auswachsen; es wird alles, was in der Zukunft liegt, hineinbezogen, und nach Ansicht der Melancholischen kann ja nur Unglück und Schreckliches erfolgen. So sehen wir bei einem Teile der Kranken diese Sorgen für die Zukunft ganz verallgemeinert, sie werden vielfach erst auf dahingehendes Befragen überhaupt genauer bezeichnet. Es handelt sich nicht allein um die eigene Person, sondern es wird oft die Familie, der Wohnort usw., ja die ganze Welt einbezogen in dem Sinne, daß die Welt zugrunde gehen werde. In einzelnen Fällen mischen sich Andeutungen von Verfolgungsideen dazu; so äußerte ein Kranker, es werde eine Bombe geworfen werden, das Haus werde in die Luft gesprengt.

Manchmal sind es in Aussicht stehende Veränderungen im Wohnplatz und in der Wohnung, welche zu den krankhaft gesteigerten Besorgnissen führen, oft auch eine ganz allgemeine „Angst vor Veränderung", es möchte sich irgend etwas Unvorhergesehenes zutragen, was eine schreckliche Änderung herbeiführen könnte. Weiterhin beziehen sich die Sorgen und Befürchtungen auf die Gesundheit und auf das Leben. Die Furcht vor dem Tod ist eine sehr häufige Erscheinung, ebenso wie die Furcht vor körperlicher oder geistiger Erkrankung und entsprechendem Siechtum. Einige derartige Äußerungen mögen im folgenden angeführt sein: Der Kranke glaubt, er bekomme Gehirnerweichung; bittet um Verzeihung, sein letzter Tag sei gekommen; er richtet sich sein Grab her aus der bestimmten Überzeugung, er werde jetzt bald sterben; die Isar sei der beste Platz (für ihn); sie solle auf den Friedhof kommen, fürchtet sich vor neuer Erkrankung, werde in der Nacht umgebracht werden; die Geschlechtsteile werden verfaulen; müsse verhungern; das Leben sei verspielt, sie müsse ersticken; sie komme nicht mehr oder nur als Trottel aus der Anstalt.

Diese auf Gesundheit und Leben bezüglichen, wie auch die im folgenden zu beschreibenden Befürchtungen bezüglich der Ehre usw. sind diejenigen Wahnideen, welche am meisten geeignet sind, den Kranken zum Suicid zu führen, und wir finden auch tatsächlich bei solchen Kranken die meisten Suicidversuche und Selbstmorde. Es ist also in praktischer Hinsicht darauf ein besonderes Gewicht zu legen. Hier ist auch die Syphilidophobie zu nennen, welche wir bei männlichen Kranken nicht selten treffen; sie pflegen in dieser Beziehung selbst nach genauester Untersuchung gänzlich unbekehrbar zu sein.

Eine Wahnidee möchte ich hier einflechten — um eine solche handelt es sich — wie sie oft in erheblichem Maße bei Deprimierten sich vorfindet, das ist das Heimweh; es ist eine Vorstellung, der wir besonders bei weiblichen Personen, ferner bei Jugendlichen oder Schwachsinnigen und bei Epileptikern begegnen. Auch im Heimweh zeigt sich eine gewisse Angst, die Besorgnis, der gegenwärtigen oder kommenden Lage nicht vollkommen gewachsen zu sein.

Sehr häufig sind Wahnideen zu beobachten, welche sich auf das Ehrgefühl beziehen; die Kranken wähnen eingesperrt, geköpft, gemartert zu werden deswegen, weil sie entweder schlecht gehandelt haben und deshalb die gerechte Strafe erleiden müssen (Schuldbewußtsein) oder deswegen, weil man sie wegen ihrer Schuld über das Maß verfolge (Verfolgungswahn). So kommen folgende Äußerungen bei meinen Kranken charakteristisch zum Ausdruck: der Kopf komme herunter; er (der Kranke) werde verhaftet; das Zuchthaus stehe ihm und den Seinigen bevor; er werde wegen Hochverrats verurteilt und umgebracht werden; solle hingerichtet werden; werde von Ratten bei lebendigem Leibe aufgefressen werden; werde wegen Majestätsbeleidigung und Kindsmord verurteilt; werde hingerichtet, die Henkersknechte und -werkzeuge seien schon da; werde 3mal enthauptet; eine Kranke hatte die deutliche Vorstellung, wie sie zum Richtplatz geführt würde.

Weiterhin kommen auch religiöse Befürchtungen, wie früher schon erwähnt, meist bei Frauen, zum Ausdrucke, so z. B.: Werde ewig verdammt, der Teufel hole sie, komme in die Hölle; sie werde verdammt, ein Weltkrieg werde durch sie; alles sei in Aufruhr und Verwirrung; sie werde langsam absterben und mit dem ewigen Tode bestraft werden.

Außerordentlich häufig ist die Vorstellung, zu verarmen, selbst zu verhungern, oder daß die Familie aus pekuniären Gründen umkommen müsse. Äußerungen, wie folgt, sind charakteristisch: Sorgen, ob sie (die Kranke) ihrer Tochter Mitgift geben könne, sie verarme, alle Kinder verfaulen bei lebendigem Leibe und werden blind; die Enkelkinder werden Kretins, sie selbst verfaule jetzt, das einzige Mittel sei ein schneller Tod durch Gift; die ganze Welt mache Pleite; sie werde als Bettelweib hinausgeworfen werden.

δ) Hypochondrische Wahnvorstellungen. Die Hypochondrie als Symptom einer Wahnbildung ist im manisch-melancholischen Irresein nicht allzu häufig. Wir finden sie in 9 % des gesamten Materials und unter den Fällen, welche Wahnvorstellungen zeigen, in 12 %. Davon treffen 30 % auf das männliche, 70 % auf das weibliche Geschlecht, ungefähr entsprechend der Verteilung der Fälle auf die Geschlechter überhaupt. Den Altersstufen nach ist auch hier das Hervortreten der Altersklasse vom 51.—60. Lebensjahr hervorzuheben, der die höchste Zahl, nämlich 30 % zukommt. Dieselbe Erscheinung spricht sich in der Verlaufsform aus, indem 15 % der Fälle der depressiven Verlaufsform der Involution angehören.

Es ist zu erwähnen, daß der hypochondrische Wahn in der Gestalt der nihilistischen Form abgesondert ist und besonders betrachtet werden soll. Es handelt sich also hier um hypochondrische Ideen im engeren Sinne, um Vorstellungen, die sich auf bestimmte Körperteile beziehen, für deren richtiges Funktionieren der Kranke besorgt ist.

Eine Kranke sprach die hypochondrische Befürchtung aus, daß das Herz stillstehe, die Blutzirkulation fehle, sie trockne überhaupt aus; eine andere äußerte: der Kopf sei mit einem eisernen Reifen umgeben, ein Knödel sei im Hals, sie schrumpfe ganz zusammen; der Kopf sei dick; im Leibe bestehe eine abnorme Spannung, sie verspüre ein Krabbeln im Leib; im Ohr seien Würmer, sie habe eine Schlange im Schlunde; der Körper sei aus Gummi; sie sei schwanger; habe Fliegen im Leib; habe ein Hämmern und Säuseln im Kopf wie ein Wirbelwind; die Brust sei ganz leer; das Herz sei erweitert; das Blut sei wässerig und schlecht, sie habe Bulbärparalyse; habe kein Blut mehr, die Verdauung sei abgestorben; der Körper sei ihr zugeschnürt, der Kot gehe nicht aus dem Darm; der Kopf werde dicker; das Gesicht schwelle an; die Nahrung falle in den Leib und steige als Hitze in den Kopf; sie sei ein anatomisches Rätsel; das Essen gehe nur bis zur Brust, der Körper schwelle an, die Kleider wachsen an der Haut an; habe ein lahmes Gefühl in der Brust; habe ein eigentümliches Klopfen im Leib, müsse ein Wanderherz haben. Eine Kranke äußerte, die Gedärme seien ganz und gar ausgetrocknet; sie habe keinen natürlichen Stuhlgang mehr; Schmutz sei in den Gedärmen; es bestehe Gedärmlähmung; die

Hautaustrocknung komme von der Darmaustrocknung; der Schmutz dringe nach unten und könne nicht hinaus.

Es ist noch zu erwähnen, daß in manchen Fällen die Wahnideen wohl auf Gefühlstäuschungen, wenn auch recht geringen Grades, zurückzuführen sein dürften.

ε) Verfolgungswahn (Beeinträchtigungsvorstellungen). Der Verfolgungswahn stellt einen Sammelbegriff dar, in dem sich Verfolgungsideen in engstem Sinne, Vergiftungswahn und religiöser Verfolgungswahn vereinigen. Dazu kommen dann Beeinträchtigungsvorstellungen bzw. das krankhafte Gefühl des Zurückgesetztseins und der Eifersuchtswahn. Selbstverständlich sind allerhand Übergänge zu den besprochenen und folgenden Gruppen von Wahnvorstellungen vorhanden, in manchen Fällen ist auch die Grenze zu Illusionen und Halluzinationen nicht scharf zu ziehen. Es gibt Fälle, in denen man nicht bestimmt sagen kann, ob nicht die Verfolgungsideen die direkte Abstraktion von Sinnestäuschungen oder umgekehrt sind. Noch viel mehr drängt sich diese Ansicht auf bei den körperlichen Beeinflussungsideen. welche von Gefühlstäuschungen ebensowenig wie die hypochondrischen Wahnideen, zu trennen sind.

Verfolgungswahnvorstellungen im allgemeinen treffen wir bei dem ganzen manisch-melancholischen Krankenmaterial in 22 % der Fälle, bei den Fällen mit Wahnvorstellungen überhaupt in 29 %; davon treffen 36 % auf das männliche, 64 % auf das weibliche Geschlecht, fast ebenso wie bei den Fällen mit Wahnideen überhaupt. Eine geringe Begünstigung der höheren Altersklassen sehen wir auch hier, wie bei allen Wahnvorstellungen, die sich auf im wesentlichen depressiven Affekt stützen. Allerdings ist der depressive Affekt gerade bei den Fällen mit Verfolgungswahnideen außerordentlich häufig in inniger Mischung mit einem manischen expansiven Affekt, so daß wir oft das Bild der gereizten Manie mit psychomotorischer Erregung vor uns sehen. So kommt es, daß in 67 % der Fälle ein zirkulärer Verlauf stattfindet, wovon 10 % auf Fälle der Involution treffen.

Bei der Betrachtung unserer Fälle in Hinsicht auf das psychomotorische Verhalten stellt sich heraus, daß bei 8 % eine solche Störung nicht nachzuweisen war, daß bei 15 % eine psychomotorische Hemmung, bei 77 % der Fälle aber eine psychomotorische Erregung vorhanden war. Demnach scheinen bei Gehemmten Versündigungsideen und Selbstvorwürfe im Vordergrund zu stehen, bei Erregten Verfolgungsideen und, wie wir später sehen werden, Größenwahnvorstellungen.

Bei der Mehrzahl der Fälle mit Verfolgungsideen ist das Objekt der Verfolgung die Person des Kranken selbst; oft handelt es sich um unsichtbare, geheimnisvolle Verfolger, manchmal um konkrete Persönlichkeiten oder auch um Komplotte. Ein Kranker äußerte, er werde von einem Medium verfolgt; andere Äußerungen besagen: Sie (die Kranke) sei genotzüchtigt worden; die Bauern des Wohnortes seien vom Ortspfarrer aufgeboten, ihn totzuschlagen (Lehrer); ihr Mann habe ihr ein „Ripperl“ (Fleischstück) durchs Gehirn geworfen (Anklang an hypochondrische Vorstellungen und Gefühlstäuschungen); der Knopf des Hemdes sei elektrisch geladen, er werde damit totgeschossen werden; sei ein preußischer Schuft, werde enthauptet; der Metzger habe ihre Kinder umbringen wollen; das Essen sei Menschenfleisch und das Fleisch ihrer eigenen

Kinder; Bleche werden heiß gemacht, um ihre Kinder zu rösten; der Ehemann werde lebendig eingemauert und zum Tode verdammt; sie sei mit einer silbernen Kugel durchs Herz geschossen; werde suggeriert, werde mit Röntgenstrahlen gekocht, mathematisch gebraten; sei magnetisiert, elektrisch beeinflußt; mit Fingern werde auf ihn gedeutet; Hundshaare und Nadeln seien im Essen; man wolle ihn durch schlechte hygienische Verhältnisse ums Leben bringen; die Anstalt sei ein Asyl für den aufgedrungenen Selbstmord; durch einen Apparat werden sukzessive alle Glieder festgelegt, so daß er sie nicht rühren könne.

Dem Charakter der Bevölkerung oder der Denkweise der Persönlichkeit entsprechend sind die Verfolgungsideen häufig religiösen Gebieten entnommen. So äußerte sich eine Kranke: Ihr seien alle Sünden der Welt aufgeladen, der Professor sei der Oberbonze, sie sei der unfreiwillige Erlöser der Welt. Andere Kranke glauben, daß feindliche Mächte gegen sie wirken, sie werden vom bösen Feind verfolgt; eine Kranke äußerte, man halte sie für eine Prostituierte; sie müsse als Rosenkönigin zur Hölle fahren; Teufel treten nachts ans Bett; der Teufel sitze in ihr.

Sehr häufig finden sich Vergiftungsvorstellungen; eine Kranke, welche als Schwester in einem Krankenhause angestellt war, glaubte, die Kinder würden nachts mit Gas betäubt. Meist richten sich die Besorgnisse gegen die eigene Person; eine Kranke äußerte, sie sei an Diphtherie angesteckt; andere Äußerungen: sie (die Kranke) bekomme Sublimat im Essen; werde zu Tod gequält; es sei ihr Fuchsleber in den Wein hineingetan worden; alles sei voll Chloroform, der Hauch des Ehemannes sei giftig.

Eine besondere Nuance der Furcht vor Verfolgung stellen Vorstellungen dar, deren Inhalt ein vermeintliches, besonderes Beobachtetwerden von seiten der Personen in der Umgebung ist. So glaubte eine Kranke, man habe Schutzleute aufgestellt, um sie zu beobachten; andere äußerten; die Leute sprechen über sie, sehen sie eigentümlich an, lachen über sie; die Zeitungen werden ihretwegen gedruckt.

Wie oben schon erwähnt, stellen eine Schattierung des Verfolgungswahns die Beeinträchtigungsideen dar. So fühlte sich eine Köchin von den anderen Mädchen krankhaft beeinträchtigt und zurückgesetzt; eine Kranke sprach von einem Haberfeldtreiben (früher in Südbayern übliches Volksgericht), das man gegen sie vorhabe, die Leute mögen sie nicht, ihre Kinder habe man verwechselt.

In innigem Zusammenhange damit, als Beeinträchtigungsideen gefühlt, aber gegen den Ehemann gerichtet, treten Eifersuchtsideen auf. So hielt eine Kranke eine andere für die Geliebte ihres Mannes und schlug dieselbe; eine Kranke äußerte (ohne Grund), ihr Mann habe es hinter ihrem Rücken mit anderen Frauenspersonen.

ζ) Nihilistische (Kleinheits-)Wahnvorstellungen. Eine verhältnismäßig recht geringe Rolle im Rahmen der Wahnideen des manisch-melancholischen Irreseins spielen die Vorstellungen nihilistischer Art. Sie sind nahe verwandt den hypochondrischen Wahnvorstellungen, von denen sie sich nicht scharf trennen lassen. Wir finden sie in 5 % der Fälle des gesamten Materials und in 6 % der Fälle mit Wahnvorstellungen überhaupt. Das Verhältnis des Geschlechtes entspricht dem in den Wahnvorstellungen überhaupt gegebenen, d. h. der Verteilung, die das manisch-melancholische Irresein überhaupt zeigt.

Auffallend ist die Altersverteilung. Während wir sonst die Fälle ungefähr zu gleichen Teilen auf die Altersstufen unter und über 45 Jahren verteilt sehen, überwiegen hier die Altersstufen von über 45 Jahren. Wir finden nur 9% der Fälle in einem Alter von 21—30 Jahren, während 23 % zwischen das 41. und 50. Lebensjahr fallen, und demnach 68 % der Fälle ein Alter von über 50 Jahren zeigen. Bemerkenswert ist, daß 38 % der Fälle dem hohen Alter von 61—70 Jahren angehören. Es ist das kein Zufall; wenn wir die sonstige klinische Erfahrung zuziehen, so wird es uns noch klarer, daß der Nihilismus und der Kleinheitswahn Erscheinungen des höheren Alters sind. Zum großen Teile gehören die Fälle (28 %) Melancholien an, die erstmalig in der Involution aufgetreten sind, zum größten Teile (in 33 %) gehören sie aber zu den zirkulären Formen, welche in früherem Alter ihren Anfang genommen haben.

Es ist nun von Interesse, zu erfahren, in welchem Verhältnis die Psychomotilität zu den Fällen mit Kleinheitswahn steht. Hier tritt uns die auffallende Tatsache entgegen, daß 71 % der Fälle eine psychomotorische Erregung aufweisen. Wir können demnach behaupten, daß die Kleinheitswahnideen bei ungefähr dem manisch-melancholischen Irresein entsprechender Verteilung auf die Geschlechter den Involutionsjahren angehören, und meist mit einer psychomotorischen Erregung verbunden sind

Im folgenden soll eine Blütenlese einschlägiger Wahnvorstellungen wiedergegeben sein. Ein Kirchenrat behauptete, er sei kein Kirchenrat mehr; eine Frau erklärte, sie habe Sand im Mund, der Leib sei leer; im Hirn sei Wasser, das durch die Nase abfließen könne. Andere Äußerungen: Kopf und Nase seien nicht zu klein; er habe keinen Magen, keinen After mehr; seine Brust sei nur ein „Nein", die Lungen seien so groß wie eine Birne; er sei eine lebende Mumie; das Gehirn sei ganz geschwunden, das Herz klopfe am Rücken; er habe ganz kleine Extremitäten; er könne nicht essen, habe keinen Kopf mehr; er gehöre zu den Nattern und Kröten; der Puls gehe nicht mehr; er sei gar nicht geboren; der Arzt sei um die Hälfte kleiner geworden; er (der Kranke) sei lebendig tot; der Kopf sei bald so groß wie ein Wasserschaff, bald so groß wie eine Nuß; der Kopf sei so groß wie ein Fingerglied; sie habe einen Katzen-, einen Pferdekopf auf; sie habe keine Seele mehr, sei zu Wasser geworden.

Auffallend war in einzelnen Fällen das Verlangen der Kranken, man solle ihnen einzelne Körperteile zerstören; so bat eine Kranke, die früher versucht hatte, sich die Augen auszubohren und die Finger abzubeißen, den Arzt, er solle ihr eine Fingerkuppe wegschneiden. Die Fälle befanden sich in einer schweren Verwirrtheit und waren offenbar von Wahnideen beeinflußt, welche ihnen den Wert ihrer Glieder gleich Null machten. Es ist im einzelnen Falle erklärlicherweise sehr schwer, die wirklichen Motive für einen solchen Selbstverstümmelungstrieb zu finden, insbesondere, da bei solch schweren Verwirrtheitszuständen die Erinnerung an diese Zeiten auch in der Genesung eine summarische und unvollständige zu sein pflegt. Bei vielen der Fälle dieser Gruppe werden wohl Gefühlstäuschungen und körperliche Sensationen eine Rolle spielen.

η) Wahn der Persönlichkeitsveränderung. Es handelt sich hier um Wahnvorstellungen, bei denen die Beurteilung der eigenen Persönlichkeit wahnhaft verändert ist; die Veränderung ist geschehen, mit dieser Tatsache wird von den Kranken gerechnet. Im wesentlichen sind es Vorstellungen, die einem depressiven Affektzustand entsprechen. Sie zeigen eine nahe Verwandtschaft einerseits zum Verfolgungs- bzw. Beeinträchtigungswahn, andererseits zu dem Wahne der Situationsveränderung. Von der Hypochondrie unterscheiden sie sich durch die Präzision, mit der eine bestimmte Veränderung beschrieben wird. Es sind ausgesprochen somatopsychische Vorstellungen.

Bemerkenswert ist, daß von der verhältnismäßig geringen Anzahl von solchen Fällen (4 % der Gesamtzahl, 6 % der Fälle mit Wahnvorstellungen) der weitaus überwiegende Teil (90 %) dem weiblichen Geschlechte angehört. Ferner ist zu beachten, daß das jugendliche Alter (20—30 Jahre) sehr stark vertreten ist (32 %), im Gegensatze zu dem sonstigen Verhältnisse der Beteiligung dieser Altersstufe an Wahnvorstellungen mit 17 %. Die Verteilung der hierher gehörigen Fälle auf Verlaufsformen und Symptome weist keine Besonderheit auf.

Sehen wir uns die Wahnvorstellungen im einzelnen an, so erfahren wir von einer Kranken, daß sie das Gefühl habe, als sei der Kopf angebohrt worden, eine Kranke gab an, sie werde in der Hölle ein Gockel (d. i. Hahn), sie spüre schon, daß der eine Fuß zu einer Kralle werde. Eine Kranke äußerte, der Kopf sei auseinandergesägt und Blei hineingegossen; weiter: das Blut sei vergiftet; im Stuhle seien ihr 10 Kinder und 12 Apostel abgegangen.

Eine auffallend große Rolle spielt die Veränderung der genossenen Speisen; die Vorstellung, daß das Fleisch der Nahrung Menschenfleisch sei, hört man sehr häufig; so ist auch bei manchen Kranken der große Abscheu vor Fleischnahrung psychisch zu erklären. Eine zirkuläre Kranke bat händeringend den Arzt, er solle ihr die Fingerkuppe abschneiden, was wahrscheinlich so zu erklären ist, daß sie glaubte, es sei ihr der Finger abgestorben. Dieselbe Kranke äußerte die Vorstellung, sie sei lebendig begraben. Sie versuchte, den Finger am Licht zu verbrennen, sich den Finger abzubeißen und die Augen auszubohren.

Manche Kranke halten sich für in andere Personen verwandelt; so behauptete ein Kranker, er sei König Ludwig II.; eine Kranke glaubte, sie sei mit dem Totenhemde bekleidet. Infolge von Veränderungsvorstellungen aß eine Kranke die Erde aus den Blumentöpfen und verschluckte Spielsteine. Weitere Äußerungen einer Kranken mögen folgen: Teufelchen seien um sie herum; Totenkäfer kriechen auf der Brust; sie sei hypnotisiert, magnetisiert, verhext, der Teufel sei in ihr; sie stehe unter magischem Einflusse; sie wisse nicht, ob sie ein Teufel, eine Hexe oder ein Drache sei; der Teufel sei in ihr, sie spüre ihn ganz deutlich, man solle ihr nur in den Mund hineinsehen. Eine andere Kranke fühlte, daß man ihren Körper in den Abtritt hinunterziehe.

In sehr vielen dieser Fälle handelt es sich um Wahnideen, welche in einem Zustande von Verwirrtheit hauptsächlich im deliranten Stadium der Erkrankung aufgetreten sind.

ϑ) Allgemeiner (Situations-)Veränderungswahn. Das wesentliche Unterscheidungsmerkmal des allgemeinen (Situations-) Veränderungswahnes vom vorigen ist der, daß hier die ganze Situation eine Veränderung zeigt, und die Persönlichkeit selbst nur eine der agierenden Personen ist; sehr häufig ist die märchenhafte, sonderbare Verwandlung der Umgebung bemerkenswert. Das weibliche Geschlecht herrscht bei den Fällen dieser Gruppe nicht in dem Maße vor wie bei den vorhergehenden: die Verteilung der Fälle auf das Lebensalter gleicht derjenigen der Fälle von Wahnvorstellungen überhaupt. Auffallend ist die geringe Beteiligung von depressiven Verlaufsformen;

die zirkulären herrschen bei weitem vor. Meist sind die Wahnvorstellungen bei diesen Fällen in einem Zustande von Verwirrtheit geäußert, zum Teil auch nachträglich zur Erklärung des Zustandes angegeben; im wesentlichen handelt es sich wie bei der letzten Gruppe um ein delirantes Stadium der Krankheit.

Merkwürdig sind bei einem zirkulären Kranken die Seelenwanderungsvorstellungen; er will die Seele seines Hundes Luchs besitzen; in jedem Menschen stecken zwei Teile, ein männlicher und ein weiblicher; seine Frau sei sein weiblicher Teil, also seine Schwester, und mit dieser dürfe er nicht verheiratet sein. Eine Kranke gab an, eine Mitkranke habe ihr die Brust weggenommen und trinke daraus; eine andere Kranke hielt die Guttapercha-Unterlage in ihrem Bett für eine Tigerhaut.

Ein sehr häufiges Vorkommnis sind Personenverkennungen, so daß den Kranken manchmal ihre ganze Umgebung fremd und verzaubert vorkommt; z. B. die Kinder des Arztes seien die eigenen; die Kinder seien anders geworden; ein Kranker hält die Nachtwache für den Bürgermeister seines Heimatsortes; die Kinder seien verwechselt.

Sehr häufig sind die Veränderungsideen delirant, sie sind verflochten mit illusionären Sinnestäuschungen und von solchen gar nicht ganz zu trennen. Öfters hört man die Vorstellung, die ganze Stadt brenne oder es sei ein großer Krieg. Ein Kranker glaubte in einem Röntgenkabinett zu sein; überall brenne es; Tote seien auferstanden, eine große Schlacht müsse in der Nähe gewesen sein; alles dränge sich herum; die Verwandten seien da und schreien. Eine künstlerisch angelegte Kranke gab nachträglich an, es sei ihr gewesen wie die phantastische Symphonie von Berlioz; sie habe die Zeichnungen zu Dante einzeln durchgeträumt; andere glauben, Eisenbahnzüge seien Leichenzüge; ein Zug Freimaurer sei vorübergegangen.

Im engen Anschluß daran steht der Situationsveränderungswahn. Die Kranken glauben im Gefängnis zu sein; ein Galgen sei im Nebenzimmer an der Decke angebracht; Äußerung einer Kranken: sie schmachte in einem Tonnengewölbe; alles sei eingemauert; einer Manischen: sie sei in einer Äußerung eines manischen Kranken: falschen Wohnung; das Zimmer sei aus Marzipan.

ι) Zwangsvorstellungen. Unter Zwangsvorstellungen ist eine Art von Wahnideen zu verstehen, welche gegen den Willen des Kranken und bei nicht erheblich gestörtem Bewußtsein in gleichartiger Weise und in längerem Zeitraum sich in den Vorstellungskreis drängt. Es kann sich um Vorstellungen handeln, die das Handeln und Denken für eine gewisse Zeit zwangsmäßig lenken und den Willen zurückdrängen; der Kranke hat Einsicht in das Verkehrte dieser Vorstellungen, steht aber unter ihrem Zwange; er empfindet sie als etwas Fremdartiges und Unbegreifliches, weil er sie mit seinen Gefühlen und seiner Erfahrung nicht in Einklang zu bringen vermag.

Es mag zunächst auffallend erscheinen, daß wir Zwangsvorstellungen im manisch-melancholischen Irresein begegnen; vergegenwärtigen wir uns aber, daß wir es in der genannten Krankheit mit einer Psychose ausgeprägt degenerativen Charakters zu tun haben, und daß wir gerade dem Zwangsirresein bei schwer degenerierten Leuten begegnen, so verliert diese Tatsache ihre Besonderheit.

Immerhin handelt es sich um eine Erscheinung, welche im manisch-melancholischen Irresein ungewöhnlich ist und in meinem Material nur 1,5 %

der Fälle umfaßt. — Differentialdiagnostisch ist, abgesehen von der Periodizität, das Auftreten spezifisch manisch-melancholischer Symptome von Wichtigkeit. Die Periodizität ist natürlich durchaus nicht maßgebend; ist doch bekannt, daß eine große Zahl der Erkrankungen an Zwangsvorstellungen periodisch verläuft, ohne deshalb in das Gebiet des manisch-melancholischen Irreseins zu gehören. Von den mir zur Verfügung stehenden 6 Fällen gehören zwei den zirkulären Formen, drei den periodisch melancholischen und einer der melancholischen Form in der Involution an. Zirkuläre und depressive Krankheitsbilder teilen sich in die Fälle in gleicher Weise. Fälle rein manischen Charakters finden sich nicht. Dem Lebensalter nach fällt die Mehrzahl in das vierte Jahrzehnt. Zweifellos gehören überhaupt sehr viele Erkrankungen mit Zwangsvorstellungen zu den manisch-melancholischen; es zeigen sich bei genauer Aufnahme der Anamnese und bei Verfolgen des Falles die Periodizität, die typische Denkhemmung und andere Symptome.

Bei zwei Kranken betrafen die Zwangsvorstellungen Platzangst und eigenartige motorische Störungen; die eine Kranke mußte mit dem Kopfe und mit den Armen sonderbare verschrobene Bewegungen ausführen und dazu bestimmte Worte sagen: „Laissez-moi, laissez-moi travailler.“ Bei einer weiteren Kranken, deren interessante Krankheitsgeschichte von Groß veröffentlicht ist, und welche trotz einer starken Denkhemmung eingehend Auskunft geben konnte, da sie über eine geradezu vorzügliche Selbstbeobachtungsgabe verfügte, obwohl sie den ungebildeten Ständen angehörte, ging der Mechanismus der Zwangsvorstellungen folgendermaßen vor sich: „wenn sie etwas sagen wolle, sei der Gedanke schon wieder fort; beim Essen denke sie, das könnte Gras sein; sie denke, das ist ein Rock, zu gleicher Zeit komme der Gedanke, der Rock sei ein Strumpf.“ Hier führen die Beobachtungen ohne weiteres zu der Ansicht, es müsse die Denkhemmung zu einer inneren Ideenflucht geführt haben, welch letztere zweifellos den Charakter des Zwangsmäßigen hat. Auffallend ist auch, daß diese Vorstellungen der Kranken sich vorzüglich ins Gedächtnis einprägten, so daß sie die Reihe ganz gut zu reproduzieren imstande war.

Die Art der Zwangsvorstellungen pflegt die gewöhnliche zu sein, Platzangst, Schmutzangst, Syphilidophobie usw.

Die Krankheitsgeschichte einer Kranken sei ausführlich angeführt (Tafel 16i); Marie B., geb. 1854. Heredität: Eine Cousine väterlicherseits leidet an Epilepsie, eine andere hat sich erschossen. Intellektuell sehr gut veranlagt. Stets verliebt; bei Ereignissen irgendwelcher Art erregt, ja sogar exaltiert; war ein „düsteres“ Kind, immer anders als die Geschwister. Verheiratet, keine Kinder. Kein Potus. 1874 wegen Verstimmung mit Nervenzucken einige Wochen in einer Heilanstalt; 1883 2—3 Monate schwermütig, unbestimmte Angstgefühle; 1887 2—3 Monate deprimiert; während einer Predigt war bei Beginn der Erkrankung plötzlich folgende Zwangsvorstellung aufgetaucht und blieb während der Depression bestehen: „Das war recht ungeschickt von Christus, daß er sich hat alles von den Juden gefallen lassen.“ Im Gebet kam ihr immer anstatt „gesegnet“ die Vorstellung „verhext“. 1890 ein Jahr lang deprimiert. Die Periode sistierte; die Kranke masturbierte sehr stark, geriet dabei in Schweiß; dazu eigenartige zwangsmäßige Grimassen, zuckungsartiges Verziehen der Mundwinkel. Sie befand sich 3 Monate in der Irrenanstalt. Sie glaubte verhext zu sein; es kam der Gedanke: sie müsse das deutsche Reich aufrichten, sie werde die Frau des deutschen Kaisers. Bei einer Reise nach München meinte sie, es gehe jetzt zu ihrer Krönung als Königin von Bayern. Sie jammerte viel und war teilweise unruhig. Die Vorstellungen erkannte sie als wahnhaft und konnte mitten drin über sie laut auflachen. Der Wechsel zwischen den ruhigen Zeiten und dem erregten Verbigerieren war ein sprunghafter. Ihre Qualen wußte sie gewandt zu schildern. Sie hatte die Vorstellung: „Der Hofzug wartet, steig' ein nach Berlin, du bist die deutsche Kaiserin, dein Hofstaat besteht aus Hunden und Katzen." „Du mußt nach Spanien und regieren." Selbstmordversuche. Hört sich einflüstern: „Verstanden, Kaiserin." Schlechter Schlaf, Selbstvorwürfe. 1904, 5. Depression. Grimassen, Zwangsbewegungen, Masturbation, Schweißausbrüche, verbigerieren bei den Grimassen, immer dasselbe wiederholend. Spricht alles in singendem Tone und Rhythmus. Zwangsvorstellung: das Wort „Kaiserin". 1906 Genesung.

Es handelt sich demnach um eine fünfmal wiederholte Depression mit den charakteristischen Erscheinungen des manisch-melancholischen Irreseins. Die Depression war meist mit einer psychomotorischen Erregung, oft recht erheblichen Grades, verbunden. Schon in der zweiten Depression traten Zwangsvorstellungen ein, welche sich dann in ähnlicher Weise immer wiederholten. Auffallenderweise handelt es sich dabei um Größenvorstellungen mitten in der schwersten ängstlichen Erregung. Einsicht für den krankhaften Charakter der Vorstellungen war mindestens in den letzten zwei Depressionen vorhanden. Zu den Zwangsvorstellungen gesellten sich eigenartige Formen von Zwangsbewegungen, Grimassieren und Masturbieren.

κ) Größenwahnvorstellungen. Größenwahnvorstellungen sind eine recht häufige Erscheinung im manisch-melancholischen Irresein. Wir finden sie in 17 % der Fälle des gesamten Krankenmaterials, in 22 % der Fälle mit Wahnvorstellungen. Ganz auffallend ist das Verhältnis zwischen der Zahl männlicher und weiblicher Erkrankungen. Während bei dem ganzen Material mit Wahnvorstellungen das Verhältnis wie 1 : 2 ist, besteht bei den Größenwahnvorstellungen ein solches von 3 : 2, also beinahe umgekehrt. Die Formen, welche Größenwahnvorstellungen zeigen, gehören in 84 % den zirkulären, in 18 % den manischen Erscheinungsformen an, es ist demnach der Größenwahn durchweg als ein manisches Symptom anzusehen. Da manische Formen verhältnismäßig häufiger bei Männern wie bei Frauen beobachtet werden, so ist demnach wohl erklärlich, daß die Männer sehr stark beteiligt sind. Aber die überragende Mehrheit männlicher Beteiligung an den Größenideen ist dadurch noch nicht erklärt; und es fällt auch schwer sie zu begründen. Man wird wohl annehmen müssen, daß die männlichen manischen Erkrankungen ausdrucksvoller verlaufen; der Mann hat eben mehr Ideen, mehr Vorstellungen und bringt dieselben mehr zum Ausdruck. Es ist ja doch überhaupt eine allgemeine Erfahrung, daß die weiblichen Psychosen weniger produzieren; die Frauen sind motorisch beweglicher, die Männer intellektuell produktiver.

Betrachten wir uns nun die Größenwahnvorstellungen genauer, so müssen wir zunächst unterscheiden solche, welche die gegenwärtige Situation als verändert hinstellen und solche, bei denen sich die Größenideen mehr als Wünsche, als „Zukunftsmusik", als das Gegenstück zu den Befürchtungen für die Zukunft darstellen. Die ersteren herrschen bei den Formen vor, welche Verwirrtheit und delirante Erscheinungsweise zeigen, die letzteren bei den mehr besonnenen Kranken. Ein weiteres Unterschiedsmerkmal ist, daß die eine Gruppe glaubt, die Persönlichkeit habe sich im Sinne der Größenidee umgewandelt, während die zweite Gruppe die Umgebung in diesem Sinne für umgewandelt hält.

Die populärste Größenwahnvorstellung ist zweifellos diejenige, welche sich auf die materielle Lage bezieht, und welche die Kranken mit Millionen um sich werfen und Schecks auf Milliarden besitzen läßt. Im allgemeinen kann man konstatieren, daß die „Millionenidee“ bei den manisch-melancholischen Kranken bei weitem nicht die Rolle spielt, wie wir sie bei Paralytikern wahrnehmen. Viel häufiger ist die Umwandlung der Person und der Situation in Hinsicht auf die soziale Stellung und in Hinsicht auf Geistesgaben und deren Ausnützung.

Recht oft erscheint die Vorstellung, daß die Kranken selbst Gott seien. So äußerte ein Kranker, er sei der Herrgott, sei der größte Prophet des Jahrhunderts, er sei berufen, die Welt fertig zu erlösen; eine Orange gab er als Weltkugel aus; er meinte, er sei der Christus, der vor und nach Christus vor 2 und 3000 Jahren gekreuzigt worden sei; er komme gleich nach Christus, habe Moses und verschiedene Personen gefangen, welche er in einem Netz habe.

Weitere Vorstellungen: sei Märtyrerin, sei der Mutter Gottes Kind, habe übernatürliche Gottesgaben; sei Luzifer, der eine von 3 Teufeln, sehe aus wie eine Riesendame; sei eine Art von Messias; sei rex Judaeorum in bona parte Neapolis. Ein Kranker unterschrieb sich als der „Tröster J. Christ. H......“ und hielt sich für Christus, den Direktor der Anstalt für den Antichrist. Erlöserideen und religiöse Aufgaben werden öfters genannt, so hielt sich ein Kranker für einen Prediger, der Blitz und Donner mit sich führt, der noch den hl. Paulus heruntersteche. Eine Kranke, im Berufe Damenschneiderin, wollte Missionarin in Afrika werden, eine Kunstmalerin eine neue Religion stiften.

Die häufigsten Wahnideen im Sinne der Größenwahnvorstellung sind diejenigen, welche sich auf die soziale Stellung beziehen. Die Kranken fühlen sich als Kaiser, König, Prinz; sie glauben, sie seien gräflicher Abstammung usw. Eine Kranke, eine 60jährige Dame, wollte die Maitresse des Königs werden; ein Kranker erklärte, er hätte eine Prinzessin heiraten sollen; ein junges Mädchen sagte, es sei Königin und hätte Prinzen im Leib, die Anstalt sei die Residenz; ein Dienstmädchen erklärte, ein Prinz komme zu ihm, es sei das Dornröschen, es sei ihr wie Schuppen von den Augen gefallen. Überhaupt spielt das erwartete Kommen hoher Persönlichkeiten eine große Rolle. Ein Kranker meinte, er habe schon vor 5656 Jahren in einem goldenen Zeitalter gelebt; er könne mittels seines Gesanges Tote erwecken; sei ein Prinz. Eine kranke Dame verlangte goldenes Geschirr, wie es der Königin von Samos gebührt. Ein Kranker behauptete, er sei ein Prinz und bei seiner Geburt vertauscht worden.

Ihre Geistesgaben erscheinen den Kranken oft in eine große Höhe gerückt. So glaubte ein Schneider, er werde als Bassist im Hoftheater auftreten; weitere Äußerungen: werde einen Menschen mit fünf Köpfen erschaffen, der fliegen und schwimmen könne; die Kleider böten eine willkommene Handhabe zur Lösung mathematischer Probleme; habe mit Bismarck „gesoffen“, wolle den Weltkrieg erklären; müsse das deutsche Reich mitverwalten (Schneider); wolle eine Reise um die Welt machen (Taglöhnerin); werde der erste Geheimdetektiv Deutschlands (Uhrmacher); werde das soziale Elend beseitigen; habe in der deutschen Sprachforschung einen goldenen Schlüssel gefunden; verstehe geheimnisvolle Künste; sei Kapellmeister (Dorfmusiker); habe das Perpetuum mobile erfunden; sei die Vertreterin süddeutschen Humors (Arztwitwe); habe eine élektrische Quelle entdeckt; sei die Jungfrau von Orleans (Dienstmädchen); wisse mehr als alle Professoren, verlangt eine goldene Leier, ein Szepter, ein weißes Pferd (Geistlicher).

Die Beispiele mögen zeigen, wie verfehlt es ist, „schwachsinnige" Größenideen als ein Spezifikum der Paralyse anzusehen; gewiß sind solche beim manisch-melancholischen Irresein weniger häufig, aber es ist nicht möglich, daraus „Schwachsinn" ableiten zu wollen.

2. Sinnestäuschungen.

Während sich Wahnvorstellungen in mindestens 78 % der Fälle von manisch-melancholischem Irresein vorfinden, begegnen wir Sinnestäuschungen in einer erheblich geringeren Zahl, bei 31 % der Fälle. Die Verteilung auf die Geschlechter ist genau dieselbe wie bei den Wahnideen (34 % männliche, 66 % weibliche Fälle). Auch die Verteilung auf die verschiedenen Altersstufen entspricht so ziemlich dem bei den Wahnideen Gesagten. Was die Erscheinungsform der betreffenden Fälle betrifft, so sind die zirkulären Fälle etwas mehr beteiligt wie bei den Wahnvorstellungen.

Im folgenden sollen die Illusionen und Halluzinationen, welche nach den Sinnesarten eingeteilt sind, gemeinsam besprochen werden. Im allgemeinen läßt sich sagen, daß die Halluzinationen gegenüber den Illusionen in bezug auf die Häufigkeit ihres Vorkommens bedeutend zurücktreten. Die Sinnestäuschungen haben bei manisch-melancholischen Kranken im Ganzen den Charakter des Traumhaften; sie machen sehr häufig einen recht verschwommenen, wenig plastischen Eindruck.

α) Gesichtstäuschungen. Gesichtstäuschungen sind bei 11 % des Gesamtmaterials, bei 34 % des Materials, bei dem Sinnestäuschungen überhaupt zu beobachten waren, beteiligt; die Zahlenverhältnisse der Geschlechter entsprechen im wesentlichen denen bei den Fällen mit Sinnestäuschungen überhaupt. Was die Beteiligung der einzelnen Altersstufen betrifft, so ist auffallend, daß die Neigung der Begünstigung höherer Altersstufen nicht zu verkennen ist. Die zirkulären Verlaufsformen sind mit verhältnismäßig sehr großen Zahlen beteiligt. Mit Vorliebe treten die Sinnestäuschungen in deliranten Phasen der Erkrankung auf, und das gilt vor allem auch für die Gesichtstäuschungen. Die Verwirrtheit kann recht gering und vorübergehend sein, es handelt sich oft nur um kurze traumhafte Zustände. Dem Charakter nach sind die Gesichtstäuschungen mehr illusionärer Art; sehr deutliche und plastische Täuschungen treten nur vereinzelt auf.

Bei Bewertung späterer Angaben der Kranken über Gesichtstäuschungen ist große Vorsicht am Platze; die Kranken haben nicht selten die Neigung, die Gedächtnislücken, welche nur verschwommene Erinnerungsbilder enthalten, auszugestalten und die Erlebnisse plastischer herausarbeiten, als sie wirklich gewesen sind.

In manchen Fällen erfahren wir, daß die Kranken „blitzen" sahen, sie sahen Blitze einschlagen, „aufflammen". Solche Wahrnehmungen sind nicht selten kombiniert mit Wahnvorstellungen einer Schlacht, die in der Nähe ist, mit der Idee des Weltuntergangs usw.; so äußern, wie oben schon angeführt,

Kranke die Wahnvorstellung, daß die Stadt in Flammen stehe; dazu treten dann die dazu gehörigen Sinnestäuschungen, welche das delirante Bild vervollständigen. In den meisten Fällen beziehen sich die Gesichtstäuschungen auf das Sehen bekannter Personen oder Gestalten, welche dem religiösen Gebiete entnommen sind. Vielfach mögen einfache Personenverkennungen als Sinnestäuschung imponieren. So sah eine Kranke alle möglichen Bekannten; eine Kranke nahm Geistererscheinungen wahr; eine Patientin sah einen schwarzen Mann, dann eine weiße Dame, welche wie ein Engel durchs Zimmer flog; eine Kranke sah einen Mann mit einem Revolver im Zimmer, eine andere die Gesichter des Arztes und ihres Mannes, ferner Mäuse im Zimmer und im Essen; „die Luft ist voll von ungarischen Reitern und von Lämmergeiern; Teufel, Gestalten aus dem Jenseits“. Nicht selten sind die Gestalten auch in Bewegung; so sah ein Kranker, wie in den Figuren in der Kirche die Augen sich bewegten; auf den Häusern bewegen sich vier schwarze Männer, die aussehen wie Schornsteinfeger; Gespenster, Engel; die Kinder kommen zur Türe herein; wenn sie beten wolle, sehe sie lauter kleine Teufel um sich, die sie davon abhalten; nackte Personen an der Wand, Teufel in Gestalt eines Eichkätzchens.

In einem Falle von chronischem Verlaufe der Psychose waren die Gesichtstäuschungen so plastisch, daß die Kranke mit den halluzinierten Personen sprach, mit ihnen spielte und nach ihnen mit Nennung der Rufnummer telephonierte. Doch scheinen solche Fälle Seltenheiten zu sein. Die geringe Plastik kann geradezu diagnostisch zu verwerten sein gegenüber der außerordentlichen Deutlichkeit des Auftretens der Sinnestäuschungen bei Dementia praecox-Kranken. Am meisten Ähnlichkeit haben die Sinnestäuschungen deliranter Art mit denen, welche in den leichten Verwirrtheitszuständen im postapoplektischen Irresein vorkommen, und mit denen, welchen wir bei hysterischen Dämmerzuständen bzw. Delirien begegnen.

Die im folgenden angeführten Täuschungen weisen durch ihre verblüffende Ähnlichkeit mit den hysterischen auf diese Verwandtschaft ganz besonders hin; sie sind nicht allzu häufig. Die Kranken sehen Totenköpfe an sich vorbeischweben, auf dem Bette Köpfe, Augen, Schlangen, furchtbar blickende Augen, gläserne Augen, Tiergestalten; eine Kranke sah in einem verworrenen Zustand die gequollenen, abgeschnittenen Köpfe ihrer Töchter.

Es möchte noch darauf hingewiesen sein, daß dieselben Sinnestäuschungen immer wieder in der gleichen Weise auftreten können und so eine schwere Angst hervorzurufen imstande sind. Auffallend ist, daß die Gesichtstäuschungen in der überwiegenden Zahl nachts auftreten, nicht im Schlafe, sondern offenbar in dem Zustande von Überreiztheit, den der Affekt, verbunden mit der Schlaflosigkeit bei den Kranken hervorgerufen hat; auch hier ist eine Parallele mit den Sinnestäuschungen der Apoplektiker und der Hysterischen zu ziehen.

β) Gehörstäuschungen. Die Gehörstäuschungen kommen in 19 % der Fälle des Gesamtmaterials an manisch-melancholischen Fällen und in 60 % des Materials an Fällen, in denen Sinnestäuschungen nachzuweisen sind, vor. In bezug auf die Verteilung der Geschlechter ist bemerkenswert, daß die Gehörstäuschungen bei Frauen verhältnismäßig sehr häufig sind, häufiger als die Gesichtstäuschungen. Die Altersstufen zeigen auch einen Unterschied gegenüber denen bei den Gesichtstäuschungen; wir sehen eine wesentlich stärkere Beteiligung des jugendlichen Alters. Am auffallendsten ist das erheblich häufigere

Vorkommen von Gehörstäuschungen bei rein depressiv verlaufenden Fällen, im Gegensatz zu den Fällen mit Gesichtstäuschungen. Man könnte demnach daran denken, daß Frauen in ähnlicher Weise die Gehörstäuschungen bevorzugen, wie sie zu Depressionen in besonderem Maße neigen. Am häufigsten finden wir die Gehörstäuschungen in der Form von Illusionen; in deliranten Formen sehen wir sie recht häufig; sehr oft erscheint es uns, als ob der depressive Affekt zu Erinnerungsfälschungen nach dieser Richtung geneigt mache, es ist wohl eine erhöhte Empfänglichkeit in bezug auf Gehörseindrücke vorhanden.

In vielen Fällen handelt es sich um Gehörstäuschungen nicht präziser, illusionärer Art. Die Kranken hören Schießen, ein Zirpen wie auf der Wiese, Glockenläuten, das Ticken der Totenuhr, eigenartige, wunderschöne, melodische Stimmen und Akkorde, das Läuten des Armensünderglöckleins, die Posaunen des Himmels, Kanonenschläge, Trommeln, Wagenrasseln, Knallen und Schreien, Musik; ein Kranker hörte nachts Nachtigallen, Spatzen und Finken durcheinander singen. Es kommt nicht selten vor, daß Kranke aus dem Vogelgeschrei „Stimmen" heraushören, welche sie ihrem Affektzustande gemäß deuten, oder in denen sie einen diesem Zustand entsprechenden Inhalt zu vernehmen glauben.

Bei einer zweiten Gruppe werden die Gehörstäuschungen präziser, sie nehmen mehr die Gestalt von Halluzinationen an; sie sind zwar in bezug auf den Wortlaut undeutlich, werden aber häufig schon auf ganz bestimmte Personen zurückgeführt. Die Kranken hören Hilfegeschrei von seiten ihrer Kinder und Angehörigen, warnende Zurufe, ein Raunen, wie wenn gebetet würde, Stimmen aus der Ferne, sie seien in Mörderhänden; telephonische Rufe; sie hören den Teufel schreien, den Namen rufen, beängstigende Stimmen über Mord und Hinrichtung; ins Herz werde etwas gesagt, hören sich Vorwürfe machen, Stimmen von abgeschiedenen Geistern; ein Kranker behauptete, er habe eine helle Männerstimme aus dem Bettpolster gehört; was gesagt worden sei, habe er nicht verstanden; eine Kranke hörte aus dem Summen und Surren Worte heraus; dieselben seien aber nicht so wie mit den Ohren gehört, sondern in ihren Gedanken. Auch Befehlshalluzinationen kommen vor; so behauptete eine stuporöse Kranke nach Auflösen des Stupors, sie habe deswegen auf keine äußerlichen Reize reagiert, weil es ihr von der Stimme Gottes so befohlen worden sei.

In der dritten Gruppe treten die Gehörshalluzinationen noch präziser hervor; doch sind sie von den Kranken nachträglich referiert, so daß immerhin Umdeutungen und Konfabulation, immer im Sinne des Affektes, in Betracht kommen können. So hörte eine Kranke, es sei Geistesironie; eine andere Kranke hörte aus dem Eisen, das sie vom Trinken des Eisenwassers in sich zu haben glaubte, sie sei eine Schneppe, sie werde umgebracht; (ein Kranker:) die Frau sei ihm untreu, sei hingerichtet worden; (eine suicidale Kranke:) sie solle hinunterkommen ins Wasser hinein; der Bruder sei gestorben, sei ein Lump; sie solle ins Wasser springen, werde eingesperrt. Eine Kranke gab an, sie höre beständig durch ihr Herz telephonieren, sie bekomme auf diesem Wege Depeschen. Eine andere Kranke äußerte sich dahin, daß sie böse und gute Stimmen in ihrer Brust habe; die bösen geben zu, daß sie krank sei, die guten stellen das rechte Gewissen dar. Recht häufig stellen sich nach den Angaben der Kranken die Gehörstäuschungen ursprünglich nur als Illusionen dar; sie werden allmählich aus dem Sprechen der Umgebung, aus Geräuschen usw. herausmodelliert und dann von den sehr aufmerksamen Kranken in verfolgendem, depressivem, manischem usw. Sinne weiter verarbeitet.

Die vierte Gruppe wird von Fällen gebildet, in denen an der Präzision des Gehörten nicht zu zweifeln ist. Meist stellen diese Gehörshalluzinationen einzelne zugerufene Worte dar; es sind verhältnismäßig recht wenige Fälle. „Der ist es", „jetzt kommt der W. (Patient selbst) dran", „Wildschwein", „verstanden", „Kaiserin", „warte, ich lasse dich doch hinrichten, wenn du nicht ruhig bist", „Jesus", „Herrgott", „du mußt es tun" (nämlich sich umbringen). Solche Kranke geben Antwort auf das Gehörte und führen laute Gespräche mit den „Stimmen". Es handelt sich dabei durchaus nicht immer um schwer verwirrte Kranke, sondern meist befinden sie sich nur in einem verträumten Zustande. In einzelnen Fällen kommt es auch zum Hören der eigenen Gedanken; die Kranken geben an, die Gedanken würden vorgesprochen.

γ) Sonstige Sinnestäuschungen. In manchen Fällen (2 % des Gesamtmaterials, 6 % des Materials an Fällen, in denen Sinnestäuschungen nachzuweisen sind) kommen Geruchstäuschungen vor. Die Kranken riechen etwas Sonderbares, z. B. Chloroform, das Essen riecht nach Menschenfleisch. stinkende Gase, Pulver sind in der Luft. Sehr wenige Fälle bieten Geschmackstäuschungen. Es handelt sich dabei um 1 % des gesamten und um 3 % des Sinnestäuschungsmaterials. Die Kranken meinen, sie schmecken Chloroform im Essen, die Suppe sei eine Sodalösung, Alkohol und Schwefel sei im Essen.

Von den Gefühlstäuschungen war oben schon bei Besprechung der hypochondrischen Wahnvorstellungen die Rede.

f) Störungen des Bewußtseins.

Verwirrtheit.

Wir treffen im manisch-melancholischen Irresein alle Übergänge von leichtester Bewußtseinstrübung bis zu vollkommener Verwirrtheit. Es kann bei den Kranken Unklarheit vornehmlich in bezug auf die zeitlichen bzw. örtlichen Verhältnisse bestehen, es kann sich um Erlebnisse, die der Wirklichkeit nicht entsprechen, handeln, also um eine Situationstäuschung in delirantem Sinne; weiterhin kann eine Situation in Betracht kommen, die früher wirklich durchlebt, nun krankhaft von neuem in die Erinnerung tritt, oder es sind mehr oder minder phantastische, wahnhafte Erlebnisse, die in die Zukunft verlegt werden.

Wir treffen also eine Verwirrtheit häufig nur in zeitlicher Beziehung, in Beziehung auf die Umgebung usw. an. Was ich im folgenden Kapitel unter Verwirrtheitszuständen zusammenfasse, sind Fälle, welche „vollkommen" verwirrt sind, d. h. bei welchen sich die Situation vollkommen verändert und wahnhaft umgestaltet hat.

Solche Zustände finden sich in mindestens 26 % der Fälle des gesamten Materials, und zwar fallen auf das männliche 32 %, auf das weibliche 68 % der Fälle, wie es dem zahlenmäßigen Verhältnisse des männlichen und weiblichen Geschlechts im manisch-melancholischen Irresein ungefähr entspricht. Was das Alter betrifft, so scheint die Zeit vor dem 45. Jahre bevorzugt, d. h. es tritt die Zeit der Involution an Bedeutung zurück. In bezug auf die Erscheinungs form ist zu bemerken, daß die zirkulären Fälle 73 % ausmachen, periodisch manische bilden 5, periodisch melancholische 13 % der Fälle; die übrigen Prozentzahlen stammen von Fällen, die erstmals in der Zeit der Involution erkrankt sind.

Es sind die Fälle besonders zu erwähnen, bei denen im Verlaufe des ganzen Lebens, soweit es klinischen Beobachtungen zugänglich war, mehrmals Zustände von Verwirrtheit beobachtet werden konnten; diese Fälle machen 21 % des Materials, das ich unter der Verwirrtheit zusammengefaßt habe, aus. Die Unterschiede im Alter werden hier, wie es die ausgedehntere zeitliche Verteilung begreiflicherweise mit sich bringt, ganz verschwommen. Es handelt sich lediglich um zirkulär verlaufende Fälle und zwar fast ausschließlich um chronische, d. h. solche, deren Verlauf keine längeren gesunden Perioden zeigt, und die anscheinend nicht wieder in gesunde Breiten zurückgeführt wurden, also fast nur um sogenannte schwere Fälle. Die Involutionsmelancholien kommen hier nicht in Betracht. Auffallend ist, daß die schweren Bewußtseinsstörungen vorzugsweise nach einem Affektwechsel in Erscheinung treten, überhaupt gerne bei solchen Fällen, welche regen Wechsel des affektiven Bildes zeigen. Wir finden also, daß Fälle mit schwerer Verwirrtheit zu den prognostisch ungünstigeren gehören, insbesondere dann, wenn mehrfach, in getrennten Perioden, solche Zustände aufgetreten sind.

Störung der Erinnerungsfähigkeit.

Die Erinnerungsfähigkeit nach ihrer negativen und positiven Richtung ist klinisch bzw. differentialdiagnostisch sehr wichtig. Finden wir doch bei organischen Erkrankungen nach Verwirrtheitszuständen meist vollkommene Erinnerungslosigkeit. Die epileptischen, paralytischen Verwirrtheitszustände treten auch später in der Erinnerung nicht oder mindestens nicht deutlich hervor. Es ist nur die Erinnerung an eine zeitliche Lücke vorhanden, welche nachher zuweilen durch Konfabulationen ausgefüllt wird. Anders ist es bei den funktionellen Geisteskrankheiten. Bei der Diagnose Hysterie wird mit Recht großes Gewicht auf die im wesentlichen erhaltene bzw. wiederhergestellte Erinnerung gelegt, und ganz ähnlich sind die Verhältnisse beim manisch-melancholischen Irresein gelagert.

Wir erfahren in den Fällen, in denen schwere Verwirrtheitszustände vorgekommen und abgelaufen sind, daß die Erinnerung erhalten ist, bzw. wiedergekehrt ist; meist ist sie später in allen Details vorhanden, in manchen Fällen allerdings auch nur summarisch. Praktisch pflegt die Gesundung sehr oft schon eingetreten zu sein, ohne daß volle Erinnerung wiedergekehrt ist, doch stellt sie sich meist mit der Zeit noch ein.

Wir bekommen so katamnestisch die anschaulichen Beschreibungen der an Erlebnissen reichen deliranten Phasen; wir hören auch, daß die Erlebnisse während des Ablaufs der Erkrankung bis ins Detail ausgemalt und mit einer Spannung erlebt waren, welche die kleinsten Züge ins Gedächtnis eingraviert hat. Die erhaltene bzw. wiedergewonnene Erinnerung gehört zu den wichtigen differentialdiagnostischen Gesichtspunkten. Es ist von großer Bedeutung, darauf zu achten, besonders dann, wenn es sich um die Entscheidung handelt, ob die abgelaufene Psychose bzw. Krankheitsphase der Ausdruck einer funktionellen Erkrankung des Gehirns gewesen ist oder nicht. Jedenfalls ist die Wiederherstellung der Erinnerung ein Zeichen der Genesung.

g) Tagesschwankungen.

Schon der gesunde Mensch weist gewisse Schwankungen der Leistungsfähigkeit während des Verlaufes eines Tages auf. Er erwacht morgens frisch und am leistungsfähigsten; gegen Abend läßt die Arbeitsfähigkeit nach; es macht sich infolge der Tagesarbeit die Ermüdung geltend, welche Schlafbedürfnis und Schlaf herbeiführt. Nun gibt es, noch in gesunden Breiten liegend, Persönlichkeiten, welche morgens nach dem Schlafe müde sind und erst im Laufe des Tages — die Erfahrung bezieht sich im wesentlichen auf die geistige Arbeit — vor allem gegen Abend, leistungsfähiger werden. Es wird angenommen, daß diese Personen auch eine veränderte Schlafkurve haben; die größte Tiefe des Schlafes soll bei solchen gegen den Morgen zu liegen, während normalerweise die Schlaftiefe nicht lange Zeit nach dem Einschlafen das Maximum erreicht (siehe oben). Weit mehr als unter Gesunden finden wir diese abweichende Kurve der Tagesleistung unter Psychopathen und angeboren geistig abormen Persönlichkeiten. Da nun, wie früher schon ausgeführt, unter den manisch-melancholischen Kranken, wenn nicht alle, so doch eine außerordentlich große Zahl von Haus aus als psychopathisch zu bezeichnen sind, so ist es verständlich, daß wir bei diesen schon in den krankheitsfreien Zeiten, ausgesprochen aber in den Krankheitsphasen, eine Tagesschwankung sehen, welche wir als „typisch“ bezeichnen. Zweifellos tritt durchaus nicht bei allen Manisch-Melancholischen auch in den freien Zeiten diese Tagesschwankung deutlich hervor; wir hören einerseits recht häufig, daß den Kranken diese Erscheinung etwas Neues ist, während wir andererseits aber auch oft erfahren, daß sie solche Schwankungen schon in gesunden Tagen, wenn auch weniger ausgeprägt, gehabt haben.

Diese typische Tagesschwankung besteht also darin, daß die Kranken schwer aus dem Zustande des Schlafes kommen, bzw. daß sie sich an einem Zeitpunkt, in welchem der Mensch normalerweise am frischesten ist, noch müde und abgespannt fühlen und nicht leistungsfähig erscheinen. Im Laufe des Tages tritt dann, entweder allmählich oder auch ganz plötzlich wie eine Erleichterung die Besserung meist im späten Nachmittag ein. In den frühen Abendstunden verschlimmert sich in manchen Fällen schon wieder der Zustand. So sehen wir am deutlichsten bei den Melancholischen, daß sie in den Nachmittagsstunden lebhafter, gesprächiger und weniger verstimmt sind, und daß bestehende Hemmungen in ihrer Spannung nachlassen; man könnte an eine Besserung der Psychose glauben.

Was die klinischen Formen betrifft, so handelt es sich, wie gesagt, fast durchweg um depressive Zustände, mit oder ohne psychomotorische Erregung bzw. Hemmung. Psychomotorische Erregung und Hemmung ist in den Fällen meines Materials ungefähr in gleichem Maße beteiligt. In einzelnen Fällen sehen wir abendliches Schlechterwerden und morgendliche Erleichterung. Über Tagesschwankungen in den freien Zeiten ist bei diesen Kranken nichts bekannt geworden. Es handelt sich um jugendliche Kranke ohne sonstige klinische Besonderheiten.

Man könnte daran denken, daß bei den meisten Fällen die typische Tagesschwankung vereint mit der manisch-depressiven Disposition angelegt ist und bei Eintreten der Psychose entsprechend zum Ausdruck kommt; bei einer kleinen Minderheit würde es sich um entgegengesetzt angelegte, in bezug auf die Tagesleistung normal disponierte Persönlichkeiten handeln.

In dem ganzen Material waren bei ca. 10 % der Fälle ausgeprägte Tagesschwankungen zu konstatieren, und zwar verteilten sich diese Fälle mit 41 % auf das männliche, mit 59 % auf das weibliche Geschlecht. Die Männer erscheinen demnach verhältnismäßig bevorzugt.

Was die Altersstufen betrifft, so ist das höhere Alter (nach 45 Jahren) im Vorzug, was aus der Beteiligung von 19 % Erkrankungen in der Involution noch besonders deutlich hervorgeht. Rein manische Fälle mit Tagesschwankungen sind nicht beobachtet. Es ist das auffallend; man kann nicht annehmen, daß bei manischen Erkrankungen die Tagesschwankung in Fortfall kommt, vielmehr ist wahrscheinlich, daß sie durch die manische Erregung verdeckt wird; immerhin erscheint dieser Erklärungsversuch für diese sonderbare Beobachtung nicht hinreichend, es ist wünschenswert, daß nach dieser Richtung hin Untersuchungen angestellt werden.

h) Periodizität und kurzdauernde Schwankungen.

Die Periodizität gilt als ein charakteristisches Merkmal der Erkrankung. Wir finden periodische Erscheinungen allenthalben in dem physiologischen Ablauf der Vorgänge in der Natur, auch bei einer Anzahl von psychischen Erkrankungen, insbesondere bei der Epilepsie. Beim manisch-melancholischen Irresein ist die Periodizität eigentlich nur in wenigen Fällen eine einigermaßen deutliche, aber fast allen Fällen sind periodische Schwankungen nach Intensität, Affekt usw. eigen. Immerhin wird das ganze periodische Verhalten mit dem längeren Andauern der Krankheit verwaschener, wie es bei einem Krankheitsprozeß nicht zu verwundern ist.

Die kurzdauernden Schwankungen des Affektzustandes sind von besonderer Wichtigkeit. Unter kurz dauernd verstehe ich dabei Schwankungen, bei denen ein Affektzustand einen Zeitraum von einigen Tagen oder weniger einnimmt. Solches Hin- und Herpendeln des Gemütszustandes sehen wir, abgesehen vom manisch-melancholischen Irresein, besonders häufig bei Psychopathen und bei Hysterischen; sie passen bei den degenerativen Zuständen sich der Persönlichkeit ohne weiteres an und erscheinen nicht als etwas Fremdartiges, wie ähnliche Vorkommnisse bei Epileptikern. Im manisch-melancholischen Irresein ist charakteristisch, daß bei sehr vielen Kranken, welche sich nicht in einem Verwirrtheitszustande befinden und also über ihre Besonnenheit verfügen, durch Suggestion und Zureden ein entgegengesetzter Affekt für Augenblicke hervorgebracht werden kann. Diese Erfahrung erleichtert das Verständnis für die zu besprechenden Vorgänge.

Über eine ganze Reihe von Personen, welche im Verlaufe ihres Lebens an manisch-melancholischen Psychosen erkrankt sind, haben wir Kenntnis, daß sie von jeher launisch sind und unmotivierten Stimmungswechsel zeigen, und daß von Zeit zu Zeit tagelange depressive oder manische Verstimmungen eintreten. Ähnliche Schwankungen treten recht häufig in den krankheitsfreien Intervallen auf. So erklärte eine Kranke, daß sie in der freien Zeit manchmal Tage mit gedrückter Stimmung habe, an denen sie nichts arbeiten könnte. Die Zeit der Menses ist bei den Frauen überhaupt besonders zu Stimmungsschwankungen disponiert, die sich dann bei manisch-melancholischen Persönlichkeiten oft besonders scharf ausprägen.

Unter meinem Material finden sich in 15 % kurzdauernde Schwankungen des Krankheitszustandes, und zwar sind es 23 % Männer und 77 % Frauen. Im ganzen haben wir im manisch-melancholischen Irresein ein Verhältnis der Männer zu Frauen wie 1 : 2, hier von ungefähr 1 : 3. Vielleicht ist dieses Mißverhältnis dadurch zu erklären, daß, wie auch auf anderen Gebieten, die Periodizität, die steten Wellenbewegungen bei der Frau größeren Einfluß haben wie beim Manne: Der Einfluß der Menses allein kann nach früheren Erfahrungen die Ursache kaum sein.

In bezug auf die Altersstufen sehen wir das jüngere Geschlecht in ganz besonderem Maße bevorzugt; so steht die Altersstufe vom 31.—40. Jahre mit 26 % der Fälle voran. Was die klinische Erscheinungsform betrifft, sind verständlicherweise die zirkulären Formen mit 80 % der Fälle weitaus im Vordergrunde.

In bezug auf die Art des Wechsels ist zu betonen, daß hier alle möglichen Nuancen vorkommen; wir finden einen Wechsel zwischen anscheinend normalen und depressiven bzw. manischen Zeiten, am häufigsten einen Wechsel zwischen manischer und depressiver Stimmung, doch auch zwischen zorniger und deprimierter, ratlos-verlegener und deprimierter Stimmungslage, zwischen Angst und Heiterkeit, zwischen Verworrenheit und Besonnenheit. Es kommt auch vor, daß auf eine leicht depressive Grundstimmung stärker deprimierte Stunden und Tage aufgepfropft werden, ebenso wie bei hypomanischer Grundstimmung Tage stärkerer manischer Erregung beobachtet werden. Auf Tafel 1 und 16t ist die melancholische Phase einer Kranken schematisch dargestellt, bei der bei depressiver Grundstimmung ohne sichtliche Beeinflussung durch die Menses Tage schwerer Verstimmung periodisch auftreten. Tafel 16a zeigt einen chronisch zirkulären, fast dauernd verwirrten Kranken; von Zeit zu Zeit schieben sich in die tobsüchtige Manie Tage von Melancholie mit klarem Bewußtsein ein.

Wir sehen die Kranken aus heiterster Stimmung in wütende Erregung umschlagen; wir hören, daß ein Kranker in kurzen Perioden lacht, singt, und weint. Besonders stark erscheint dieser groteske Wechsel oft bei Verwirrtheitszuständen, am meisten bei deliranten Phasen. Die Kranken werden geschildert als bald vertraulich, verliebt, bald finster, verschlossen; teilweise glückselig, teilweise traumverloren; mitten im Schimpfen bricht lautes Gelächter hervor. Von einer Kranken wird berichtet, daß sie oft ganz vergnügt sei, dann aber hinterher jammere, sie hätte nicht lustig sein sollen; sie lacht oft mitten in den hypochondrischen Jeremiaden. Folgende Schilderung ist besonders anschaulich: Schwanken zwischen Zeiten, in denen sie (die Kranke) unter einem Zwange handelt, und klareren Zeiten mit Krankheitseinsicht; die Gemütsverfassung schwankt in allen Nuancen von leichter ängstlicher Erregtheit bis zu starken ängstlichen Affekten, von stumpfem, apathischen Vorsichhinbrüten bis zu lebhaften Zornesausbrüchen.

Die kurzdauernden Schwankungen treten zum Teil bei Beginn der Krankheitsphase nach krankheitsfreiem Intervall auf; sie machen den Eindruck, als ob der Kranke erst Zeit brauche, sich auf einen bestimmten Zustand einzustellen; dasselbe gilt bei Abklingen der Krankheitsphase und allmählichem Übergang in Gesundheit; auch hier sehen wir in einer großen Anzahl von Fällen das eigenartige Hin- und Herpendeln des Stimmungszustandes. Ferner finden wir gelegentlich Stimmungsschwankungen mitten in einer länger dauernden Phase, ohne daß eine besondere Änderung des Zustandes ersichtlich würde. Aber in dem größten Teil der Fälle treten die kurzdauernden Schwankungen dann auf, wenn während einer Krankheitsphase ein Wechsel des Zustandsbildes sich vorbereitet und sich mit Hilfe dieser Schwankungen langsam vollzieht. Sie scheinen da oft die Rolle der Mischzustände zu vertreten oder mit denselben gemeinsam aufzutreten. Man kann sie vergleichen mit dem Flackern des Lichtes, wenn es allmählich durch Mangel an Nahrung erlischt.

Prognostisch scheinen die kurzdauernden Schwankungen günstig zu liegen. Unter den einschlägigen Fällen finden sich keine chronischen, wohl aber subchronische und solche, welche nach mehr oder weniger langen Remissionen wieder neue Schübe zeitigen. Erstmalige Erkrankungen sind selten. Mir scheinen die kurzdauernden Schwankungen charakteristisch für prognostisch günstige Anfälle zirkulären Charakters mit der Neigung zu weiterer Periodizität zu sein. Das männliche Geschlecht und das jüngere Alter sind besonders bevorzugt.

i) Schlafstörung.

Die Schlafstörungen bei manisch-melancholischen Kranken bestehen in zwei Arten. Bei der weniger häufigen Gruppe, den Fällen von „Schlafsucht", haben die Kranken — wohl immer depressive — das Bedürfnis, die Schlafzeit auszudehnen; da aber der feste gesunde Schlaf fehlt, so „duseln" sie im Halbschlaf lange Zeit dahin. Eine Abart dieses erhöhten Schlafbedürfnisses ist die Bettsucht, eine Form psychomotorischer Hemmung.

Die gewöhnliche Schlafstörung ist die primäre Schlaflosigkeit, d. h. die Unmöglichkeit, einen tiefen, zur Erholung führenden Schlaf zu gewinnen. Es handelt sich im wesentlichen um die Schwierigkeit, einzuschlafen. Man macht die Erfahrung, daß Kranke, sobald sie eingeschlafen sind, gegen Morgen noch lange „hinduseln" und sich in einem Halbschlaf befinden, der freilich durchaus nicht voll erquickend und außerdem noch sehr häufig durch Träume gestört ist. Ausgedehnte Schlaftiefenversuche fehlen bei manisch-melancholischen Kranken; es scheint mir aber wahrscheinlich, daß die Kurve erst sehr spät gegen Morgen (ähnlich wie bei den Morgenschläfern) ihr Optimum erreicht. Aus diesen Überlegungen heraus ergibt sich in therapeutischer Beziehung, daß zur Besserung des Schlafes rasch wirkende kleine Dosen, soweit es sich um Medikamente handelt, das Entsprechende sein dürften; doch davon später. Zu bemerken ist, daß in einzelnen Fällen von Depressionen auf guten Schlaf bei starker Müdigkeit hingewiesen wird; zweifellos sind diese Fälle Ausnahmen.

Bei 32 % der Fälle meines gesamten Materials bestanden erhebliche Schlafstörungen, und zwar in einem Verhältnisse von 38 % Männern und 62 % Frauen. Bei der Gruppierung nach Altersklassen ergibt sich, daß das mittlere und höhere Alter bei den Schlafstörungen bevorzugt ist. Dem entspricht die Erfahrung des täglichen Lebens, daß nämlich mit dem höheren Lebensalter die Güte des Schlafes abnimmt.

Was die klinischen Formen betrifft, so sind über die Hälfte zirkuläre Fälle; 20 % der Fälle gehören der Involution als erstmalige Erkrankungen an. Im allgemeinen handelt es sich ebenso häufig um manische, wie um melancholische Phasen; doch ist zu bemerken, daß die Fälle, welche eine psychomotorische Erregung zeigen, in der Mehrzahl sich befinden, und zwar sind sie fast doppelt so zahlreich vertreten, wie die mit Hemmung.

Die erste Ursache der Schlaflosigkeit mag die erwähnte psychomotorische Störung sein; außerordentlich häufig geben uns die Kranken an, sie könnten wegen der Angst nicht einschlafen, Angst vor dem Kommenden stört sie. „Kongestionen zum Kopfe" stören andere Kranke; trotz Müdigkeitsgefühls kein oder schlechter Schlaf, das ist das Charakteristikum der manisch-melancholischen Schlafstörung. Im allgemeinen legt man bezüglich der Zeiten gesunder Breite mehr Gewicht auf Stimmungsschwankungen als auf Schlafstörungen. Um so interessanter ist es, in manchen Fällen zu hören, daß auch in der Zeit der gesunden Breite hier und da Perioden von längeren Zeiten mit Schlaflosigkeit auftreten. Es ist sehr wahrscheinlich, daß der sachverständige Beobachter in solchen Zeiten auch noch andere manisch-melancholische Symptome hätte finden können.

Wie oben schon erwähnt, ist fehlender bzw. schlechter Schlaf bei Kranken in manischer Erregung besonders häufig; man ist geradezu verwundert, wie lange Zeit solche Kranke fast ohne Schlaf in steter Erregung ohne Zeichen körperlicher und geistiger Erschöpfung aushalten können, offenbar dank der Unterstützung durch eine überwiegende ausgeprägte psychomotorische Erregung, aber auf Kosten des Ernährungszustandes.

Bei psychomotorisch erregten manisch-melancholischen Kranken pflegt, wie oben erwähnt, die Unruhe Tag und Nacht anzuhalten, im Gegensatz zu den meisten Fällen von Dementia praecox, die über guten Nachtschlaf verfügen, und im Gegensatz zu den erregten Hysterischen, bei denen gerade die Schlafstörung mit reichlichen Delirien und Unruhe recht oft charakteristisch ist. Auch die senile Demenz zeichnet sich durch Schlaflosigkeit und nächtliche, oft delirante Unruhe aus. Im Zusammenhange mit diesen Erfahrungen mögen zwei Fälle meiner Beobachtung, Ersterkrankungen im 53. bzw. 70. Lebensjahr, angeführt sein, bei denen die Unruhe fast nur nachts bestand, während sie sich tagsüber verhältnismäßig ruhig verhielten. In den beiden Fällen fanden sich keine Symptome von seniler Demenz, auch nicht von hochgradiger Arteriosklerose; immerhin wird man sich diese Erscheinungen nur mit dem Beginn eines Seniums, das freilich in dem einem Falle sehr früh eingesetzt hätte, erklären können.

Träume.

Man kann das Traumleben als pathologische Schlafstörung auffassen. Je lebhafter und je eindringlicher ein Traumvorgang ist, je weniger tief der Schlaf ist und je mehr er sich der normalen Bewußtseinshöhe nähert, desto mehr ist der Vorgang geeignet, den Schlaf zu stören und das Erwachen hervorzurufen. Da allerdings die Träume nur im leichten Schlafe auftreten, ist dem Gesunden mit seinem tiefen Schlafe ein gewisser Schutz gegen die Träume gewährleistet.

Bei Gesunden spielen die Träume eine geringe Rolle; sie prägen sich wegen ihrer Oberflächlichkeit nicht ein, beim Erwachen sind sie meist vollkommen vergessen; es besteht höchstens noch eine allgemeine Erinnerung, daß ein Traum bestanden hat; sie treten beim Gesunden auf, wenn das Erwachen vorbereitet wird, oder wenn durch irgend eine Schlafstörung äußerer Art der Schlaf an Tiefe vorübergehend einbüßt.

Anders sind die Verhältnisse bei Psychopathen und Hysterischen, bei welchen die Träume konkrete Gestalt annehmen, häufig zu jähem Aufwachen führen und sich dem Gedächtnisse einprägen. Es besteht daher bei solchen Personen die Fähigkeit, den Inhalt der Träume festzuhalten und nach Erwachen zu reproduzieren. Bei Hysterischen finden wir dementsprechend recht häufig Sinnestäuschungen, die durchaus den Eindruck des Verschwommenen und Traumhaften machen; es besteht oft keine scharfe Grenze zwischen Illusion und Traum, wobei noch eine gewisse Kritikschwäche dem eigenen Zustande gegenüber bzw. ein erhöhtes Krankheitsgefühl von Einfluß ist.

Im allgemeinen pflegt der Inhalt des Traumes der zur Zeit vorherrschenden Stimmung, d. h. allem dem zu entsprechen, was eben das Gemüt in besonderem Maße in Anspruch nimmt. So ist es erklärlich, daß manisch-melancholische Kranke im Sinne ihres Affektzustandes träumen. Wir wissen im ganzen wenig von dem Inhalt ihrer Träume, immerhin prägen sie sich, besonders bei ängstlich Melancholischen sehr stark aus; man trifft solche Kranke beim Erwachen aus dem Schlaf in Schweiß gebadet, man hört sie gelegentlich aufschreien und im Schlafe reden.

Es wäre sehr wünschenswert, über die Art der Träume manisch-melancholischer Kranker durch eingehendere Studien Näheres zu erfahren. Frauen und Männer scheinen nach meinen Erfahrungen in gleichem Maße zu träumen; wesentliche Unterschiede nach klinischen Formen bestehen wohl nicht.

k) Geistige Arbeit.

Kraepelins Verdienst ist es, mit einer anerkannt brauchbaren Methode die geistige Arbeit experimentell geprüft und in ihre Bestandteile zerlegt zu haben. Dadurch haben wir von verschiedenen Erkrankungen Kenntnis über die geistige Arbeit und ihre Komponenten erhalten. Ich führe die Untersuchungen von W. Specht[1]) bei traumatischer Neurose, von Plaut[2]) bei Unfallskranken, von Hutt[3]) bei manisch-depressivem Irresein an.

Die Methodik obiger und folgender Versuche war ähnlich wie die, welche ich bei der Untersuchung der Ablenkbarkeit angewendet habe. Weil bei letzterer eine gewisse Änderung der Versuchsanordnung vorgenommen werden mußte, so soll hier der Plan, wie er von mir bei den folgenden Versuchen verwendet wurde, ausführlich angeführt werden.

Es werden Reihen untereinanderstehender einstelliger Zahlen fortlaufend zu je zweien addiert, und das Resultat wird mit Bleistift daneben geschrieben. Nach jeder Minute erfolgt ein Zeichen, das in der Zahlenreihe vom Kranken vermerkt wird. Im ganzen wird 10 Tage hintereinander, möglichst zur selben Tageszeit und unter denselben Bedingungen, gerechnet. 10 Minuten beträgt die ganze Arbeitszeit. An jedem 2. Tag wird nach 5 Minuten Arbeit eine Pause von 5 Minuten eingeschoben. Die täglichen

---

[1]) W. Specht, Einige Bemerkungen zur Lehre von den traumatischen Neurosen. Zentralbl. f. Nervenheilk. u. Psychiatr. 1906.

[2]) Plaut, Psychologische Untersuchungen an Unfallskranken. Ref.: Zentralbl. f. Nervenheilk. u. Psychiatr. 1906.

[3]) Hutt, Rechenversuche bei Manisch-depressiven. Kraepelins psychol. Arbeiten 5, Heft 3.

Leistungen können graphisch in Gestalt einer Kurve dargestellt werden. Von den Kranken befanden sich 11 in der manischen, 20 in der depressiven Phase der Erkrankung. Bei zwei Kranken schlug während des Versuches der Zustand um.

Zum Vergleiche dienen 24 gesunde Pflegepersonen. Die Melancholien schied ich in gehemmte und psychomotorisch erregte. Die gehemmten Depressionen teilte ich in 2 Formen, solche mit schwerer und solche mit leichter psychomotorischer Hemmung. Bei den Manischen unterschied ich typische manische Erregung und Manie mit psychomotorischer Hemmung.

Die schematischen Darstellungen (Tafel 8, 9, 12, 13) mögen mit denen verglichen werden, welche sich bei den Resultaten des Ablenkungsversuches ergaben. Am Schlusse dieses Abschnittes finden sich die Zahlen in einem Schema. Zu bemerken ist, daß die Darstellung des Antriebes absoluten Zahlen entnommen ist, dabei also das Verhältnis zur Leistung nicht in Betracht gezogen ist; dadurch erklären sich die sehr differierenden Zahlen in dem Prozentverhältnisse der schematischen Darstellung dieser und der Ablenkungsversuche.

1. Antrieb vor der Pause. Derselbe ist berechnet aus der Differenz der 1. und 3. Minute. Der Antrieb ist der Willensfaktor im Versuche. Derselbe ist bei den Gesunden kleiner wie bei den gehemmten Melancholischen. Auffallend gering ist der Antrieb bei den gehemmten Manischen; diese sind diejenigen Versuchspersonen, welche dem Versuch mit verhältnismäßig wenig Interesse entgegengetreten sind; sie haben auch eine geringe allgemeine Pausenwirkung und eine recht geringe Leistung.

2. Antrieb nach der Pause. Bei den Gesunden und bei einem Teil der Kranken (den erregten Melancholischen) verliert der Versuch während seines Verlaufes an Interesse. Bei den Gesunden zeigt sich dies sehr deutlich als Minus an den Tagen mit Ablenkung. Die gehemmten Melancholischen verfügen auch hier über die größte Leistung.

3. Unmittelbare Pausenwirkung. Sie ist aufzufassen als Resultat der Einwirkung des Antriebs nach der Pause und einer Anregung durch den Versuch selbst. Diese letztere hat bei Gesunden, ferner bei den psychomotorisch gehemmten Manien und Melancholien erheblichen Grad erreicht, während die psychomotorisch erregten Manien und Melancholien keine Anregung durch den Versuch erfahren haben.

4. Allgemeine Pausenwirkung. Die Einwirkungen sind bei den verschiedenen Krankheitskategorien ähnlich wie beim Ablenkungsversuch. Die Gesunden haben etwas größere Pausenwirkung, welche sehr wahrscheinlich dadurch hervorgerufen ist, daß die Spannung bezüglich der täglich sich ändernden Versuchsanordnung im Ablenkungsversuch ein vorsichtiges Arbeiten ohne große Kraftanstrengung und deshalb die Minus-Pausenwirkung hervorgerufen hat. Bei den hier zu besprechenden Versuchen fiel diese Anspannung weg. Die gehemmten Manischen sind sehr ermüdbar, daher die starke Pausenwirkung; bei den erregten Manien fehlt ebenso wie bei den erregten Depressionen eine stärkere Anstrengung (wie auch stärkerer Antrieb), daher ist eine geringere Ermüdbarkeit vorhanden. Die gehemmten Depressionen überwinden ihre Hemmung nicht, deshalb kommt die Pausenwirkung als erholendes Moment nicht in Betracht. Wie der Antrieb bei dieser Gruppe zeigt, haben sie eine starke Willensanspannung; diese genügt aber nicht, die Hemmungen zu überwinden. Demnach müssen die Hemmungen bei den gehemmten Manischen und Me-

lancholischen verschiedener Art sein. Sehr wahrscheinlich kommt hier der Affektzustand zum Ausdruck; die Hemmung der Melancholischen macht sie ängstlich, unzuversichtlich und zögernd, während die Manischen über eine Hemmung verfügen, bei der die Expansion des Affektes nicht zurückgedrängt ist.

5. Täglicher Übungszuwachs in 5 Minuten. Die erregten Manien und Melancholien zeigen einen sehr deutlich stärkeren Übungszuwachs als die gehemmten Fälle. Ihre Übungsfähigkeit übertrifft sogar die der Gesunden nicht unerheblich.

6. Durchschnittsleistung in 5 Minuten. Hier stehen die psychomotorisch erregten Fälle im Vordergrunde und haben neben den Gesunden die besten Leistungen; in deutlichem Abstand folgen die gehemmten Fälle. Männliche Gesunde haben im allgemeinen größere Leistungen wie weibliche, während bei den Kranken, die sich aus Personen der verschiedensten Bildungsstufen zusammensetzten, die Männer keine größeren Leistungen zeigten.

Zusammenfassung. Die Gesunden verlieren während des Versuches einen Teil ihres Interesses am Versuch, der Willensantrieb läßt nach. Die Manischen und Depressiven ergeben durchaus widersprechende Resultate, soweit sie nach ihrem Affektzustand betrachtet werden. Trennt man sie nach ihrem psychomotorischen Verhalten in je 2 Gruppen, so erscheinen gewisse Regelmäßigkeiten. Die Gehemmten haben gemeinsam starke Anregung, geringen täglichen Übungszuwachs und geringe Leistung. Die gehemmten Manischen verfügen über geringeren Willensantrieb als die gehemmten Melancholischen. Die gehemmte Manie zeigt sehr starke Pausenwirkung, die gehemmte Melancholie sehr geringe.

Die Fälle mit psychomotorischer Erregung zeigen bei Berücksichtigung ihres Affektzustandes nur geringe Gegensätze. Ihr Willensantrieb ist gering, ihre Anregbarkeit sehr gering; die Ermüdbarkeit erscheint gemäß des geringen eingesetzten Willens gering. Der Übungszuwachs und die Leistung überragt die anderen Gruppen.

Aus den Ausführungen geht mit großer Deutlichkeit hervor, daß das psychomotorische Verhalten erheblich charakteristischer ist als das affektive. Wesentliche Unterschiede ergeben sich nur in der Stärke der Willensanspannung und in der Pausenwirkung bei Gehemmten. Die Willensanspannung ist in der gehemmten Manie gering bei sehr starker Pausenwirkung, in der gehemmten Melancholie groß bei sehr geringer Pausenwirkung. Es handelt sich hier um Widersprüche, die schwer lösbar erscheinen; es handelt sich offenbar um fundamentale Gegensätze. Gehemmte Manische sind trotz geringer Leistungsfähigkeit sehr ermüdbar; ihr Interesse und ihr Willenseinsatz ist bei dem traumhaften Vorbeidenken an dem Zwecke der Arbeit sehr gering. Umgekehrt verhalten sich die gehemmten Melancholischen, ihre Hemmung ist so schwer verankert, daß sie trotz guten Willenseinsatzes und starker Anregbarkeit während der Arbeit, welche nur geringe Leistungen zuwege bringt, versagt. Wir sehen, daß die Probleme bei weiterem Eindringen in die Grundlagen, wie es der naturwissenschaftlichen Erfahrung entspricht, verwickelter statt einfacher werden.

Anknüpfend an die Wichtigkeit des psychomotorischen Verhaltens soll die geistige Arbeit der Manisch-Melancholischen geprüft werden in einer Einteilung nach der Art und Stärke dieser Störung.

Psychomotilität und geistige Arbeit. Es sind hier 4 große Gruppen zu unterscheiden: 1. Gesunde, 2. Gehemmte, 3. Personen, bei denen weder Hemmung noch Erregung nachweisbar ist, 4. Erregte. Die Gruppen der Gehemmten und Erregten zerfallen je in 2 Untergruppen leichterer und schwererer Fälle. Der Antrieb vor der Pause steigt mit der Stärke der psychomotorischen Störung; der Antrieb nach der Pause zeigt sehr verschiedenartige Verhältnisse; bei den Gesunden ist er am geringsten. Die unmittelbare Pausenwirkung ist bei den schwer Gehemmten, offenbar der Anregbarkeit entsprechend, am stärksten. Die allgemeine Pausenwirkung ist bei den Gehemmten etwas größer wie bei den Erregten; das Resultat ist zu erwarten, nachdem wir gesehen haben, daß hier der Affekt wesentlichen Einfluß ausübt; bei der Vermengung der Gruppen affektiver Störung wird dies rechnerisch ausgeglichen. Der tägliche Übungszuwachs ist bei den leicht Erregten am größten, überhaupt bei Erregten größer wie bei den Gehemmten. Die Leistung der Erregten ist erheblich größer wie die der Gehemmten; die geringste Leistung zeigen die schwer Gehemmten. Die Nichtgehemmten und Nichterregten nähern sich in ihrer geistigen Arbeit den Gesunden, nur in bezug auf die Pausenwirkung lassen sie einen sehr deutlich in die Augen fallenden Unterschied erkennen; ihre Pausenwirkung ist sehr gering, geringer wie die anderer Kranker.

Fassen wir die Resultate zusammen, so ergibt sich: die psychomotorischen Störungen sind einheitlicher und erscheinen demnach, was die geistige Arbeit betrifft, wichtiger wie die Affektstörungen. Die gehemmten Kranken sind die anregbarsten im Verlaufe der Arbeit; ihre Leistungen sind entsprechend der Schwere der Hemmung die geringsten. Der Willensantrieb ist am geringsten bei den leicht Gehemmten. Der Antrieb nach der Pause ist bei den Kranken stärker wie bei Gesunden. Besteht keine erkennbare psychomotorische Störung, so ist die Pausenwirkung am geringsten. Gehemmte Manische haben bei geringen Leistungen und geringem Antrieb die stärkste Pausenwirkung; die gehemmten Melancholischen haben die geringste Pausenwirkung bei geringen Leistungen und starkem Antrieb. Sowohl allgemeine Pausenwirkung wie Leistung sind bei Gesunden stärker wie bei Kranken; der Antrieb Gesunder nach der Pause ist geringer wie bei Kranken.

Wenn wir versuchen, die gewonnenen Resultate mit den klinischen Erfahrungen in Einklang zu bringen, so ist es uns einleuchtend, daß im ganzen die Leistungen der Kranken geringer sind als bei Gesunden, selbst die Leistungen der Manischen kommen nicht an die der Gesunden heran. Ebensowenig Widerspruch findet die Tatsache, daß die gehemmten Kranken am wenigsten leisten. Daß gehemmte Kranke, insbesondere Melancholische, anregbar sind und während der Arbeit gewisse Hemmungen überwinden können, ist eine gewöhnliche klinische Erfahrung. Ebenso ist bekannt, daß gehemmte Melancholische im ganzen einer gesetzten Aufgabe gegenüber mit starker Einsetzung des Willens gegenübertreten, soweit die Hemmung nicht sehr tiefgehender Art ist. Daß die Hemmungen dieser Kranken sehr schwer zu durchbrechen sind, ist unzweifelhaft. Anders ist es mit unserer experimentellen Erfahrung, daß der Willensantrieb bei den leicht Gehemmten am geringsten ist; man sollte eher denken, daß gerade die schwer Gehemmten den geringsten Willensantrieb zeigen. Es zeigt sich also, daß der Willensantrieb um so stärker ist, je höheren Grad die Hemmung erreicht.

Die schwierigste Frage ist die Deutung der Pausenwirkung. Es geht aus den Versuchen unzweifelhaft hervor, daß man die Pausenwirkung nur bei

Gesunden und bei einem Teil der Kranken, im wesentlichen den gehemmten Manischen, als Ermüdbarkeit auffassen kann. Bei den psychomotorisch Erregten sprechen die großen Leistungen gegen und der verhältnismäßig geringe Willensantrieb für eine geringe Ermüdbarkeit. Man könnte sich vorstellen, daß diese Kranken bei stärkerem Willensantrieb mehr geleistet und ermüdbarer geworden wären. Es würde demnach bei diesen Kranken der geringe Willensantrieb ursächlich das wichtigere Moment sein. Bei den gehemmten Melancholischen handelt es sich offenbar um eine Hemmung, welche den gehemmten Manischen fehlt, und welche den ganzen Versuch über dauert. Die Versuchspersonen, bei denen weder Hemmung noch Erregung klinisch in Erscheinung tritt, nähern sich in ihrer geistigen Arbeit sichtlich den Gesunden und den leicht Erregten; letzteren stehen sie in ihrer Pausenwirkung besonders nahe. Es wäre also das Problem zu lösen, ob im manisch-melancholischen Irresein bei Übergang von einer Phase zur anderen oder zur Gesundung die geringe Pausenwirkung und veränderte Antriebsstärke charakteristisch sind. Bezüglich der Resultate bei gehemmten Manischen und Melancholischen steht uns ein Vergleich mit dem klinischen Verhalten nicht zur Verfügung.

Von besonderer Bedeutung bei Beurteilung der Bewertung unserer Resultate sind Versuche, welche bei 3 Kranken unternommen worden sind (Tafel 12 d). Die Kranke J. hatte eine erregte Melancholie (erste Säule jeder Gruppe) durchgemacht und zeigte zur Zeit der 2. Untersuchung (zweite Säule jeder Gruppe) einen Zustand, der als Übergang zur Gesundung betrachtet wurde; es waren weder psychomotorische Erregung noch psychomotorische Hemmung vorhanden. Die Kranke zeigt Abnahme des Antriebs, Zunahme der Pausenwirkung, welche minus gewesen war, Abnahme des Übungszuwachses und Erhöhung der Leistung. Im ganzen nähern sich also ihre Leistungen dem Normalen und insbesondere der Gruppe ohne psychomotorische Störungen, nur die Abnahme des Übungszuwachses entspricht nicht. Ähnlich sind die Resultate bei den 2 folgenden Kranken Br. und Ba.; die erstere war von einer schweren gehemmten Melancholie, die letztere von einer melancholischen Erregung genesen. Der Antrieb nahm bei beiden ab, die Leistung schnellte in die Höhe. Die Pausenwirkung zeigte verschiedenes Verhalten, der Übungszuwachs war ein beträchtlicher.

Wenn wir einzelne Fälle betrachten, können wir nicht erwarten, daß sie uns das Typische bieten, das wir bei einem Durchschnitt der Fälle erkennen. Gemeinsam ist sämtlichen Fällen bei der Besserung bzw. Genesung einer Verminderung des Antriebs, eine sehr geringe Pausenwirkung, ferner eine Zunahme der Leistungen. Es ist demnach nicht unwahrscheinlich, daß die Besserung zunächst mit einer größeren Leistungsfähigkeit beginnt, der das Normalwerden des Antriebs und der Pausenwirkung folgt. Sehr wahrscheinlich werden die manisch-melancholisch Kranken auch in der Zeit relativer Gesundheit gewisse Störungen bieten, die wir ausgesprochen in den Krankheitsphasen vorfinden.

Die Tafel 12 e gibt die Verschiebung der Faktoren geistiger Arbeit bei den drei angeführten Kranken.

Tafel 13 zeigt die Verschiebung, wenn wir einen aus der Depression in Manie übergehenden Fall uns aus dem Durchschnitte der Resultate konstruieren; Tafel 12 a, b, c bezeichnen dasselbe nach dem psychomotorischen Verhalten.

Ergebnis der Versuche

a) geschieden nach Affektzustand

	gehemmte Melanch.	erregte Melanch.	gehemmte Manie	erregte Manie	Gesunde
Täglicher Übungszuwachs in 5′ . . .	5,8	11,2	3,8	14	8,3
Allgemeine Pausenwirkung . . in %	2,2	1,9	8,6	1,6	7,2
Unmittelbare Pausenwirkung . ,,	13	2,7	11,3	5,2	9
Antrieb vor der Pause. . . . ,,	8,8	6,3	1	4,7	6,5
Antrieb nach der Pause . . . ,,	9,6	2	5,8	5,1	1,3
Durchschnittsleistung in 5′	98,3	141,8	113,9	171	181,1

b) geschieden nach psychomotorischem Verfallen.

	schwere Hemmung	leichte Hemmung	keine Hemmung keine Erregung	leichte Erregung	schwere Erregung	Gesunde
Tgl. Übungszuwachs in 5′ .	3,9	9	10,6	14,1	7,3	8,3
Allgem. Pausenwirkung in %	4,5	4,8	3,0	3,3	4,1	7,2
Unmittelb. Pausenwirkg. ,,	13,8	5,6	8,9	9,1	7	9
Antrieb vor der Pause . ,,	9,1	1,5	5,3	5,0	7,9	6,5
Antrieb nach der Pause ,,	10,7	3,9	5,7	11,4	2,6	1,3
Durchschnittsleistung in 5′	87,6	148	151,7	167,6	139,5	181,1

Die angefügten Kurven (Tafel 14e—f), deren Vergleich mit denen beim Ablenkungsversuch (Tafel 14a—d) nicht ohne Interesse ist, zeigen den Verlauf der täglichen Arbeitsleistung in jeder Minute; die Pausenlosen- und Pausentage sind getrennt dargestellt.

l) Soziales Verhalten.

1. Selbstvernichtungstrieb.

Die depressive Stimmung zeitigt bei allen Arten von Psychosen in mehr oder minder bedeutendem Maße den Wunsch, sich einer als unerträglich empfundenen Situation zu entziehen. Mißlich ist die Situation entweder durch die Gemütsverstimmung selbst oder durch die daran anknüpfenden Wahnvorstellungen und Sinnestäuschungen. Es tauchen bei den Kranken Gedanken auf, nicht mehr leben zu können und zu wollen, weil die Situation ihrer Meinung nach das Leben nicht mehr schätzenswert macht, weil sie die Zukunft als eine unglückliche ansehen, oder weil sie in der vergangenen Zeit Fehler begangen zu haben glauben, welche nicht mehr gut zu machen sind. An solche Vorstellungen schließen sich bei den willenskräftigeren Persönlichkeiten Versuche an, sich ernstlich zu beschädigen, bzw. sich das Leben zu nehmen. Ob der Versuch gelingt, das hängt oft von Zufälligkeiten, von der Aufsicht usw. ab.

Den Typus dieser Verstimmung stellt die Melancholie im manisch-melancholischen Irresein dar; in diesen Depressionen und in den Verstimmungen der Epileptiker ist der Selbstvernichtungstrieb am meisten vorhanden. In meinem Materiale finden sich in 45 % der Fälle Willensantriebe zur Selbstvernichtung, und zwar bei 31 % Männern und 69 % Frauen. Die Geschlechter stehen in den dem manisch-melancholischen Irresein entsprechenden Zahlenverhältnissen zueinander. Die Frau ist nicht in größerem Maße beteiligt, obwohl ja behauptet wird, daß das Gemüt der Frau eindrucksfähiger sei, und daß sie infolge mangelnder Willenserziehung geneigt sei, Gemütseindrücken rasch durch Willensimpulse die Handlung folgen zu lassen.

Was die Altersstufen betrifft, so sind die Jahre bis zur Involution sehr bevorzugt; die größte Zahl trifft auf die Zeit vom 31.—40. Lebensjahr. Vergleichen wir die klinischen Formen, so finden wir mit 53 % die zirkulären und mit 38 % die rein depressiven Erscheinungsformen vertreten. In bei weitem den meisten Fällen ist eine Willenserregung vorhanden, nur ca. $^1/_5$ der Fälle weist eine Hemmung der Willenstätigkeit auf. Wenig ausgeprägt verhält sich die Psychomotilität, immerhin überwiegt auch hier die Erregung über die Hemmung.

In nicht ganz der Hälfte der Fälle kam es zu Selbstmordversuchen. Dabei ist das höhere Alter auffallend bevorzugt. Während auf die Altersstufe von 21—40 Jahren 38 Fälle mit Selbstmordversuchen fallen, kommen auf das 40.—60. Jahr 48 Fälle, und selbst das siebente Jahrzehnt weist noch 12 Fälle auf. Die Willenstätigkeit erscheint durch das Alter nach dieser Richtung hin begünstigt zu werden. Das psychomotorische Verhalten weist keine besonderen Differenzen auf; die rein depressiven Formen treten stark hervor.

In einer Reihe von Fällen ist es zu verschiedenen Zeiten zu wiederholten Suicidversuchen gekommen. In meinem Materiale finden sich 15 solche Fälle, darunter 14 Frauen und 1 Mann. Die starke Differenz in der Beteiligung der Geschlechter ist nicht ohne weiteres erklärbar, und es ist möglich, daß es sich dabei um Zufälligkeiten im Material handelt. Meist sind es zirkuläre Fälle, welche bei Wiedereintreten der Depression Suicidversuche machen. Die Internierung in der Anstalt verhinderte dann meist weitere solche Versuche, so daß wir die Selbstmordversuche meist bei Eintritt der Depression vor der Anstaltsbehandlung finden. Ein typischer Fall mit zirkulärem Verlaufe soll in seinem Lebenslauf angeführt sein (Tafel 16y).

Es erscheint nicht uninteressant, nachzuforschen, ob in den Fällen mit vollführtem und versuchtem Selbstmord in der Familie Selbstmordversuche häufiger vorgekommen sind. Dabei zeigt sich, daß dies in ca. jedem 8. Falle, also bei recht wenigen Kranken der Fall ist. In 4 Fällen vom ganzen Material wurde Selbstmord verübt (ca. 1 %); diese Zahl beweist an sich sehr wenig, weil die meisten Selbstmordfälle bei nicht erkannten oder nicht behandelten Fällen vorkommen. Bekannt ist, daß manche Stämme besonders leicht zu Selbstmordversuchen neigen und diese auch ausführen. Die Angehörigen des sächsischen Volksstammes schreiten besonders häufig zu Suicid, allerdings ohne daß diese Lebensüberdrüssigen alle oder auch nur zum größeren Teil manisch-melancholisch wären.

Weiterhin sei noch darauf hingewiesen, daß das Bestehen einer psychomotorischen Hemmung, sogar schwerer Art, nicht davor sichert, daß der Kranke plötzlich im Affekte die Hemmung durchbricht (Raptus melancholicus) und an den Selbstmord herangeht. Die tägliche Erfahrung zeigt, daß selbst bei geordneten gehemmten Kranken diese Hemmung für kürzere oder längere Zeit durchbrochen werden kann. Wir haben ja oben schon von Fällen gesprochen, die außerordentlich kurze Schwankungen in der Affektlage aufweisen. Ich glaube, daß bei verwirrten gehemmten Kranken, also bei schweren allgemeinen Zuständen, die Gefahr eines Suicids am geringsten ist. So ist es auch verständlich, daß von den meisten Kranken die kürzeste und einfachste Methode vorgezogen wird. Am häufigsten versuchen die Kranken, sich aus dem Fenster zu stürzen, sie springen in einen Fluß oder See, sie versuchen, sich zu erhängen und überfahren zu lassen. Erschießen und Vergiften, als Handlungen, welche einer gewissen Vorbereitung bedürfen, kommen verhältnismäßig selten vor. Bei ungeordneten und verwirrten Kranken treffen wir kompliziertere Methoden. So versuchte eine Kranke, sich zu erdrosseln, eine andere sich auszuhungern. Eine delirante Kranke versuchte sich die Augen auszubohren und die Finger abzubeißen.

Nicht unerwähnt möge bleiben, daß manche Kranke ein unbestimmtes Gefühl für die Gefahr, welche ihnen aus sich selbst heraus droht, haben; sie suchen, ihren Selbstmordtrieb mit aller Willenskraft zu unterdrücken; es ist ein Kampf zwischen gesundem Willen und pathologischem Selbstvernichtungstrieb. So erzählte eine Kranke, sie habe fortwährend den Drang, sich was anzutun; sie habe sich mit aller Mühe davon zurückgehalten und habe jegliche Gelegenheit, z. B. Bootfahren, vermieden; sie habe schließlich selbst gebeten, sie unter Aufsicht zu stellen.

2. Unsoziale Triebe.

Etwa 3 % der Kranken des Gesamtmaterials zeigen verbrecherische Neigungen und haben im Laufe des Lebens Strafen für gesetzwidrige Handlungen erhalten. Natürlicherweise handelt es sich größtenteils um Männer, und zwar sind es durchweg chronisch verlaufende Fälle, d. h. Fälle, in denen es sehr selten zu freien Zwischenräumen in dem jahrelang andauernden Verlaufe kommt. Meist ist es ein zirkulärer Verlauf, in einzelnen handelt es sich um chronisch hypomanische Zustände. Als Straftaten kommen vor allem Widerstand gegen die Staatsgewalt, Angriff gegen Vorgesetzte, Beleidigung, Diebstahl, Unterschlagung und Landstreicherei in Betracht. Trunksucht ist in solchen Fällen öfters mit der Psychose vereinigt.

Während die genannten Reate bei Männern vorherrschen, stehen bei Frauen Landstreicherei, Unzucht und Betrug im Vordergrunde. Roheitsdelikte scheinen bei den manisch-melancholischen Kranken seltener zu sein.

Diesen Kranken, welche am besten als Verbrecher mit manisch-melancholischen Zuständen bezeichnet werden, möchte ich einige zufügen, in denen die Absicht zu einer Straftat unmittelbar krankhaften Vorstellungen entsprungen ist. Es handelt sich um akute, schwere Affektzustände, welche die Willensbeherrschung beeinträchtigt haben, — auch hier wieder der Kampf zwischen Wille, der durch den Affekt regiert wird und der Psychomotilität. So versuchte ein kranker Lehrer, welcher sich in einer Melancholie mit psychomotorischer Erregung befand, seinem Sohne den Hals abzuschneiden und seine Tochter zu erdrosseln. Das Motiv war, er werde verachtet, seine Frau vergifte ihn und seine Kinder seien falsch gegen ihn. Eine 36jährige Kranke, welche an der chronischen zirkulären Form der manisch-melancholischen Psychose litt, äußerte in einer Phase von ängstlicher Depression mit psychomotorischer Erregung, sie könne ihren Bruder nicht mehr leiden, sie müsse ihn umbringen. Eine andere Kranke in einer erregten Depression verlangte, man solle ihrem Kinde den Kopf abschneiden; eine weitere Kranke äußerte, sie wolle den Sohn aus dem Fenster werfen, und sprach davon, sich selbst zu töten.

Auf diese Weise sind die nicht ganz seltenen Fälle zu erklären, in denen depressive Kranke mit ihren Kindern zusammen freiwillig in den Tod gehen. Meist sind es Zukunftssorgen krankhafter Art, die diese Handlungen verursachen; so war eine Kranke, welche schon verschiedene Male Selbstmordversuche gemacht hatte, mit ihrem Kinde in den Fluß gesprungen, um sich zu ertränken; auch hier bestand eine ängstliche depressive Phase des manisch-melancholischen Irreseins.

Die gerichtliche Begutachtung der Fälle kann recht schwierig werden. Selbstverständlich ist die Annahme einer geistigen Störung im Sinne des § 51 Str.G.B. bei Handlungen, die krankhaften Trieben entspringen. Erschwert wird die Beurteilung bei chronischen Fällen leichter Art, insbesondere chronischen Manischen oder konstitutionellen Fällen. Im allgemeinen fallen diese Persönlichkeiten unter die künftige Klasse der „vermindert" Zurechnungsfähigen, soweit sie leichter Art sind, bzw. insoferne sie den Psychopathen näher stehen als manisch-melancholischen Geisteskranken, deren klinische Form sie nur in abgeschwächtem Maße tragen.

3. Alkoholismus.

Bei allen Psychosen findet sich als Komplikation von geringerem und größerem Einfluß auf das Bild der Erkrankung der akute und chronische Alkoholismus. Im allgemeinen kann man die Tatsache als feststehend erachten, daß im manisch-melancholischen Irresein der Alkoholismus eine geringe Rolle spielt. Freilich darf man nicht übersehen, daß unter den chronischen Alkoholisten eine Anzahl von Persönlichkeiten sich befindet, welche unter dem Einflusse leichter zyklothymischer Erscheinungen sich dem Alkohol ergeben haben und die eine dementsprechende Charakterveränderung im Laufe der Zeit erfahren. Weiterhin ist sehr stark zu betonen, daß sich unter den Fällen, welche wir als typische Alkoholhalluzinosen bzw. als Alkoholwahnsinn zu bezeichnen pflegen, eine Anzahl befindet, welche sich im Verlaufe der Psychose als manisch-melancholische Fälle, meist Mischzustände, entpuppen. Es ist oft sehr schwierig, solche Fälle bei Beginn der Beobachtung richtig zu deuten, und wir müssen uns bemühen, die Vorgeschichte solcher Kranker nach zyklothymischen und leichten manisch-melancholischen Symptomen zu durchforschen. In dem bearbeiteten Material finden sich 13 % Fälle, in denen Alkoholismus von Bedeutung ist. Darunter sind 42 Männer und 15 Frauen. Dieser starke Anteil des weiblichen Geschlechtes ist auffallend und nur durch die überwiegende Beteiligung des Weibes am manisch-melancholischen Irresein überhaupt erklärlich.

Im folgenden wird zwischen Kranken unterschieden, welche chronische Alkoholisten sind, ohne aber erhebliche Schwächezustände davongetragen zu haben, und solchen, welche infolge der Erkrankung an manisch-melancholischem Irresein zeitweise trinken. Diese Trunksuchtsperioden können allerdings sehr lange sein, je nach der Länge des Krankheitsanfalles. Im allgemeinen betrifft es manische Perioden, ausnahmsweise auch psychomotorisch erregte

Melancholien. Hierher gehört auch ein Teil der „Quartalssäufer“, welche im übrigen meist epileptisch sind.

Für beide Gattungen gilt, daß die Fälle klinisch im allgemeinen nicht ungünstig zu verlaufen pflegen, doch sind auch einzelne chronische Fälle, und zwar chronisch zirkuläre, chronisch manische und chronisch depressive, darunter.

Dem Umfange nach halten sich beide Gruppen ungefähr das Gleichgewicht, auch in bezug auf die Beteiligung der beiden Geschlechter. Auffallend ist, daß weitaus die meisten der in Betracht kommenden Fälle eine Erregung der Psychomotilität aufweisen; psychomotorisch gehemmte Fälle finden sich nur ganz vereinzelt darunter. Sehr häufig bestanden Wahnideen und ebenfalls recht oft Sinnestäuschungen. Dieselben zeigen meist den hysteriformen Charakter verwaschener Gesichtstäuschungen in Gestalt von Gespenstern, Totenköpfen usw. Gehörstäuschungen, welche den alkoholischen Psychosen vor allem eigen sind, finden sich nicht darunter. In einem Falle war das depressive Stadium mit alkoholdeliranten Zügen vermengt; es handelte sich um einen Fall, in dem schon im früheren Leben leichte Schwankungen im manisch-melancholischen Sinne nachzuweisen waren. In einer ängstlichen Depression mit psychomotorischer Erregung, bei welcher Selbstvorwürfe und Verarmungswahn bestanden, trank der Kranke 10—12 Liter Bier täglich, die Angst steigerte sich und der Kranke machte einen unbeholfenen Selbstmordversuch. Bei der Aufnahme zeigten sich grober Tremor, Unruhe, Suggestibilität und Tiervisionen neben typisch depressiven Symptomen. Nach einigen Tagen klangen die deliranten Symptome ab und eine schwere Depression mit mehr und mehr deutlich werdenden Hemmungssymptomen lag klar zutage.

4. Sexualität.

Das sexuelle Verhalten der manisch-melancholischen Kranken ist nach verschiedenen Richtungen hin von Wichtigkeit. In der Mehrzahl der Fälle handelt es sich um eine allgemeine sexuelle Erregbarkeit, meist im manischen Stadium, seltener in der depressiven Zeit. Dann kommen Fälle vor, bei denen nach Art einer Zyklothymie, zu deren Gebiet man solche Zustände meiner Meinung nach rechnen kann, von Jugend, ja sogar von Kindheit an, zuweilen Aufregungszustände auftreten, die besonders mit geschlechtlicher Erregung verbunden sind. Daß die geschlechtliche Erregung bei manischen Kranken in Verbindung mit sexuellen Exzessen in der Erregung zu Infektionen, besonders auch zu Syphilis führen kann, ist bekannt. Mir scheint es aber von Wichtigkeit zu sein, noch besonders darauf hinzuweisen, weil es nicht ganz selten vorkommt, daß periodische Fälle manisch-melancholischer Art in der Anamnese Syphilis vermerkt haben. Es ist dadurch nun durchaus nicht gesagt, daß die Syphilis ätiologisch für derartige spätere Erkrankungen haftbar gemacht werden muß, sondern es kann sich im Gegenteil so verhalten, daß der Kranke in einer manischen bzw. hypomanischen, vielleicht auch nur zyklothymischen Erregung sich die Geschlechtskrankheit zugezogen hat. Diese Auffassung hat auch für Fälle von Hirnlues und Metalues Geltung, bei denen derartige Psychosen zur Beobachtung kommen. Das ätiologische Moment der Syphilis als Ursache von Erkrankungen, welche dem manisch-melancholischen Formenkreise angehören, ist nicht sichergestellt. Ich glaube, man tut gut, nicht von manisch-melancholischen Erkrankungen bei Hirnlues zu sprechen, sondern von einem manisch-melancholischen Irresein, das — zufällig — mit Hirnlues kombiniert ist. Ähnlich sind die Verhältnisse beim Alkoholismus und Morphinismus usw. gelagert.

Daß es bei solchen sexuell erregten Kranken gelegentlich zu Verbrechen deren Ursache der geschlechtlichen Sphäre entstammt, kommen kann, ist verständlich. So verübte ein manischer, 19 Jahre alter, manisch-melancholisch belasteter Kranker, der sexuell außerordentlich erregt war, an einem Kinde ein Sittlichkeitsverbrechen, welches schließlich die Ursache seiner Aufnahme in einer Anstalt wurde. In einem anderen Falle artete der Geschlechtstrieb bei einem degenerierten, chronisch manischen, verbrecherischen Kranken in Masochismus und Sadismus aus.

Das Eintreten der Pubertät und der Menstruation, ferner der Einfluß der Menopause auf das manisch-melancholische Irresein ist an anderen Stellen besprochen.

Zu erwähnen ist noch der Einfluß von Entbindung während der Psychose auf den Verlauf derselben. In den meisten Fällen geht die Entbindung, ohne den geringsten Einfluß auf die Psychose auszuüben, von statten. Die Kranken pflegen sich nach Ablauf der Geburt zunächst oft um ihre Kinder kaum zu kümmern. Zweifellos ist das Verhalten der Kranken von der Intensität der Erkrankung abhängig. Bei einer 25jährigen Kranken, welche früher einen Abort durchgemacht hatte, vollzog sich die Geburt mitten in einem schweren manischen Stupor, der dadurch keinerlei Änderung erlitt. Ähnlich war das Verhalten bei einer periodisch manischen Kranken, welche in den anfallsfreien Zeiten gebar, ohne daß sich daran Anfälle geschlossen hätten. Bei einer weiteren Kranken schloß sich eine Melancholie an einen spontanen Abort an, während ein früherer Abort während einer Depression keinerlei Einfluß auf das psychische Befinden ausgeübt hatte. Wir sehen, daß eine Entbindung meist ohne irgendwelchen Einfluß auf die Erkrankung vonstatten geht. Man hat deshalb auch keine Ursache, bei manisch-melancholischen Kranken einen künstlichen Abort wegen bestehender oder drohender Erkrankung zu unternehmen. Ähnlich scheinen die Verhältnisse für die Gravidität und Laktation zu liegen. Mir ist kein Fall bekannt, wo diese Zustände von Einfluß auf die Psychose gewesen sind.

Daß bei geschlechtlich erregten Kranken Onanie vorkommt, und zwar sowohl bei Melancholischen wie bei Manischen, ist allgemein bekannt. In ungewöhnlich starkem und ungeniertem Maße onanierte eine 51 jährige melancholische Kranke, die gleichzeitig an Zwangsvorstellungen, welche mit den geschlechtlichen Vorgängen keinerlei Zusammenhang hatten, litt. Ein Kranker onanierte in der gereizt manischen Stimmung ungeniert vor der Krankenschwester. Bei ca. 3 % der manisch-melancholischen Kranken handelte es sich mit geringen Ausnahmen um geschlechtliche Erregung in der manischen Phase. Meist waren es Kranke weiblichen Geschlechts. Eine 58jährige Dame sprach in der manischen Erregung davon, Mätresse des Königs werden zu wollen.

m) Krankheitsgefühl und -Verständnis.

Das Krankheitsgefühl ist als ein geringer Grad von Krankheitsverständnis angesehen. Es tritt bei Ablauf der Erkrankung früher als das letztere ein und pflegt das letztere vorzubereiten. Dabei handelt es sich um den bestimmten Eindruck der Krankheit auf die erkrankten Personen. Das Krankheitsgefühl ist bei den meisten Kranken, die an manisch-melancholischem Irresein leiden, vorhanden. Nur bei den schwersten Verwirrtheitszuständen gelingt es uns nicht, von den Kranken das Zugeständnis des Krankseins zu erhalten. Bei den depressiven Kranken wird es durch das vorhandene Insuffizienzgefühl häufig sehr verstärkt, ohne daß es deshalb zur Krankheitseinsicht käme. Nicht selten dissimulieren die depressiven Kranken aus wahnhaften Vorstellungen, insbesondere Unwürdigkeitsgefühlen, heraus. Die Krankheitseinsicht gehört zu den Kriterien, die wir bei der Annahme der Gesundung verlangen. Sie pflegt in Fällen, in denen schwere Verwirrtheitszustände vorhergegangen waren, vor der Erinnerung an diese Zustände einzutreten. Im allgemeinen tritt sie mit Gesundung ein, recht oft aber auch schon vorher, wenn die schweren Symptome langsam abklingen und leichter werden. Doch kommt es vor, daß ganz ruhige und geordnete Kranke keine Einsicht für ihren gegenwärtigen oder zurückliegenden Zustand haben. Die Einsicht pflegt sich im allgemeinen an die Affektveränderung als den eindrucksfähigsten Teil der Erkrankung und an deren zeitlichen Ablauf zu halten. Klingt z. B. eine manische Erregung allmählich ab, und schickt sie sich an, in einen Depressionszustand überzugehen, so pflegt schon während des Abklingens der Manie Einsicht für die Manie zu dämmern und umgekehrt.

Nun kommt es aber vor, daß Manie und Depression brüsk, ohne langsamen Übergang mit dazwischenliegender Remission nach dem Typus Manie — Hypomanie — Mischzustand — leichte Melancholie — Melancholie abwechseln; dann besteht für das vergangene Stadium keine Einsicht, sondern es tritt das Krankheitsverständnis erst nach Abklingen des Doppelstadiums ein. Bei den chronisch verlaufenden Fällen kommt es vereinzelt vor, daß die Einsicht für den zurückliegenden Zustand nur eine teilweise ist. Ich habe dabei im wesentlichen paranoisch geartete Fälle von manisch-melancholischem Irresein im Auge. So kenne ich einen Fall, bei dem systematisierte Verfolgungs- und Größenideen in dem schweren manischen Stadium bestanden, dann in hypomanische und leicht depressive Zeiten, ohne korrigiert zu werden, mit hinübergenommen wurden. Für den krankhaften Affektzustand bestand Einsicht, nicht aber für die Wahnvorstellungen. Bei einem zweiten Fall besteht die Krankheit seit 12 Jahren; sie begann mit einer 7jährigen Manie mit Gereiztheit, Zornmütigkeit und Größenideen; der Kranke behauptete, er sei Antichrist, ein gottähnliches Wesen usw. Die Melancholie trat nach einem dazwischenliegenden Mischstadium mit vorwiegend hypochondrischen Vorstellungen ein. Die Wahnstellungen traten nun wohl in den Hintergrund, wurden aber nicht korrigiert und selbst in der Depression mit leichtem Sarkasmus abgetan. Nach einer nun 11 Jahre anhaltenden Melancholie bereitet sich bei dem jetzt 69jährigen Kranken der Umschwung zu einer neuen Manie vor; die paranoischen Vorstellungen treten wieder in den Vordergrund. Bei diesen Fällen scheint es sich nun um einen paranoischen Symptomenkomplex zu handeln, dessen Verankerung eine besonders feste ist, und der mit der Affektstörung primär nur lose zusammenhängt, aber meiner Ansicht nach wohl in dem Krankheitsprozeß als solchem begründet ist.

Die Einsicht bzw. das Verständnis für die Krankheit tritt in manchen Fällen ebenso plötzlich ein, wie die gesamte psychische Störung zurückgeht. So äußerte ein Kranker, es sei so eigentümlich, daß man zur Zeit der Erregung sich absolut nicht überzeugen könne, daß man krank sei; plötzlich, wenn die Erregung vorüber sei, komme die Einsicht über einen.

Eine Kranke, die seit 15 Jahren fast ununterbrochen krank war, äußerte sich, nachdem Einsicht und Erinnerung eingetreten war, folgendermaßen über den kurz vorher durchgemachten schweren deliranten Zustand: sie habe einen bösen Traum, ein schweres Unglück überstanden. Sie habe sich für tot gehalten; sie habe geglaubt, sie sei in der Unterwelt, in der sie von bösen und guten Seelen (nämlich den Kranken) umgeben sei; sie habe sich in einer entsetzlichen Hemmung befunden, habe keine Auskunft geben, keinen Gruß erwidern dürfen und habe manchmal stundenlang nicht die geringste Bewegung machen können. Die Gesichter und Gestalten ihrer Angehörigen habe sie in den Ecken und durch die Fenster mit leidendem Gesichtsausdruck und vorwurfsvollen Gebärden gesehen. Ihr Mann sei beständig als Geist durch das Gebäude geschwebt. Für ihn und für ihre Tochter habe sie Leiden ertragen, sich selbst quälen und die Nahrungsaufnahme verweigern müssen. Die ihr gereichten Speisen habe sie öfters für ihren Mann an das offene Fenster gestellt. (Dazu kamen Gesichts-, Gehörs- und Geschmackstäuschungen.)

F. Gruppierung.

I. Verlaufsformen.

a) Ersterkrankungen.

Die Verhältnisse der Ersterkrankungen sind, soweit sie die Altersstufe und das Geschlecht betreffen, oben schon besprochen worden. Wir müssen bei Betrachtung dieses Kapitels die einmaligen Erkrankungen, welche nach gewisser Richtung hin zu den Ersterkrankungen zu zählen sind, von den periodischen Erkrankungsfällen trennen.

Unter den Erst- bzw. einmaligen Erkrankungen finden sich 73 % Fälle, welche entweder dauernd oder einige Zeit während des Verlaufes der Krankheitsperiode Mischzustände aufweisen. Diese Zahl ist ganz auffallend hoch; dabei ist in Betracht zu ziehen, daß es sich hier nur um selbst beobachtete Fälle handelt, während bei den periodischen Fällen natürlicherweise eine große Anzahl katamnestisch ergänzt werden mußte; immerhin ist der Unterschied so bedeutend, daß er auf dieses Moment allein nicht zurückzuführen sein dürfte. Ich kann keine ausreichende Erklärung geben.

Bei den Fällen periodischer Art beträgt der Prozentsatz der Mischzustände in Bezug auf Ersterkrankungen nur 22. Und zwar unterscheiden sich hier die einzelnen Arten periodischer Erkrankungen, wie folgt: Die periodisch zirkulären Fälle, welche bei weitem in der Überzahl sind, haben 23 %, die periodisch manischen 12 %, die periodisch depressiven 19 % Mischzustände in den Ersterkrankungen.

Die meisten der periodisch zirkulären Fälle beginnen mit zirkulären Phasen (39 %), dann folgen der Zahl nach die mit depressiven Phasen beginnenden (33 %) und die mit manischen Phasen beginnenden (28 %).

Was die Prognose der Ersterkrankungen betrifft, so ist dieselbe außerordentlich günstig; nur 5 % der Fälle nehmen in der ersten Phase chronischen, d. h. ungünstigen Charakter an; doch ist die Dauer häufig keine kurze; sie kann sich schon auf Jahre hinaus erstrecken. Diese günstige Prognose erscheint mir von großer Wichtigkeit.

b) Einmalige Erkrankungen.

Ein großer Teil der Erkrankungen manisch-melancholischer Art kommt, wie bekannt ist, nur einmal während des Lebens zur Erscheinung. Es handelt sich dabei um kurzfristige und lange dauernde Anfälle, welche alle Formen des Irreseins umfassen.

Es ist von jeher der Einwand gemacht worden, daß dieses häufige einmalige Auftreten dagegen spreche, daß die Periodizität der Erscheinungsform diagnostisch wichtig sei und daß deswegen Grund bestehe, grundsätzlich die „einfachen" Erkrankungen von den „periodischen" zu trennen. Zweifellos hat dieser Einwand eine gewisse Berechtigung. Aber, wie oben erwähnt, sehen wir bei diesen einmaligen Erkrankungen genau dieselben klinischen Erscheinungsformen, die wir in den einzelnen Phasen bei periodischem Verlaufe wahrnehmen; ferner besteht ein, allerdings kleiner Teil, aus Fällen, in denen die Verlaufsform eine chronische ist; d. h. es kommt bei viele Jahre dauernden, ja das ganze Leben hindurch währenden Erkrankungen zu keinen freien Intervallen. Schließlich ist noch zu erwähnen, daß bei einem Teil der hier in Betracht kommenden Fälle das Leben auf einer noch nicht weit vorgeschrittenen Altersstufe steht. Es ist deshalb zweifellos, daß es bei einer Anzahl von Fällen noch zu weiteren Erkrankungsphasen kommen wird, vielleicht erst in der Involution, vielleicht auch erst im hohen Alter. Endlich kommt noch der Umstand in Betracht, daß bei vielen Fällen, wie ich in einem früheren Kapitel schon ausgeführt habe, nach der „Heilung" mehr oder minder schwere Zustände vorkommen, bei deren Beurteilung Zweifel obliegen können, ob sie noch als physiologisch oder schon als pathologisch anzusehen sind Dafür, daß den bisher einmaligen Erkrankungen noch Anfälle folgen können, spricht, daß ein großer Teil (36 %) der Fälle bei der Erkrankung in dem Alter stand, in welchem die meisten Ersterkrankungen vorkommen.

Es handelt sich bei den Fällen von einmaliger Erkrankung um 39 % des Gesamtmaterials. 27 % gehören dem männlichen, 73 % dem weiblichen Geschlechte an. Das weibliche Geschlecht erscheint demnach begünstigt. Von der ganzen Zahl gehören 22 % der Involution und einem höheren Alter an. Außer 50 % melancholischer Fälle sind die zirkulären mit 39 %, die rein manischen mit 11 % vertreten. Demnach neigen die depressiven vor allen anderen zu einmaliger Erkrankung, wobei zu berücksichtigen ist, daß die zirkulären Fälle überhaupt bei weitem die Mehrzahl der Fälle darstellen. Die chronischen und konstitutionellen Fälle, welche in diesem Materiale eine kleine und für jede Affektart gleichbleibende Zahl ausmachen, und hier nicht eingerechnet sind, würden das Resultat nicht wesentlich verändern.

c) Periodische Erkrankungen.

Wie es nach der Definition des manisch-melancholischen Irreseins als einer periodisch verlaufenden Psychose selbstverständlich ist, gehört die Mehrzahl der Fälle (60 %) zu den rein periodischen, während die übrigen den (bisher) einmaligen Erkrankungen angehören, von welchen manche später noch Perioden zeigen mögen. Von dem Gesamtmaterial sind 37 % männlich und 63 % weiblich. Die Vermengung von zeitlich begrenzten manischen und melancholischen Abschnitten ist eine außerordentlich starke. So finden wir in dem hier in Betracht kommenden Material 75 % Fälle, welche periodisch zirkulär sind, 19 % mit periodisch melancholisch und nur 6 % mit periodisch manischem Verlaufe.

Die Periodizität habe ich im folgenden unter verschiedenen klinischen Gesichtspunkten gesichtet; sie soll an der Hand einer tabellarischen Zusammenstellung Punkt für Punkt besprochen werden.

1. Beginn der periodischen Erkrankungen.

Beginn	Periodisch manisch %	Periodisch melancholisch %	Periodisch zirkulär %	Gesamtzahl %
vor dem 30. Lebensjahr	80	50	64	63
„ „ 50. „	13	48	28	31
nach „ 50. „	7	2	7	6

Es ergibt sich, daß die manischen Fälle viel häufiger in jungen Jahren beginnen wie die depressiven und auch die zirkulären. Die Melancholien treten in ungefähr gleich großer Zahl vor wie nach dem 30. Lebensjahre zum ersten Male auf; ein Beweis, daß die Melancholien überhaupt das mittlere Alter verhältnismäßig bevorzugen. Im allgemeinen beginnen die periodischen Erkrankungen schon vor dem 30. Lebensjahre; sehr wenige Fälle nehmen nach dem 50. Jahre ihren Anfang, es sind vor allem periodisch manische und zirkuläre Formen.

2. Dauer.

Dauer von	Periodisch manisch %	Periodisch melancholisch %	Periodisch zirkulär %	Gesamtzahl %
1 Jahrzehnt und weniger	53	35	30	33
2 „	13	33	31	30
3 „	13	21	24	22
4 „	7	6	9	8
5 „	13	2	5	5
6 „	—	3	2	2

Die Dauer der Psychose hängt zunächst vom Alter der erkrankten Person, ferner von der Zeit des Beginnes der Erkrankung ab. Die Zusammenstellung ergibt, daß die periodisch manischen Fälle die kürzeste Gesamtdauer zu haben pflegen, obwohl sie in der Mehrzahl schon vor dem 30. Lebensjahr erkranken. Es liegt nahe, daraus den Schluß zu ziehen, daß die Prognose dieser Fälle verhältnismäßig günstig ist. Die periodisch depressiven und zirkulären Fälle zeigen, was die Dauer betrifft, ein allmähliches Absinken, wie es nach der Häufigkeit der entsprechenden Altersstufen zu erwarten ist.

3. Zahl der Perioden.

Zahl	Periodisch manisch %	Periodisch melancholisch %	Periodisch zirkulär %	Gesamtzahl %
2	60	50	33	38
3	7	15	17	16
4	20	15	10	12
5	7	6	8	7
6—10	—	6	19	16
mehr als 10	7	8	11	11

Diese Zusammenstellung zeigt das merkwürdige Resultat, daß die periodisch manischen Fälle die geringste Neigung zu mehrfachen Phasen aufweisen; die periodisch zirkulären Fälle dagegen haben das Bestreben zur Periodizität in ganz erheblichem Maße, indem 30 % der Fälle in 6 und mehr Phasen auftreten. Diese Einzelresultate beeinflussen die Gesamtzahl so sehr, daß die Zahl der Fälle mit vielfachen gegenüber der mit wenigen Perioden erheblich ansteigt.

4. Länge der Perioden.

Länge	Periodisch manisch %	Periodisch melancholisch %	Periodisch zirkulär %	Gesamtzahl %
Längerwerden	47	68	50	53
Gleichbleiben.	40	25	41	38
Kürzerwerden	13	8	9	9

Wir sehen, daß die periodisch melancholischen Fälle am meisten die Neigung haben, ihre Perioden zu verlängern. Ein Kürzerwerden ist am häufigsten bei den periodisch manischen Fällen zu beobachten. Im ganzen ist ein Längerwerden zu konstatieren, eine Tatsache, welche uns ja längst geläufig ist.

5. Chronischwerden.

Chronischwerden	Periodisch manisch %	Periodisch melancholisch %	Periodisch zirkulär %	Gesamtzahl %
bei dem 2. Anfall	7	—	2	2
„ „ 3. „	—	—	2	2
„ „ 4. „	—	—	—	—
„ „ 5. „	—	—	1	1
„ „ 6. „	—	—	20	—
„ „ 7. „ usw. . .	—	—	4	3

Während wir bisher gesehen haben, daß die periodisch manischen Fälle im allgemeinen prognostisch günstig abschneiden, so fällt es sehr auf, daß immerhin ca. 7 % der Fälle schon im 2. Anfalle chronisch werden; bei den Melancholischen fehlen solche Fälle ganz, bei den Zirkulären sind es im ganzen 29 %, wovon eine große Zahl erst nach dem 7. Anfalle chronisch wird.

6. Verteilung der Mischzustände auf Krankheitsperioden.

Mischzustände in	Periodisch manisch	Periodisch melancholisch	Periodisch zirkulär	Gesamtzahl
der 1. Periode	13	17	24	22
„ 2. „	40	42	41	41
„ 3. „	20	20	29	27
„ 4. „	20	15	19	18
„ 5. „	7	6	16	14
„ 6. „	—	2	14	11
„ 7. u. weiteren Perioden .	7	2	20	16
sämtlichen Perioden. . . .	—	12	2	4

Da die einmaligen Erkrankungen nicht berücksichtigt sind, so ist das gegenüber der ersten Periode fast in doppelt großer Zahl erfolgende Auftreten von Mischzuständen in der 2. Krankheitsperiode auffallend. Wir können daraus schließen, daß die ersten Anfälle in der weitaus überwiegenden Zahl das Krankheitsbild rein vor Augen bringen. Daß in den weiteren Perioden die Zahl der Mischzustände abnimmt, ist bei der geringeren Zahl an Erkrankungsfällen mit vielfachen Perioden erklärlich. Die meisten Perioden mit Mischzuständen weisen die periodisch melancholischen Erkrankungen auf, bei denen sie in 12 der Fälle in sämtlichen Phasen zur Beobachtung kommen: Wir sehen also, daß bei einem Teil der periodisch Melancholischen die Mischzustände nicht mehr aufhören, während bei den anderen Kategorien sich immer wieder reine Phasen einzumischen pflegen.

7. Krankheitsfreie Intervalle.

Krankheitsfreie Intervalle, durchschnittlich	Periodisch manisch %	Periodisch melancholisch %	Periodisch zirkulär %	Gesamtzahl %
1 Jahr dauernd	53	29	26	28
2 „ „	13	8	10	10
3 „ „	7	4	14	11
4 „ „	7	8	9	9
5 „ „	—	8	11	10
mehr als 5 Jahre dauernd	7	8	9	9
„ „ 10 „ „	—	17	11	12
2 Jahrzehnte dauernd .	—	15	7	8
3 „ „ . . .	13	2	1	2

Aus der vorstehenden Tabelle ist zu ersehen, daß die periodisch manischen Fälle die meisten kürzesten freien Intervalle haben, aber auch in einer verhältnismäßig sehr großen Zahl die meisten längsten. Die periodisch melancholischen Fälle zeigen die meisten sehr lange dauernden Intervalle, während bei den periodisch zirkulären Fällen die Intervalle ziemlich gleichmäßig verteilt sind.

Im allgemeinen sind die Intervalle länger wie die Krankheitsphasen; wenn auch das Verhalten verschieden ist, und sie bei den einen Fällen länger wie die Krankheitsperioden, in den anderen kürzer sind, so überwiegen doch zweifellos die Intervalle, welche von längerer Dauer als die Phasen der Erkrankung sind. Bei vielen zirkulären Fällen geht die kranke in die gesunde Zeit fließend über, so daß keine scharfe zeitliche Grenze zu ziehen ist. Bei einzelnen Fällen war in früherer Lebenszeit eine Krankheitsperiode vorhanden, dann kommt eine sehr lange freie Zeit, welche schließlich durch einen Schwarm neuer Anfälle mit kurzen freien Zeiten begrenzt wird. Wie schon erwähnt, sind bei den meisten Fällen die Krankheitsperioden und die Intervalle in späteren Zeiten länger; es besteht nach dieser Richtung eine gewisse Proportion. Es kommt aber auch vor, daß die Intervalle fortschreitend kürzer werden, und zwar habe ich das bei 4 % der gesamten Fälle gefunden (7 % der periodisch manischen, 17 % der periodisch melancholischen und 10 % der periodisch zirkulären Fälle).

Übersehen wir die Resultate dieses Kapitels, so ergibt sich daraus folgendes. Die periodisch manischen Fälle beginnen in jüngeren Jahren, sie zeigen, den ganzen Krankheitsverlauf betreffend, die kürzeste Krankheitsdauer; sie haben eine sehr geringe Neigung zu mehrfachen Phasen; die Perioden werden später sehr oft kürzer. Eine verhältnismäßig große Zahl der Fälle wird schon im Anschluß an die 2. Krankheitsphase chronisch. Die Fälle haben verhältnismäßig sehr häufig sehr kurze freie Intervalle.

Die periodisch melancholischen Fälle gehören in ihrem Beginne ebenso oft den jungen wie mittleren Jahren an. Sie zeigen vor allem die Neigung, ihre Perioden zu verlängern und in Mischzuständen aufzutreten. Es finden sich sehr lange dauernde freie Intervalle.

Die zirkulären Fälle verlaufen oft bei spätem Beginne noch periodisch; sie neigen in ganz besonderem Maße zur Periodizität. Das Chronischwerden tritt verhältnismäßig nicht sehr häufig ein.

d) Subchronische und chronische Erkrankungen.

Zwischen die periodischen und chronischen Fälle schiebt sich gleichsam als Übergang eine Anzahl von Fällen ein, welche ich in der Kategorie der subchronischen Verlaufsform zusammenfassen will. Die Fälle betragen einen kleinen Bruchteil des Gesamtmaterials, etwa 7 %. Sie verteilen sich auf das männliche und weibliche Geschlecht in ungefähr gleichen Teilen. Die Verlaufsformen sind mannigfaltigster Art; bald handelt es sich um rein depressive Fälle, bald um rein manische, bald um zirkuläre. Gelegentlich schieben sich krankheitsfreie Intervalle ein, welche aber eine verhältnismäßig kurze Dauer zu haben pflegen. Diese sog. freien Intervalle weisen mehr oder minder starke affektive Veränderungen auf, welche aber in so geringem Grade auftreten, daß sie praktisch nicht als krankhaft bezeichnet werden können. Die Dauer dieser subchronischen Phasen ist nicht exakt abzumessen; es handelt sich um Fälle, welche die Neigung zu sehr langwierigem, sich auf eine größere Anzahl von Jahren erstreckenden Verlauf haben. Es ist mit dieser Bezeichnung eine Prognose nicht gegeben; es gibt subchronische Fälle, welche (Tafel 16w) in Genesung übergegangen sind, solche, bei denen die Genesung nur eine Anzahl von Jahren standgehalten hat, dann trat eine Fortsetzung der Erkrankung auf, und bei welchen schließlich ein chronischer Verlauf in Frage kommt (Tafel 16x), endlich kommen Fälle vor, die an und für sich eine ungünstige Prognose bieten, in denen die Krankheit in der Jugend eingesetzt hat und unter Einschiebung verhältnismäßig kurzer Intervalle weiterläuft (Tafel 16y). Da sich die Länge der Anfälle gerade im höheren Alter zu vergrößern pflegt, so ist es klar, daß die meisten subchronischen Fälle dem höheren Lebensalter angehören und dementsprechend vielfach unter dem Bilde von Melancholien auftreten.

Die chronischen Fälle des manisch-melancholischen Irreseins sind solche, bei denen die Erkrankung eine sehr große Anzahl von Jahren ohne nennenswerte Unterbrechung durch freie Intervalle dauert. Die Intensität des Krankheitsprozesses bleibt von Anfang bis zu Ende dieselbe. Äußerlich wird dies durch die Gewichtskurve bewiesen, welche im allgemeinen keine Schwankungen zeigt; bei einzelnen Fällen kann man ein Ansteigen und Absinken des Körpergewichtes in periodischen Schwankungen, welche auch sonst im Verlauf der Erkrankung auftreten, wahrnehmen.

Von den hier in Betracht kommenden Fällen gehören 8 % in das Gebiet der chronischen Erkrankungen; diese verteilen sich ähnlich wie die subchronischen Fälle zu ungefähr gleichen Teilen auf das männliche und weibliche Geschlecht (43 bzw. 57 %). Es ist bemerkenswert, daß wir hier die uns sonst immer wieder begegnende Bevorzugung des weiblichen Geschlechtes nicht finden; der Grund ist wohl in der höheren Altersstufe zu suchen, in denen die Kranken zur Zeit der Beobachtung stehen. Im höheren Alter gleicht sich bekanntlich der Unterschied in der Beteiligung der Geschlechter aus.

Welche Ursache hat das Chronischwerden in diesen Fällen? Man könnte daran denken, daß eine besonders schwere auslösende Ursache vorhanden ist. Das trifft nicht zu; wir finden nur in 2 Fällen unmittelbar wirkende Ursachen, Tod des Ehemannes und Operation eines Ovarialtumors. In 2 Fällen schließt sich die Erkrankung an die Menopause an, was wir ja in einer großen Anzahl anderer Fälle auch finden.

Weiterhin taucht die Frage auf, ob diese Fälle besonders stark gleichartig hereditär belastet sind. Bei der Untersuchung dieser Frage läßt sich erkennen, daß die Zahl der Belasteten tatsächlich größer ist wie sonst, sie beträgt 66 %; immerhin mag es sehr zweifelhaft erscheinen, ob diese Grundlage allein genügt, um die Erscheinung des Chronischwerdens zu erklären. Am einfachsten gestaltet sich die Ergründung, wenn wir theoretische Erwägungen spielen lassen. Man könnte annehmen, daß es sich bei den chronischen Fällen um solche mit sehr langgedehnten Schwankungen handelt; es wäre damit gesagt, daß die Prognose, auf welche wir später noch zu sprechen kommen werden, theoretisch im ganzen der Periodizität entsprechend günstig ist, wenn nicht der Abschluß des Lebens störend in den gesetzmäßigen Ablauf eingreift. Bei dieser Überlegung stört nur das Vorangehen kurzer Krankheitsperioden bei fast der Hälfte der Fälle, und zwar nicht nur bei den zirkulär verlaufenden, sondern auch bei den einfach melancholischen und manischen Formen. Nun ist bekannt, daß in einer längerdauernden Schwankung eine gewisse Zeitstrecke stärker hervorgehoben sein kann, sei es durch affektbetonende äußere Einflüsse, sei es durch endogene sekundäre Schwankungen.

Anders verhält sich die Sache natürlich bei den Fällen, bei welchen sekundäre Erkrankungen anderer Art, wie Arteriosklerose und Dementia senilis die Anfälle verlängern helfen und das klinische Bild schließlich verwaschen. Dies finden wir in einigen Fällen; in einem Falle chronischer Manie wurden außerdem einzelne epileptische Anfälle beobachtet, in einem chronisch zirkulären Falle Diabetes mellitus, der zum Siechtum beitrug.

Sehen wir uns die zur Verfügung stehenden Fälle weiter an, so ergibt sich, daß die Fälle mit vorhergehenden Phasen fast ausschließlich zirkulär sind, was für die oben gegebene Theorie sprechen würde. Die Zeit des Chronischwerdens beginnt bei einzelnen Fällen schon im 2. Jahrzehnt; die größte Beteiligung zeigen die Altersstufen zwischen 30 und 50 Jahren. Einige manische Fälle werden noch sehr spät, z. B. im 6. Jahrzehnt, chronisch.

Was die Dauer betrifft, so währt die Erkrankung in 60 % 10—20 Jahre, in 23 % ca. 20 und in 11 % über 20 Jahre.

Die meisten Fälle waren bei Abschluß der Beobachtung noch mitten in der Psychose. Einzelne waren in Tod übergegangen. 2 Fälle waren geheilt, nämlich ein Fall nach 13jähriger schwerer Manie im 48. Lebensjahr und ein Fall nach 14jähriger Depression im 55. Lebensjahr. Man kann natürlich nicht sagen, ob die Zukunft diesen Kranken nicht noch eine neue Phase bescheren wird; es erscheint dies nicht unwahrscheinlich, wenn ihr Leben von entsprechend langer Dauer ist. Es handelt sich bei diesen „Geheilten" um Fälle, bei denen die Erkrankung im 37. bzw. 40. Lebensjahr, also verhältnismäßig früh begonnen hat. Spätheilungen solcher chronischer Fälle habe ich nicht erlebt. Meist gehen die Fälle an senilen oder arteriosklerotischen Erscheinungen zugrunde.

Nachdem der Ausgang dieser Fälle vorweggenommen ist, erübrigt es sich noch einiges über das klinische Symptomenbild zu sagen.

Bei der Mehrzahl der Fälle ist eine deutliche Erleichterung der Denkfähigkeit zu konstatieren. In einer noch größeren Anzahl von Fällen besteht eine Erregung der Psychomotilität. Nur in einem Falle fand sich dauernde psychomotorische Hemmung. So sind auch die melancholischen Fälle, in denen wir sonst typischerweise Hemmung zu finden pflegen, psychomotorisch erregt. Wahnvorstellungen sind fast in jedem Falle im Verlaufe der chronischen Erkrankung zu konstatieren, ferner, was erheblicher erscheint, Sinnestäuschungen des Gesichts und des Gehörs. Die zirkulären Fälle verlaufen in ca. 1/4 der Fälle teilweise in Verwirrtheitszuständen, im wesentlichen deliranter Art.

Eine auffallend große Rolle spielt Alkoholabusus in der Vorgeschichte der in Betracht kommenden Fälle, nämlich bei ca. 30 % der Kranken.

II. Affektformen.

a) Manie.

Wir haben gesehen, daß uns die Manie als Erscheinungsform des manisch-melancholischen Irreseins bald als einfache Manie, bald in ihrer periodischen Form vor Augen tritt. Die einfache Manie ist ein Ausdruck, der in den Lehrbüchern der Psychiatrie noch viel gebräuchlich ist; er bezeichnet einen manischen

Zustand, der einmal während des Lebens auftritt. Treten später noch psychotische Erscheinungen anderer affektiver Färbung auf, so werden dieselben nicht mit der verflossenen Manie in Zusammenhang gebracht. Nach unserer Auffassung ist die Manie eine Teilerscheinung des manisch-melancholischen Irreseins, ohne Rücksicht darauf, ob sie einmal im Leben in Erscheinung tritt oder öfters.

Von der einfachen Manie ist die periodische zu unterscheiden; bei ihr tritt in mehr oder minder großen zeitlichen Zwischenräumen mehrmals ein manischer Zustand auf. Die einzelnen Phasen dieser Erscheinungsform ähneln sich nicht selten „photographisch", was bei dem endogenen Charakter der Krankheit nicht auffallen kann. Haben es wir doch, wie oben ausgeführt ist, mit Erscheinungen zu tun, welche in den Krankheitsphasen pathologisch gesteigert sind, während sie für gewöhnlich, d. h. in den freien Intervallen, schlummern und in dem Charakter der betreffenden Persönlichkeit in abgeschwächtem Maße zum Ausdruck kommen.

Neben den genannten Gruppen kommen subchronische und chronische Fälle vor. Die beiden unterscheiden sich im wesentlichen durch ihre zeitliche Ausdehnung. Es ist darauf hinzuweisen, daß hier die rein manischen Formen nicht häufig sind, und daß es außerordentlich häufig zu Mischzuständen und zur Einschiebung depressiver Phasen, zu der sogenannten zirkulären Verlaufsform kommt.

Das männliche Geschlecht ist etwas bevorzugt, ebenso das jugendliche Alter. Die Prognose entspricht der im allgemeinen günstigen des manisch-melancholischen Irreseins überhaupt.

Die Symptome der Manie bestehen aus der Trias: Erleichterung der Denktätigkeit, Willenstätigkeit und der gehobenen Stimmung; dazu tritt die psychomotorische Erregung. Die Denkstörung kann zur Ideenflucht und Verworrenheit werden, die Willenserleichterung zur Tobsucht, die gehobene Stimmung zur Exaltation. Tobsuchtszustände mit deliranten Erscheinungen bedeuten den Höhepunkt der Krankheit. Von der Mischung mit depressiven Symptomen wird später die Rede sein. Die Form der Manie, welche unter leichten Krankheitserscheinungen verläuft, die Hypomanie, unterschiedet sich symptomatisch in keiner Weise von der Manie; schwerere manische Erkrankungen werden häufig mit einem hypomanischen Stadium, das den Übergang zur Gesundheitsbreite vermittelt.

Die manischen Bilder des manisch-melancholischen Irreseins sind wohl zu unterscheiden von den Exaltationen bei Epilepsie, Hysterie und anderen Psychosen, insbesondere solchen mit organischer Grundlage.

b) Melancholie.

Die Verlaufsformen der Melancholie sind denen der Manie durchaus ähnlich. Die einfache Melancholie ist nicht allzu häufig; eine Periodizität besteht in den meisten Fällen, sei es, daß periodische Melancholien auftreten, oder daß später Zustände von Manie oder zirkuläre Phasen kommen. Bekannt ist, daß Melancholien mit Vorliebe im höheren Alter auftreten, ferner, daß das weibliche Geschlecht besonders zu solchen Erkrankungen neigt. Ähnlich wie bei der Manie die Hypomanie, bereitet öfters eine leichte Melancholie die Gesundung vor.

Subchronische Depressionen sind recht häufig, chronische Fälle erheblich seltener.

Über die Prognose gilt das über manische Zustände Gesagte.

Die Symptomatologie setzt sich aus der Trias zusammen; es besteht in typischen Fällen Denkhemmung, Willenshemmung und depressive Stimmung. Dazu kommen psychomotorische Hemmung, innere Ideenflucht, Insuffizienzgefühl mit Selbstvorwürfen, Schlaflosigkeit, typische Tagesschwankungen usw.

c) Zirkuläres Irresein.

Die Erkrankungen an zirkulären Phasen sind beim manisch-melancholischen Irresein die häufigsten. Wir haben einfache zirkuläre Erkrankungen, periodische, subchronische und chronische Verlaufsformen zu unterscheiden. Der Wechsel zwischen Manie und Depression, die Grundlage des zirkulären Typus, kann sehr verschiedenartige Gestalt annehmen. Der reguläre zirkuläre Typus ist der gleichmäßige in gleichen Zeiten erfolgende Wechsel zwischen Manie und Depression mit oder ohne Pause nach dem zirkulären Krankheitsanfall.

Gewöhnlich ist aber der Krankheitsverlauf durchaus unregelmäßig; die regelmäßigen Formen sind sehr selten. Es mischt sich in den Anfällen häufig Depression und Manie unregelmäßig und in allen ihren Mischformen ineinander. Besonders gilt das für die subchronische und chronische Verlaufsform. Unter den chronischen Verlaufsformen haben die zirkulären den Hauptanteil; nur wenige andere finden sich darunter. Verhältnismäßig häufig sehen wir eine längere manische bzw. melancholische Phase mit einem kurzem Affekt entgegengesetzten Stadiums beginnen (Tafel 15h, 16d, r). Andererseits endigen die Phasen nicht selten mit einem affektentgegengesetzten Stadium. Bei Melancholien wurde die oft sich anschließende Manie als ein Zeichen der Erholung, als reaktive Manie bezeichnet. Diese Auffassung ist zweifellos irrtümlich (Tafel 16x).

Die Symptomatik ist durch die der manischen und zirkulären Zustände gegeben.

Prognostisch sind die zirkulösen Fälle ungünstiger wie die manischen und melancholischen; die Periodizität ist stärker ausgeprägt.

d) Mischzustände [1].

Unter Mischzustand versteht man ein psychisches Zustandsbild, welches aus Symptomen zusammengesetzt ist, die einerseits dem typischen Bilde der Manie, andererseits dem der Melancholie entnommen sind. Es können sich also nach Kraepelin, theoretisch gedacht, Denk-, Willens- und Affektstörung mischen, so daß sich nach vorstehendem Schema eine 6fache Mischung ergeben würde.

a b c
A B C

Wenn a b c und A B C die typische Manie und Melancholie in ihrer Trias darstellen, so ergeben sich folgende Zusammenstellungen:

[1] Weygandt, Über die Mischzustände des manisch-depressiven Irreseins. Habilitationsschrift. 1899.

a B C	a b C	a B c
A b c	A B c	A b C

Nach unserer oben auseinandergesetzten Auffassung ist bei den manisch-melancholischen Kranken die Denkstörung regelmäßig eine Denkhemmung. Die Ideenflucht beruht auf einer Denkhemmung, nicht Erleichterung, wie es bei flüchtiger Beobachtung scheinen könnte. Demnach kann bei der Mischung der Symptome die einheitliche, symptomatisch sehr wichtige Denkstörung nicht in Betracht kommen. Das zweite Symptom der Trias ist die Affektstörung, welche mit grundlegend in den Mischzuständen des manisch-melancholischen Irreseins ist. Die Willensstörung, das dritte Glied der Trias, steht der Psychomotilität sehr nahe, die Störung beruht darauf, daß es entweder nicht zum Entschluß kommt, den Willen in Handlungen umzusetzen, oder daß die Umsetzung erleichtert wird. Die Psychomotilität stellt nun nach meiner Erfahrung zwar in der Regel, jedoch nicht immer eine Einheit vor. Wir müssen unterscheiden zwischen sprachlicher Motilität und der sonstigen allgemeinen Motilität. Beide Teile erscheinen der Psychomotilität im ganzen untergeordnet.

Folgen wir diesen Grundsätzen, so gelingt es uns, restlos und ohne Zwang sämtliche Mischzustände einem Schema einzuordnen und unserem Verständnisse, vielleicht auch weiteren Studien, näher zu bringen. Nur auf eine Mischform ist noch zurückzukommen; sie ist eine Vermengung der gehobenen und gedrückten Stimmung in Gestalt des Zornes und der Unzufriedenheit. Es kann sich demnach ein Mischzustand, bestehend aus Affekthemmung mit Willens- bzw. psychomotorischer Erregung zu einer Mischung, bestehend aus Mischaffekt und psychomotorischer Erregung, also zu einer zweifachen Vermengung umgestalten. Ähnliche eigenartige Mischaffekt-Erscheinungen finden wir auch bei zirkulären Formen im Übergang des einen Affektzustandes in den anderen, z. B. die läppische, die ratlose Stimmung. Zum Verständnis des Gesagten möchte ich folgendes Schema anführen. Dabei ist zur Vereinfachung Willensstörung gleich psychomotorischer Störung gesetzt.

Manie			Melancholie
1. Denkstörung	$a = \alpha = A$		Denkstörung
2. Gehobene Stimmung	b	B	deprimierte Stimmung

$$\underbrace{b\ B}_{\beta}$$

3. Psychomotorische Erregung			Psychomotorische Hemmung
Sprache	c	C	Sprache
Übrige Motilität	d	D	übrige Motilität

Mischformen:

(α wird vernachlässigt als gleiche Grundbedingung bei jeder Mischform.)

1. b c D	1a. B c D
2. b C D	2a. B c d
3. b C d	3a. B C d

4. $b\ B = \beta$

Die Übersetzung der Formeln in die klinische Erfahrung ergibt folgende Mischformen:

1. Eine Art des manischen Stupors, bei der der sprachliche Ausdruck erheblich vermehrt, die übrige Psychomotilität gehemmt ist, eine Form, welche ziemlich selten in Erscheinung tritt. Pfersdorff[1]) hat ähnliche Fälle veröffentlicht.

2. Der typische manische Stupor. Gehobene Stimmung und psychomotorische Hemmung.

3. Eine Schattierung von manischem Stupor, welche zweifellos selten ist; der Kranke ist gehobener Stimmung, zeigt motorische Erregung, spricht aber nicht oder nur mit großen Hemmungen.

1a. Wohl die seltenste Form. Der Kranke ist verstimmt, spricht viel, ist im übrigen psychomotorisch gehemmt.

2a. Deprimierte Stimmung verbunden mit psychomotorischer Erregung; sie findet sich sehr häufig in den agitierten Melancholien, besonders in denen, welche mit Angst einhergehen.

3a. Der Kranke ist traurig verstimmt; er spricht wenig, ist aber im übrigen in psychomotorischer Erregung. Eine nicht ganz seltene Mischform, besonders für manche Zustände der Ratlosigkeit charakteristisch.

4. Wie erwähnt, die Mischform des Zornes, der Unzufriedenheit.

Die häufigsten Mischformen sind 2a, die agitierte Depression; 2, der manische Stupor; 3, auch manischer Stupor. Die übrigen kommen selten oder sehr selten vor, meist in Fällen, welche wechselnde delirante Bilder zeigen.

Die Mischzustände können nicht als ungünstiges Prognostikum aufgefaßt werden; wir finden sie recht häufig in akut auftretenden deliranten Phasen, ferner beim Übergang der Affektzustände im zirkulären Irresein. Alle an Häufigkeit überragt die agitierte Depression, welche mehr dem reiferen und höheren Alter angehört.

III. Klinische Gruppierung.

Die Gruppierung hat einesteils die Verlaufsform, andererseits die Affektform und schließlich eigenartige Erscheinungsformen charakteristischer Art zu berücksichtigen. Es ist sehr wohl möglich, daß weitere Untersuchungen eine Gruppierung nach der Art der psychomotorischen Störung, vielleicht auch der Denkstörung, künftig günstiger und richtiger gestalten werden.

a) Konstitution.

Die Konstitution ist die Grundlage für die affektverwandten Psychosen, die sich auf ihr aufbauen. Wenn auch im allgemeinen der psychotische Zustand der Konstitution qualitativ gleicht und nur quantitativ abweicht, so ergibt sich doch schon aus der Häufigkeit des Umschlags des Affektzustandes während der Psychose, daß als große gemeinschaftliche Basis die manisch-melancholische Konstitution zu gelten hat.

---

[1]) Pfersdorff, Über Rededrang bei Denkhemmung. Vortrag. Ref.: Zentralbl. f. Psych. u. Neurol. 29. Jahrgang 1906. Ferner: Die motorische Erregung im manisch-depressiven Mischzustand. Zentralbl. f. Psych. u. Neurol. 1905. Über Rededrang bei Denkhemmung. Monatsschr. f. Psych. u. Neurol. 1906.

1. Manische Konstitution.

Eine Gruppe der Fälle von manisch-melancholischem Irresein zeigt die sogenannte manische Konstitution. Dieselbe kann in der Form der chronischen Manie psychotisch als Steigerung der konstitutionellen krankhaften Faktoren in Erscheinung treten. Die leichteren Formen werden zweckmäßigerweise zu den affektiven Formen der Psychopathie gerechnet.

Bei einer großen Zahl der später periodisch manisch verlaufenden Fälle besteht eine manische Konstitution, die früher schon besprochen ist.

Die chronische Manie besteht entweder von Jugend an und hat sich manchmal schon in der Kindheit als Psychose entpuppt, oder die Psychose entsteht zu irgend einem Zeitpunkt während des späteren Lebens auf der Grundlage der zugehörigen Konstitution. Der Beginn kann allmählich oder akut eintreten. Die Konstitution ist die Grundlage. Die Prognose erscheint ungünstig; der Verlauf der Psychose ist ein gleichmäßiger; erhebliche Remissionen pflegen nicht einzutreten; depressive Zeiten fehlen, wohl aber kann es zu ausgeprägten Mischzuständen, besonders zu Zuständen von Reizbarkeit kommen.

2. Melancholische Konstitution.

Für diese Gruppe gilt im ganzen das oben für die manische Konstitution Gesagte. Auf der Konstitution können sich periodische oder chronisch melancholische Psychosen aufbauen. Die Konstitution weist dieselben Mischzustände auf, die wir bei den ausgesprochen psychotischen Zuständen zu beobachten Gelegenheit haben.

3. Zyklothyme Konstitution.

Diese Art der Konstitution zeigt in mehr oder weniger großen Zwischenzeiten einen Wechsel zwischen manischem und depressivem Affektzustand. Freie Zeiten sind nicht ausgeschlossen. Es bauen sich auf der Konstitution die periodisch zirkulären, ferner die subchronisch und die chronisch zirkulären Psychosen auf. Wilmanns [1]) hat diese Form ausführlich beschrieben.

b) Periodische Form.

Ebenso wie die Konstitution teilen wir die periodischen Formen in manische, melancholische und zirkuläre. Wie oben auseinandergesetzt, gehören diesen Gruppen die Mehrzahl der Fälle des manisch-melancholischen Irreseins an, so daß die Ansicht berechtigt erscheint, daß die Periodizität eines der wichtigsten Symptome der Krankheit ist. Eine Form der periodischen Melancholie zeitigt verhältnismäßig regelmäßig in jedem Frühjahr eine depressive Phase (Tafel 16e). Sehr vielfach gehen unter dieser Krankheitsform sogenannte Heufiebererkrankungen, welche bei näherer klinischer Betrachtung und im weiteren Verlauf sich als regelrechte Melancholien entpuppen (Tafel 16a—o).

c) Subchronische und chronische Form.

Auch hier hat die überall durchgeführte Dreiteilung nach Affektzuständen einzutreten. Wie wir oben gesehen haben, ist eine Konstitution spezifischer

[1]) Wilmanns, Zyklothymie. Samml. klin. Vortr. v. Volkmann. 1906.

Art auch bei diesen Fällen gegeben. Wir wissen, daß bei diesen Formen die zirkuläre Gruppe im Vordergrunde steht (Tafel 16c, f, g, r—t, w, x subchronisch; Tafel 16e, h, q, u, v, y, z, α—γ chronisch).

d) Besondere Krankheitsformen.

Im folgenden sind eine Anzahl von Krankheitsformen zusammengefaßt, welche mit der Erscheinungs- und mit der Affektform in weniger innigem Zusammenhange stehen, welche aber klinisch wohl charakterisierte Krankheitsbilder von mehr oder weniger langer Dauer bieten. Sie besitzen offenbar konstitutionell eine gewisse Affinität zu den charakteristischen Symptomen, welche in den verschiedenen Perioden gleichartig wiederzukehren pflegen. Daran, daß diese Formen zum manisch-melancholischen Irresein gehören, ist bei der Konstantheit der übrigen Symptome nicht zu zweifeln.

1. Katatonische Form.

Wir wissen, daß in einer nicht kleinen Anzahl von Fällen Erscheinungen auftreten, welche wir als katatonische zu bezeichnen pflegen. Eine kleine Gruppe des manisch-melancholischen Irreseins zeigt solche katatonische Symptome während der Höhe der Psychose in besonders ausgeprägtem Maße. Es handelt sich um ca. 3 % der Fälle. In bezug auf die Heredität zeigen diese Fälle keine anderen Verhältnisse wie die übrigen manisch-melancholischen Kranken. Verhältnismäßig häufig ist eine psychogene Auslösung der Psychose. Männliche und weibliche Fälle stellen der Zahl nach dasselbe Verhältnis wie sonst im manisch-melancholischen Irresein dar. Im allgemeinen gehören die Erkrankungen dem jugendlichen Alter an; nur einzelne fallen in das mittlere Lebensalter. Es handelt sich um ausgeprägt zirkuläre Krankheitsbilder; die einzelnen Affektzustände pflegen rasch zu wechseln; insbesondere finden sich fast regelmäßig in dem Verlaufe der betreffenden Phase stuporöse Zustände. Mischzustände sind sehr häufig, besonders gereizte manische Zeiten; die depressiven Zeiten sind sehr oft von psychomotorischer Erregung begleitet. In jedem Falle besteht tiefgehende Verworrenheit zur Zeit des katatonischen Zustandes. Der Affekt pflegt nicht deutlich zum Ausdruck zu kommen; er ist unter der schweren Denkhemmung vollkommen verborgen. Meist geben die Kranken später an, daß sie die schwersten Phantasien in diesen Zeiten durchgemacht haben; so erzählte eine Kranke, es sei ihr gewesen, wie die phantastische Symphonie von Berlioz. Die Kranken nehmen sonderbare, oft phantastische Stellungen ein, man hat den Eindruck „lebender Bilder“. Ein Kranker pflegte in Fechterstellung dazustehen, eine Kranke lächelte stereotyp vor sich hin, andere Kranke nehmen ihre Arme in gekreuzte Stellung, wieder andere stehen unbeweglich da und strecken die Zunge heraus. Die sprachlichen Äußerungen sind gering; einzelne Worte, welche auf delirante Erlebnisse schließen lassen, werden geäußert. Die Muskulatur ist kontrahiert; sehr bemerkenswert ist das Fehlen des Negativismus; Katalepsie besteht meist. Bei einer Kranken bestanden Sensibilitätsstörungen der Haut. Wahnhafte Sinnestäuschungen, besonders des Gehörs und des Gesichtes bestehen regelmäßig. Gelegentlich werden die Kranken unrein mit Stuhl und Urin.

Nach Abklingen des Verworrenheitszustandes pflegt baldige Genesung nach kurzem hypomanischem Stadium zu erfolgen; es tritt dann fast vollkommene Erinnerung an die Erlebnisse ein. Der zeitliche Verlauf der Phasen pflegt ein verhältnismäßig kurzer zu sein, 1—2 Jahre im Durchschnitt. Bei einem Falle kam es zu mehreren Phasen mit solchen katatonischen Stadien, welche sich photographisch ähnlich waren.

Diese Fälle, welche akut zu entstehen pflegen, sind der Typus der Katatonie. Von der Dementia praecox unterscheidet sie, abgesehen von dem Verlaufe, die vollkommene Verworrenheit während dieses Stadiums. Allerdings ist dieselbe oft wegen der mangelhaften oder fehlenden sprachlichen Äußerungen infolge des Stupors schwer zu konstatieren. Von der Amentia unterscheiden sie sich vor allem durch die in den Vordergrund tretenden katatonischen Erscheinungen und durch die fehlende ätiologische Basis. Man könnte noch an hysterische Dämmerzustände, und hysterischen Stupor denken. Abgesehen von der oft fehlenden affektiven Entstehungsursache sind die Kranken nicht lenkbar, nicht suggestibel; dies könnte dazu verführen, sie als widerstrebend zu bezeichnen, was sie aber im Sinne der Dementia praecox nicht sind.

2. Delirante Form.

(Amentia.)

Diese Gruppe ist keine geschlossene. Wir finden delirante Zustände leichter und kurz andauernder Art sehr häufig im manisch-melancholischen Irresein. Es handelt sich um wenige Fälle (ca. 2 %), bei denen die delirante Form längere Zeit das Krankheitsbild beherrscht. Die hereditäre Belastung ist in diesen Fällen eine sehr starke. Die Krankheitsphasen treten häufig auf, es sind fast durchweg periodisch zirkuläre Fälle mit Vorwiegen des manischen Momentes. Das Lebensalter, in dem diese deliranten Zustände auftreten, ist das mittlere und höhere. Eine Anzahl von den Fällen gehört zu der Gruppe der subchronischen und chronischen. Psychogene Auslösung ist nicht selten. Das delirante Stadium tritt im Verlaufe der Erkrankung ein; es bildet nur sehr selten den Beginn der Krankheitsperiode; die Besserung tritt allmählich ein. Es besteht vollkommene Verwirrtheit mit Vorherrschen von Sinnestäuschungen auf dem Gebiete des Gehörs, ferner motorische Erregung und Verkennung der Umgebung. Bald nimmt der delirante Zustand mehr pathetische Formen, bald mehr traumhafte Verworrenheit an. Nicht selten finden sich auch taktile Halluzinationen, Tiervisionen usw., so daß das Bild des Delirium alcoholicum ohne Tremor vorgetäuscht werden kann.

Die Formen, bei denen solche delirante Stadien auftreten, gehören den prognostisch ungünstigeren Erkrankungen an. Ich habe oben schon hervorgehoben, daß chronische delirante Verworrenheit ein Siechtum einleiten kann, welches mit einer gewissen dauernden affektiven Schwäche einhergeht. Nicht selten tritt nämlich als ungünstiges Moment eine Arteriosklerose im höheren Alter hinzu. Manche Ähnlichkeit haben die genannten Formen mit dem klinischen Bilde der Amentia, besonders wenn erschöpfende Momente die Auslösung der Psychose begünstigt haben. Der allmähliche Beginn, die manischen und melancholischen Phasen reiner Art, die uns die Betrachtung des Verlaufes vor Augen führt, werden die Diagnose klar stellen lassen. Zu erwähnen ist, daß der

Affekt während der delirante Phasen deutlich zu erkennen zu sein pflegt; erst das Chronischwerden des Zustandes verwischt das affektive Bild.

3. Hysterieverwandte Form.

Es handelt sich hier um Krankheitsphasen des manisch-melancholischen Irreseins, bei denen psychogene bzw. hysteriforme Erscheinungen dem Krankheitsbilde eine besondere Färbung verleihen. Nachdem in der Konstitution unserer Kranken sich nur in 4 % der Fälle solche Erscheinungen vorfinden, ist es naheliegend anzunehmen, daß auch die Psychose selbst nicht viel mehr Fälle mit derartigen Symptomen umfassen wird; und das hat sich als richtig herausgestellt; nur 5 % der Fälle lassen psychogene Erscheinungen erkennen; dabei tritt wieder eine sehr starke Bevorzugung des weiblichen Geschlechtes, ähnlich wie bei der Konstitution, hervor (82%: 18 %). Von den 22 Fällen zeigen bemerkenswerterweise nur 2 eine Auslösung der Krankheitsphase durch psychogene Momente, und nur 1 Fall zeigt hysterische Erscheinungen in der Konstitution. Es zeigt sich also eine fast vollkommene Unabhängigkeit der drei Etappen, der Konstitution, der Auslösung und der Psychose untereinander in bezug auf psychogene Erscheinungen.

Meist kommen hysterische Anfälle in Betracht, welche regellos und in geringer Zahl in die Psychose eingestreut sind. Man findet außerdem Sensibilitätsstörungen, Tics, Abasie und Astasie, Aphonie, Gesichtsfeldeinschränkung, vasomotorische Störungen (Quaddelbildung in der Haut), Druckpunkte usw.

Sämtliche Fälle stehen in jugendlichem und mittlerem Alter; klimakterische Zustände kommen nicht in Betracht. Zirkuläre Verlaufsformen stehen im Vordergrunde; die Prognose ist durchaus günstig, wenn sich auch der Verlauf in einzelnen Fällen auf lange Jahre und in manchmal etwas verwaschenen Erscheinungsformen hinzieht. In einer nicht unbeträchtlichen Zahl von Fällen fällt die Häufigkeit von Mischzuständen auf. Die psychogenen Erscheinungen gehören den ersten Phasen der Krankheit an, die späteren Phasen verlaufen ohne solche Beigaben. Psychomotorische Erregung zeigen die Fälle sehr häufig.

Die Symptomatik der Krankheitsbilder ist eigenartig durch sehr häufige raptusartige Erregungszustände ängstlicher Art, welche kurz andauern und mit sehr starkem Selbstbeschädigungstrieb einhergehen. Recht oft bestehen phantastische Sensationen, wie Totenköpfe auf dem Bett, das Hören der Totenuhr usw. Solchen Sensationen begegnen wir aber auch sonst im manisch-melancholischen Irresein, besonders bei weiblichen Kranken, recht häufig. Eine besondere Beeinflußbarkeit besteht nicht. Der Schlaf, das Körpergewicht, die Tagesschwankungen zeigen dieselben Störungen wie im manisch-melancholischen Irresein überhaupt. Es kommt nicht zu einer dauernden Amnesie, sondern es stellt sich allmählich die Erinnerung an die Zustände mehr oder weniger starker Verwirrtheit wieder ein; eine Neigung zu besonders starker Prägung deliranter Zustände besteht nicht. In manchen Fällen kommt es, wie auch sonst im manisch-melancholischen Irresein, zur Ausbildung katatonischer Symptome, denen der Negativismus regelmäßig fehlt.

Die Phasen mit hysterischen Zutaten zeichnen sich nach den gemachten Ausführungen im allgemeinen durch einen günstigen Verlauf aus. Kurze Erregungen schieben sich mit Vorliebe ein und geben dem Krankheitsbild einen wechselvollen Charakter.

4. Form mit Zwangsvorstellungen.

Es sind sehr wenige Fälle von manisch-melancholischem Irresein, bei welchen man von echten Zwangsvorstellungen sprechen kann. Bei den (6) Fällen meines Materials handelt es sich mit einer Ausnahme um weibliche Kranke mittleren Alters. Der Verlaufsform nach sind es 2 Fälle von zirkulärem Typus und 4 von melancholischem mit teilweise periodischem Verlaufe. Gerne ist mit dem Symptom der Zwangsvorstellung eine mehr oder minder erhebliche psychomotorische Erregung verbunden. Zur Zeit des Auftretens des in Frage stehenden Symptomes bestand regelmäßig depressive Verstimmung.

Was die Art der Zwangsvorstellungen betrifft, so finden sich die verschiedenen Arten. Eine Kranke, welche hypochondrisch war und sich selbst aufs eingehendste beobachtete, litt an Platzangst: sie fürchtete, über Plätze und Straßenkreuzungen zu gehen. Eine andere Kranke hatte Angst vor dem Alleinsein. Einige Kranke zeigten Zwangsvorstellungen, welche in ihrer sinnlichen Deutlichkeit schon Annäherungen an Illusionen hatten, die aber den Kranken als etwas durchaus Fremdartiges und Unbegreifliches sich aufdrängten. Eine periodisch depressive Kranke hatte folgende Vorstellung, welche plötzlich bei einer Predigt aufgetaucht war: „Das war recht ungeschickt von Christus, daß er sich das hat alles gefallen lassen von den Juden.“ In einer späteren Depression mußte dieselbe Kranke jedesmal anstatt des „gesegnet“ im Gebet „verhext“ für sich sagen. Dabei zeigte die Kranke wiegende Bewegungen, welche sie als Zwangsbewegungen empfand, und lebhafte Grimassen; sie onanierte, daß sie in Schweiß gebadet war. Eine andere depressive Kranke gab an, sie müsse mit den Armen und mit dem Kopfe eigentümliche zuckende Bewegungen ausführen und dazu bestimmte Worte: „Laissez moi, laissez moi travailler“ sagen. Bei einer anderen depressiven, wenig gehemmten Kranken endlich verbanden sich die Zwangsvostellungen eigenartig mit einer inneren Ideenflucht. Sie gab an, sie sei wie gehemmt. Wenn sie etwas sagen wolle, sei der Gedanke schon wieder fort. Beim Essen denke sie, das könnte Gras sein; „das ist ein Rock“, denke sie, zu gleicher Zeit komme der Gedanke, „der Rock ist ein Strumpf“. Auch diese Kranke hatte für das Zwangsmäßige dieses Denkens volles Verständnis. ^O

5. Paranoische Form.

G. Specht[1]) hat das Verdienst, darauf hingewiesen zu haben, daß es chronisch paranoische Formen gibt, welche der Dementia praecox nicht zugehören, dem Querulantenwahnsinn nahestehen, aber infolge der Symptome dem manisch-melancholischen Irresein zuzuzählen sind. Zweifellos sind solche besonnene paranoische Kranke selten. Sie sind wohl zu unterscheiden von solchen manisch-melancholischen Kranken, welche an periodischen Zuständen leiden, in welchen es zur Ausbildung paranoischer Komplexe kommen kann. Es handelt sich bei der hier erwähnten Form um quantitativ leichte Zustände, welche sehr lange dauern können oder auch konstitutionell sind. Vielfach sind die Zustände sehr

[1]) G. Specht, Chronische Manie und Paranoia. Zentralbl. f. Nervenheilk. u. Psych. 16, 1905.

leicht und keiner Abgrenzung zugänglich, so daß sie der Psychopathie zugerechnet werden müssen, besonders dann, wenn manisch-melancholische Symptome nicht mit Sicherheit herauszuschälen sind.

e) Kombination mit körperlicher Erkrankung.

1. Arteriosklerose und manisch-melancholisches Irresein.

Daß das manisch-melancholische Irresein eine Hirnarteriosklerose zu begünstigen scheint, habe ich früher ausgeführt. Wir sehen dies nicht nur bei den periodisch verlaufenden Fällen, sondern auch, und zwar in ganz besonderem Maße bei chronisch Manisch-Melancholischen. Es ist sehr wohl möglich, daß die beschriebenen eigenartigen, traumhaften End- bzw. Defektzustände zum wesentlichen Teil der Arteriosklerose ihr Dasein verdanken.

Man kann in einer nicht geringen Zahl von Fällen von einer Kombination von manisch-melancholischem Irresein mit Arteriosklerose sprechen. Ein Beweis für diese meine Ansicht ist die Erfahrung, daß sehr viele Manisch-Melancholische an Hirnarteriosklerose bzw. und ihren Folgen, Apoplexie bzw. Encephalomalazie zugrunde gehen. Schwierig ist es jedoch oft, im Leben die Diagnose Hirnarteriosklerose in ihren ersten Anfängen exakt zu stellen. Die allgemeinen körperlichen Symptome der Arteriosklerose sind kein bestimmtes Zeichen dafür, daß eine Hirnarteriosklerose in Entwicklung ist; wissen wir doch, daß eine Gefäßsklerose ganz lokal bestehen kann, ohne eine allgemeine Arterienerkrankung zur Voraussetzung zu haben. Die Hirnarteriosklerose sehen wir bei manischen und melancholischen Kranken, wenn auch bei dem allgemeinen Überwiegen depressiver Erkrankungen bei Melancholie häufiger.

Bekanntlich hat sich bei den Katamnesen, welche Dreyfus über die Fälle Kraepelinscher Melancholie aufgenommen hat, ergeben, daß ein Rest, welcher nicht als manisch-melancholisch diagnostiziert war, eine Kombination von Arteriosklerose und manisch-melancholischem Irresein aufwies.

Es steht mir aber außer Zweifel und dürfte Grund zu weiterer Bearbeitung des präsenilen Materials der Irrenanstalten sein, daß wir es in der Involution außerdem mit einem Krankheitsbilde depressiver Art zu tun haben, das einen Teil der alten Kraepelinschen Melancholie umfaßt, und welches sich von der oben beschriebenen Kombination unterscheidet. Es fehlt diesen Fällen die gleichartige Belastung und die spezifische Konstitution. Der Psychose sind keine Krankheitsphasen vorhergegangen. Die depressive Stimmung ist kombiniert mit Versündigungsideen und mit Wahnvorstellungen, deren Ziel sich auf die Zukunft projiziert; außerdem bestehen hypochondrische Wahnvorstellungen schwachsinniger Art. Die Sinnestäuschungen, welche oft eine sehr erhebliche Rolle spielen, erscheinen ganz verwaschen und illusionär. Der Beginn ist ein schleichender. Es besteht eine Arteriosklerose des Gehirns mit ihren typischen Ausfallerscheinungen. Eine einheitliche psychomotorische Störung ist nicht vorhanden. Von Wichtigkeit erscheint gegenüber den Manisch-Melancholischen die erhöhte Ermüdbarkeit und das ausgesprochen egozentrische Verhalten.

Es ist zweifellos, daß die Differentialdiagnose bei diesen Fällen oft zu großen, zur Zeit noch unlösbaren Schwierigkeiten führt.

Schematische Schwierigkeiten, welche den eben geschilderten nahekommen, entstehen, wenn im Gefolge einer Gehirnarteriosklerose fortgeschrittener Art manische und melancholische Zustände zur Auslösung gelangen. Wir müssen annehmen, daß es sich hier, ähnlich wie im Senium, tatsächlich manchmal um eine verborgene manisch-melancholische Anlage handelt; hierbei ist ein entscheidendes Gewicht auf Heredität und Konstitution zu legen. Daß die Manien und Melancholien bei dieser Kombination ihren farbenprächtigen, symptomenreichen und frischen Charakter verloren haben, ist naheliegend.

Diese Fragen harren, wie gesagt, der Lösung, zu welcher vor allem die pathologische Anatomie wird mithelfen müssen. Im allgemeinen müssen wir aber betonen, daß wir infolge der Subjektivität der Deutung psychischer Symptome bei bestehenden somatischen Symptomen bis zu weiterer Klärung letzteren den Vortritt in der Bewertung des Gesamtbildes lassen müssen.

2. Senium und manisch-melancholisches Irresein.

Manisch-melancholische Zustände im Senium sind, wie oben erwähnt, nicht selten. Wir sehen gelegentlich, daß solche Erkrankungen im Senium restlos ausheilen. Anders steht es mit der Beurteilung von Affektveränderungen bei seniler Demenz. Wir sind wohl im Rechte, wenn wir hier ebenso wie bei der Arteriosklerose der schweren somatischen Veränderung den Vortritt in der Bewertung überlassen. Wir werden also von manischen und depressiven Zuständen bei seniler Demenz sprechen; die sog. „senile Manie" bzw. „Depression" würden wir als manisch-melancholische Zustände spezifischen Charakters im Senium bezeichnen.

3. Lues bzw. Metalues und manisch-melancholisches Irresein.

Bei der Frage der Abgrenzung des manisch-melancholischen Irreseins gegenüber anderen Erkrankungen kommt in manchen Fällen Lues cerebrospinalis und progressive Paralyse bzw. Tabes dorsalis in Betracht. Ich habe in einer früheren Arbeit eine Anzahl einschlägiger Fälle veröffentlicht; ein besonderes Verdienst um das Studium dieser merkwürdigen Formen gebührt Westphal.

Es handelt sich um periodische Melancholien, manische Erregungen und zirkuläre Formen, welche mit Erscheinungen einer Lues bzw. Metalues cerebrospinalis einhergehen. Die psychischen Zustände gleichen vollkommen Phasen des manisch-melancholischen Irreseins und lassen sich in ihrem Symptomenbild nicht von solchen unterscheiden.

Es steht nun die Frage offen, ob wir es ätiologisch mit Fällen zu tun haben, in denen die Syphilis infolge einer uns nicht näher bekannten Lokalisation im Zentralnervensystem das manisch-melancholische Irresein verursacht, oder ob es sich um eine mehr zufällige Kombination handelt, wobei wir der Syphilis vielleicht eine auslösende Ursache zusprechen können, wie wir schon früher eine Anzahl von auslösenden Ursachen somatischer Art kennen gelernt haben, welche aber nichts Spezifisches an sich haben. Im letzteren Falle müßten wir von einer kombinierten Krankheit sprechen, bei welcher die beiden Prozesse in losem Zusammenhange nebeneinander einherlaufen. Da wir für eine anatomische Lösung des manisch-melancholischen Irreseins bis jetzt keine Unterlage haben, so bin ich geneigt, die erstgenannte Hypothese zugunsten der zweiten fallen zu lassen. Wir werden also bis zu einer weiteren Lösung der zunächst noch strittigen Frage annehmen, daß es sich um eine Kombination handelt. Sehen wir uns die Lebensläufe solcher Kranken an, so finden wir zur Unterstützung unserer Annahme recht häufig die konstitutionelle manisch-melancholische Anlage. Vielfach gehen den späteren schweren Attacken leichtere frühere voraus. Daß die Prognose der Erkrankung im ganzen von dem Fortschreiten der organischen Störungen abhängig ist, bedarf nicht der Erwähnung.

4. Diabetes mellitus und das manisch-melancholische Irresein.

Es findet sich eine nicht geringe Anzahl von Fällen, in welchen sich Erscheinungen von Zuckerharnruhr vorfinden. Diese Symptome körperlicher Art stehen vielfach, ähnlich den früher erwähnten Basedow-Symptomen, weder ätiologisch noch im Verlaufe, in einem ersichtlichen Zusammenhange mit der Psychose. Weiterhin gibt es Fälle, in denen im späteren Verlaufe bei schwereren Erscheinungen der Arteriosklerose sich der Diabetes dem manisch-melancholischen Irresein zugesellt; auch dann ist ein innerer Zusammenhang kaum anzunehmen.

Anders verhält es sich mit Kranken, bei denen während jeder Exazerbation der Psychose gleichzeitig Diabetes in Erscheinung tritt. Gehen in der Heilung der betreffenden Krankheitsphase die psychischen Erscheinungen zurück, so verschwindet auch der Zucker im Urin. Hauptsächlich handelt es sich um Fälle im mittleren und höheren Alter, und ganz besonders um solche, welche eine mehr oder minder hochgradige psychomotorische Erregung zeigen. Es ist nicht abzuleugnen, daß hier die Wahrscheinlichkeit sehr nahe tritt, es komme dem Diabetes eine ätiologische Bedeutung zu. Das Umgekehrte, daß etwa das manisch-melancholische Irresein den Diabetes auslösen könnte, ist nach dem Stande unserer Kenntnisse unwahrscheinlich. Wie allerdings die Auslösung durch den Diabetes zustande kommt, steht dahin. Vielleicht ist es gerade diese Gruppe von Krankheitsfällen, welche geeignet ist uns am allerersten einen Blick in die gestörte innere Sekretion beim manisch-melancholischen Irresein zu gestatten. Für eine solche Störung der inneren Sekretion sprechen verschiedene Punkte, die hervorragende Bedeutung der Arteriosklerose, manche körperliche Erscheinungen, z. B. die Ermüdbarkeit, Blutdruckerhöhung, Gewichtsabnahme, Aussetzen der Menses, Wachstumsstörung, plötzliches Ergrauen usw.

5. Morbus Basedowi und das manisch-melancholische Irresein.

Es wird von manchen Seiten, insbesondere von Schröder-Riga, angegeben, daß zu gleicher Zeit mit einer Anschwellung des Halses durch Vergrößerung der Schilddrüse manisch-melancholische Psychosen beginnen und mit der Abschwellung der Drüse abheilen. Schröder hat mehrere derartige Fälle beobachtet und beschrieben. Zweifellos sind solche Fälle selten. Sie könnten beweisen, daß ein Zusammenhang zwischen innerer Sekretion, in diesen Fällen der Schilddrüse, und dem manisch-melancholischen Irresein besteht, was ja nach oben ausgeführten Gründen naheliegt. Ob sich dabei Basedow-Symptome, wie in Schröders Fällen, entwickeln oder nicht, ist nebensächlich.

Bei meinem Material sind Basedow-Symptome sehr selten, Schilddrüsenvergrößerungen nicht häufig.

f) Affektverwandte Psychosen.

1. Angstpsychose.

Unter Angstpsychose versteht man nach Wernicke agitierte Depressionen mit Angstaffekt und vielfachen hypochondrischen Wahnvorstellungen. Es ist im folgenden eine eigenartige Angstpsychose zu erwähnen, welche erstmals von Nitsche beschrieben und demonstriert ist. Dieselbe zeichnet sich durch eine ratlose Unruhe aus, welcher der Angstaffekt den Grundton verliehen hat. Ihre Dauer ist verschieden; es kann zu Remissionen kommen; jedoch scheint der endliche Ausgang perniziös. Alzheimer hat einen typischen anatomischen Befund in einigen derartigen Fällen erhoben. In dem Falle Nitsches hatte sich im Klimakterium nach mehrmonatiger Depression und Schlaflosigkeit ziemlich plötzlich eine Psychose mit heftigster Angst, Selbstmordversuchen, Versündigungsideen und der Wahnvorstellung, schwanger zu sein, entwickelt; die Besonnenheit war erhalten. Nach einem Anfalle von Tetanie trat Verworrenheit mit Angst und sinnloser Erregung auf, welche bis zum Exitus andauerte. Die Kranke war tief verworren, ratlos und zeigte schweren Affekt. Sie redete unzusammenhängend und beziehungslos; dabei bestand zielloser Bewegungsdrang. Der Puls war sehr frequent und klein, das Körpergewicht sank rapid. Möglicherweise handelt es sich bei derartigen Krankheitsbildern um einen Vergiftungsprozeß infolge Störung der inneren Sekretion.

2. Depressiver Wahnsinn.

Ich habe vor einiger Zeit eine Gruppe von Krankheitsfällen abzugrenzen gesucht, welche bei naher Verwandtschaft mit der Arteriosklerose des Gehirns einen Zusammenhang mit dem manisch-melancholischen Irresein nicht erkennen lassen.

Die Erkrankung setzt im Präsenium ein; hereditäre Belastung und frühere Krankheitsphasen bestehen nicht. Der Beginn der Krankheit erfolgt akut. Körperlich bestehen die Zeichen einer allgemeinen Arteriosklerose. Der Ernährungszustand ist schlecht, die Pupillen erscheinen eng und verzogen. Eine psychische Verstimmung steht im Vordergrunde des Krankheitsbildes; gelegentlich treten Schwankungen des Affektes bis zur Euphorie auf. Es bestehen massenhaft Gehörstäuschungen ängstlicher verfolgender Art. Die depressiven Wahnvorstellungen gehen den vorherrschenden Sinnestäuschungen parallel. Den deliranten Vorstellungen entspricht das wechselvolle motorische Verhalten; Agitation wechselt mit eigentümlich manirierten, katatonisch aussehenden Haltungsstereotypien, denen der Negativismus fehlt. Eine einheitliche psychomotorische Störung fehlt. Die Umgebung wird häufig wahnhaft verkannt, so daß die Orientierung wechselnd mehr oder weniger gestört ist.

Wegen des Fehlens einer einheitlichen psychomotorischen Störung und der geringen Prägnanz der Triassymptome ist die Diagnose des manisch-melancholischen Irreseins auszuschließen. Am meisten passen die Fälle zu denen, welche Kraepelin früher als depressiven Wahnsinn beschrieben hat, von denen sie aber die nahe Verwandtschaft zur Gehirnarteriosklerose und das Vorherrschen der Sinnestäuschungen unterscheidet.

G. Todesursachen, pathol. Anatomie.

Es ist natürlich, daß bei den manisch-melancholischen Kranken die Todesursachen vielfach in interkurrenten akuten Krankheiten liegen. Lungen-Phthise ist im Gegensatze zum Vorkommen bei der Dementia praecox nicht allzu häufig. Es kommen als Ausnahmen plötzliche Todesfälle bei schweren Aufregungszuständen vor. So starb eine 22jährige manische Kranke in der Erregung ohne körperliche Vorboten. Eine Todesursache wurde bei der Obduktion nicht gefunden.

Die chronischen Kranken mit manisch-melancholischem Irrsein leiden, wie wir oben schon gesehen haben, außerordentlich oft an einer Arteriosklerose des Gehirns. Diese ist auch bei unseren Kranken die häufigste Todesursache. Entweder kommt es zu Erweichungsherden oder zu Apoplexien, öfters auch zu duralen Hämatomen. Lange vorher werden diese Kranken immer hinfälliger; die krankhaften Vorstellungen treten wegen des körperlichen Marasmus, der Schwäche und starken Ermüdbarkeit mehr zurück. Bei der Obduktion finden sich besonders häufig arteriosklerotische Nieren und Herzklappenfehler neben einer Sklerose der Arterien, besonders der Hirnarterien, ferner der Aorta und der Arteria coronaria.

Die pathologische Anatomie, insbesondere des Gehirnes, hat bisher bei dem manisch-melancholischem Irresein keine greifbaren Resultate gezeitigt. Es ist auch sehr fraglich, ob jemals nach dieser Richtung etwas erreicht werden wird. Immerhin ist die Untersuchung der Involutions- und senilen Zustände von größtem Werte auch für unsere Psychose, da hierdurch allmählich eine genauere Abgrenzung gegen die genannten Erkrankungen möglich werden wird.

Von manchen Seiten (Pilcz) sind bei zirkulären Erkrankungen, welche wohl dem manisch-melancholischen Irresein zuzuweisen sind, Gehirnnarben festgestellt worden. Genauere Befunde darüber, wie auch über sonstige Veränderungen der Hirnrinde liegen nicht vor.

H. Diagnose.

Früher wurde bei der Diagnose der Manie und Melancholie fast nur auf die Störung des Affekts Rücksicht genommen, und es wurden Verstimmungen expansiven Charakters Manie, solche depressiven Charakters Melancholie genannt. Die natürliche Folge dieser Diagnostik war die, daß wir Manie und Melancholie im Verlaufe von psychischen Erkrankungen fanden, die wegen ihrer Ätiologie, Symptome und ihres Verlaufes seit langer Zeit als selbständige Krankheitsbilder richtig aufgefaßt wurden, so bei Epilepsie, progressiver Paralyse usw. Wie am Anfange ausgeführt, haben französische Autoren den zirkulären und periodischen Typus der Manie bzw. Melancholie als eigene Krankheitsform aufgefaßt.

Auf diesem Standpunkte blieb die diagnostische Kunst stehen, bis Kraepelin nachwies, daß Manie und Melancholie Symptome gemeinsam haben, die darauf hinweisen, daß ohne Berücksichtigung des periodischen Verlaufes Manie und Melancholie Zustandsbilder einer und derselben Krankheit sind. Diese Krankheit nannte Kraepelin manisch-depressives Irresein. Er gründete die bekannte Symptomen-Trias, der Störung des Affekts, des Willens und des Denkens.

Selbstverständlich ist mit dieser Trias und ihrer Mischung, welche die Theorie der Mischzustände aufbaut, noch keine Erklärung des Symptomenkomplexes des einzelnen Falles eines Mischzustandes gegeben. Die Theorie ist der Praxis nicht gewachsen; es ist nicht möglich, sämtliche Fälle, deren klinische Zugehörigkeit zum manisch-melancholischen Irresein wir annehmen, durch die Trias restlos aufzukären. Vor allem ist es zweifellos, daß wir zu ergründen suchen müssen, ob die Krankheit nicht auf eine Fundamentalstörung zurückzuführen sein könnte.

Eine grundlegende somatische Störung, die zu finden unser ernstes Bestreben vor allem sein muß, ist bisher nicht aufzudecken gewesen. Wir wissen, daß schwere körperliche Störungen vorhanden sind, die die Ernährung und den Kreislauf erheblich beeinflussen; doch haben wir noch nicht die Möglichkeit, entweder ein bestimmtes Organ für die grundlegende Schädigung verantwortlich zu machen oder sekundär Körpergifte irgendwelcher Art als Ursache heranzuziehen. Die pathologische Anatomie hat bisher in der Ergründung versagt.

So sind wir auch fernerhin darauf angewiesen, uns an die psychologische Symptomatik zu halten, die hier in der bekannten Trias gegeben ist. Die Meinung über die grundlegende Störung ist sehr verschieden. Ziehen nimmt als das Wesentlichste die Störung des Affektes an; Kraepelin konnte sich nicht zu einem Moment entschließen; andere Autoren halten neuerdings, wie es Wernicke schon früher getan hat, die Denkstörung bzw. Denkhemmung für das wesentlichste Moment. Ich habe schon in einem Vortrage 1907 in Frankfurt meine Ansicht dahin ausgesprochen, daß die Denkstörung als die Fundamentalstörung anzusehen ist. Diese Ansicht wurde dadurch gewonnen, daß im Verlaufe einer manisch-melancholischen Psychose Zustände vorkommen, in denen von einer Störung des Affekts nichts zu beobachten ist, in denen aber eine Störung des Denkens im Vordergrunde steht; besonders ist das zu sehen in den Bildern, die früher als der Amentia Meynert zugehörig betrachtet worden sind. Ist ein solcher Zustand gewichen, und befragen wir den Kranken, wie er sich in diesem Zustand gefühlt habe, so erfahren wir regelmäßig, er habe nicht denken können. Ähnlich sind die Äußerungen der Kranken aber auch nach Ablauf manischer und melancholischer Zustände, sowie auch während derselben. Wir erfahren von den Kranken, sie können nicht denken, sie haben so viele oberflächliche Gedanken, daß das Verfolgen eines Gedankens in geordneter Weise nicht möglich sei; dadurch komme Angst, dadurch auch je nach der Art der Vorstellungen Glücksideen, oder auch, bei Vorherrschen von Sinnestäuschungen oder gleichgültigen Vorstellungen, Gleichgültigkeit, anscheinend affektloser Stupor, Amentia, Zustand von Ratlosigkeit zum Ausdruck.

So wird auch die Störung erklärt, die die Willenstätigkeit erleidet; der Kranke ist nicht imstande, normale Assoziationsreihen zu bilden, die die Anknüpfung der sehr komplizierten Vorgänge der Handlung ermöglichen lassen. Wir verstehen die Ideenflucht als einen sehr hohen Grad einer Denkhemmung; jeder Eindruck der Sinnesorgane gleitet oberflächlich ab; es ist dem Kranken nicht möglich, Hemmungen dem weiteren Herandrängen von Eindrücken entgegenzusetzen; einer folgt dem andern, kunterbunt und um so ungeregelter, je weniger logische Assoziationen die Kranken zu leisten vermögen. Die Ideenflucht braucht nicht mit der Erleichterung der sprachlichen Motilität verbunden zu sein. Wir finden im Gegenteil die stärksten Grade der Ideenflucht bei den

Stuporzuständen, als welche wir solche bezeichnen, bei denen neben der psychischen eine schwere motorische Hemmung vorliegt. Selten haben wir Gelegenheit zu erfahren, mit welcher Unsumme von Eindrücken der Kranke zu arbeiten hatte.

Nach meiner Ansicht ist die Denkhemmung das wichtigste Symptom des manisch-melancholischen Irreseins, das man also besser Hemmungs- bzw. Inkohärenzpsychose nennen würde, auch im Hinblick darauf, daß eine Menge von Zuständen leichter Art in den Kreis hineingehören, denen wir das Wort „Irresein“ beizulegen kein Recht haben, und die deshalb bisher aushilfsweise anders bezeichnet wurden. Die Denkhemmung wird auch am besten die Schwere der jeweiligen Erkrankung kennzeichnen. Finden wir keine Merkmale für die Denkhemmung, so werden wir mit der Diagnose einer „Hemmungspsychose“ vorsichtig sein. Es ist dann notwendig, die übrigen Symptome, Affekt- und Willenstörung, zur Hilfe heranzuziehen, wenn dieselben auch weniger beweisend erscheinen. Gestützt ist meine Annahme durch psychologische Versuche, die oben ausführlich dargelegt worden sind, insbesondere durch das Symptom der Ablenkbarkeit, das erhebliche klinische Bedeutung beansprucht.

In zweiter Linie kommt die Affektstörung; sie ist in den meisten Fällen das am meisten in das Auge fallende Krankheitszeichen. Sie ist fast in allen Fällen vorhanden, nicht selten aber durch die Denkstörung verdeckt, was insbesondere von den Stuporformen gilt. Eine nicht geringe Schwierigkeit machen in manchen Fällen die Mischaffekte, besonders in den leichteren Krankheitsformen.

Als sehr wichtig ist weiterhin die psychomotorische Störung zu erwähnen. Hier steht die Einheitlichkeit der Störung auf eine verhältnismäßig lange Zeitperiode im Vordergrunde; ferner ist zu achten auf die Einheitlichkeit der Störung in ihrer psychologischen Zusammensetzung. Erheblich schwieriger diagnostisch sind die psychomotorischen und affektiven Mischzustände, wenn nicht andere Symptome die Diagnose zu stützen imstande sind, zu verwerten.

Von den Wahnvorstellungen sind charakteristisch die Versündigungs-, und Selbstbezichtigungswahnvorstellungen, ferner die krankhaften Zukunftssorgen. Die Sinnestäuschungen bieten wenig, was an und für sich für das manisch-melancholische Irresein charakteristisch wäre.

Als wichtig dagegen müssen die Schlafstörungen und Tagesschwankungen, wie auch die kurzen Affektschwankungen, schon suggestiver Art, betont werden. Große Bedeutung ist dem Nachweis einer spezifischen Konstitution, welche die Symptome der Krankheit in leichtester Form zeigt, beizumessen. Damit verbunden ist die Beurteilung der Verlaufsform; am meisten wird die Diagnose erleichtert durch den Nachweis der Periodizität, welcher aber, wie wir wissen, nur in einem Teil der Fälle zu führen ist.

An körperlichen Symptomen stehen Veränderungen im Körpergewicht, Amenorrhöe, Verdauungsträgheit und Appetitlosigkeit im Vordergrunde des diagnostischen Interesses.

Die hereditären Verhältnisse können die Diagnose stützen, soweit sie gleichartige Erkrankungen betreffen. Im übrigen können sie, auch wenn starke psychische Belastung nachzuweisen ist, bis jetzt nicht verwendet werden.

I. Differentialdiagnose.

Die Differentialdiagnose wie die Diagnose muß sich beim Fehlen einer bestimmten Ätiologie auf die Unterschiede in den Symptomen und auf die Art des Ausgangs der Krankheit beschränken.

I. Imbezillität.

Von den angeborenen Schwächezuständen kommt differentialdiagnostisch nicht ganz selten die Imbezillität in Betracht. Die leichten Formen des angeborenen Schwachsinns sind deswegen hier nicht so wichtig, weil bei ihnen die psychischen Hemmungen, die die schwereren Formen oft zeigen, weniger deutlich sind. Diese Hemmungen verbunden mit Affekstörung können in der Beurteilung recht schwierig werden; sie machen in ihrer Gesamtheit nicht selten den Eindruck eines läppisch-manischen Zustandes, mitunter auch den einer gehemmten Verstimmung. Abgesehen von der Anamnese, welche meist über die Konstitution der Kranken Aufschluß geben wird, zeichnen sich manische Zustände bei Imbezillen durch geringe Produktivität und kindliche Beeinflußbarkeit aus. Sehr schwer ist es, eine gehemmte Depression zu unterscheiden, besonders wenn die Kranken über ihre psychischen Vorgänge keinen Bescheid geben. Der Verlauf stellt die Diagnose in der Regel bald klar; Erregungen oder Hemmungszustände bei Imbezillität pflegen kurzen Verlauf zu haben, ferner führt der Habitualzustand zu rascher Aufklärung. Natürlich gibt es Fälle von echtem manisch-melancholischen Irresein bei Imbezillen, im allgemeinen sind sie aber selten. Sehr wahrscheinlich ist, daß psychologische Versuche während des krankhaften Zustandes viel Wichtiges in differentialdiagnostischer Beziehung zutage fördern würden.

II. Dementia praecox.

Sehr bedeutend sind die Schwierigkeiten, welche bei der Differentialdiagnose zwischen dem manisch-melancholischen Irresein und der Dementia praecox entstehen. Das Hauptsymptom der Dementia praecox ist die gemütliche Verblödung, die Verödung und Verflachung der Affekte. In vielen Fällen ist sicher der Unterschied einleuchtend. In einer nicht geringen Anzahl von Fällen aber, in denen Stupor oder ein „läppischer" Affekt vorhanden ist, ist mit dieser Hauptunterscheidung nicht auszukommen. Es kommen dann die Hilfssymptome in Betracht: Autismus, Befehlsautomatie, Katalepsie, Stereotypie usw., sie alle versagen gar häufig. Wir finden im manisch-melancholischen Stupor auch Katalepsie und Stereotypie; selbst Anklänge von Befehlsautomatie begegnen uns. Es bleibt also der Negativismus übrig und tatsächlich zeigt sich dieses Symptom als ein zuverlässiges. Gerade bei Zuständen, die ausgesprochen katatonisch sind, und die wir als der Dementia praecox zugehörig zu betrachten gewohnt sind, erscheint der Negativismus manchmal zu fehlen, und erfahrungsgemäß sind solche Zustände dem manisch-melancholischen Irresein zugehörig. Bei manchen Stupor-Zuständen leistet die Prüfung der Ablenkbarkeit wertvolle Dienste. Finden wir erhöhte Ablenkbarkeit, so können wir mit größter Wahrscheinlichkeit eine manisch-melancholische Psychose diagnostizieren. Dieses diagnostische Hilfsmittel kommt insbesondere noch in Betracht bei den Zuständen, die früher der Amentia zugerechnet wurden, und die jetzt als teilweise der Dementia preacox und teilweise dem manisch-melancholischen Irresein zugehörig erkannt worden sind. Bezüglich der Erregungszustände ist die Einheitlichkeit der psychomotorischen Störung, welche den Dementia praecox-Kranken fehlt, von Wichtigkeit. Die Affektzustände, wenn solche ausnahmsweise in der Form erhöhter affektiver Ansprechbarkeit vorhanden sind, pflegen an Intensität nicht gleichmäßig und von kürzerer Dauer zu sein; die Denkstörung der Manisch-Melancholischen fehlt.

Einiges weitere, was differentialdiagnostisch wichtig ist, möchte ich hier noch anführen. Das ist zunächst die Gewichtsabnahme, die wir bei dem manisch-melancholischen Irresein im akuten Stadium finden, auch während Stuporzuständen; bei dem Stupor der Dementia praecox finden wir sehr häufig eine bedeutende Gewichtszunahme. Weiterhin kommt in Betracht die Schlaflosigkeit der Manisch-Melancholischen im Gegensatz zu den Dementia praecox- Kranken, die nach der Erregung des Tages meist eine auffallend gute Nachtruhe genießen können. Endlich möchte ich noch erwähnen die Differenz in der Affektlage, die wir als Tagesschwankung zu bezeichnen pflegen. Solchen Schwankungen begegnen wir bei den Dementia praecox-Kranken nicht. Zuzufügen ist noch, daß man versucht hat, die Blutdruckmessung als exakte Methode in den Dienst der Differentialdiagnose zu stellen. Es hat sich gezeigt, daß im allgemeinen der Blutdruck bei manischen und depressiven Kranken gesteigert ist, während bei der Dementia praecox der Blutdruck ein normaler zu sein pflegt. Dieses Hilfsmittel versagt natürlich in Erregungszuständen von vornherein wegen der technischen Schwierigkeiten. Es ist aber überhaupt nur mit Vorsicht zu verwerten, da im einzelnen Falle beim manisch-melancholischen Irresein eine Erhöhung des Blutdrucks fehlen kann, während manche Fälle von Dementia praecox erhöhten Blutdruck haben. Ähnlich verhält es sich mit der Pulsfrequenz; dieselbe ist im allgemeinen im manisch-melancholischen Irresein über die Norm gesteigert, während sie bei Dementia praecox normal zu sein pflegt. Auf die Versuche, die im Gebiet des psychologischen Experimentes vorgenommen wurden, und deren Resultate will ich nicht näher eingehen. Sie sind bisher nicht imstande gewesen, uns differentialdiagnostisch einwandfreie Fortschritte zu bieten.

Zu erwähnen ist schließlich noch das Fehlen der spezifischen manisch-melancholischen Konstitution.

Der Ausgang beider Krankheiten ist ein prinzipiell verschiedener. Bei der Dementia praecox bleibt eine geistige Schwäche, besonders auf dem Gebiete des Affektes und des Willens, zurück. Die Manisch-Melancholischen sind bei Abheilung eines Anfalles freilich auch nur relativ gesund; auch hier können Affekt- und Willensstörungen bestehen bleiben, oft in einer Vermengung, welche zur Abtrennung der beiden Erkrankungen kaum brauchbar ist; wesentlich aber ist bei letzteren die eigenartige Denkhemmung, welche den Dementia praecox-Kranken fehlt.

III. Epilepsie.

Epilepsie und manisch-melancholisches Irresein haben nicht viele Berührungspunkte. Die seltenen Fälle, in denen bei letzterem epileptische Anfälle zur Beobachtung kommen, können außer Betracht bleiben. Wichtiger ist es, die Verstimmungen der Epileptiker von denen der Melancholischen zu trennen;

die epileptischen Verstimmungen sind etwas Fremdartiges, plötzlich über den Kranken Kommendes, während die melancholischen Verstimmungen aus der psychischen Verfassung der Persönlichkeit heraus erwachsen. Erstere dauern meist nur Stunden, höchstens Tage, letztere nur ganz ausnahmsweise so kurze Zeit.

Schwierig kann die Differentialdiagnose bei einem epileptischen Dämmerzustand mit der Form eines Stupors werden. Hier ist wohl ähnlich wie beim katatonischen Stupor der Dementia praecox die Ablenkbarkeit ein wichtiges Symptom neben dem Fehlen eines ausgeprägten Affektzustandes.

IV. Lues bzw. Metalues.

Psychosen bei Lues und Metalues sind bis zu einem gewissen Grade durch die körperlichen Erscheinungen der Lues bzw. Metalues diagnostisch gesichert. Die Symptome der Lues brauchen hier nicht im einzelnen angeführt zu werden. Luische Psychosen kommen differentialdiagnostisch kaum in Betracht, weil sie schon durch ihr halluzinatorisches Gepräge besonders charakterisiert sind.

Die Affektzustände der Paralyse waren früher, hauptsächlich bei beginnenden Fällen, diagnostisch oft sehr schwierig zu deuten. Die neuen Untersuchungsmethoden des Blutes und Liquors haben die Differentialdiagnose im ganzen gesichert.

Schwierig in der Beurteilung bleiben Psychosen bei Lues cerebrospinalis, welche nicht eigentlich luetischen Charakter haben, gegenüber der Paralyse; dasselbe gilt von Psychosen bei Tabes dorsalis. Hier versagen auch die körperlichen Symptome aller Art fast vollständig, soweit nicht schwerere Lähmungssymptome vorhanden sind, weil sie beiden Gruppen gemeinsam sind. Eine erregte Manie und eine gehemmte Melancholie bei Lues bzw. Tabes kann klinisch, wenn die Kranken über ihren Zustand nicht eingehender Auskunft geben können, sehr schwer von der progr. Paralyse zu trennen sein. Vielfach wird hier nur die Anamnese und der Verlauf die Diagnose sichern. Die manisch-melancholischen Kranken mit lichtstarren Pupillen und Blut- bzw. Liquorveränderungen sind keine seltene Erscheinung; sie bedürfen zur Beurteilung genauester klinischer Untersuchung und Beobachtung.

V. Senile Demenz.

Die senile Demenz zeitigt Zustände, die vor allem in Gestalt von Erregungszuständen, oft tobsüchtiger Art, manischen und melancholischen Krankheitsphasen sehr ähnlich sehen können. In solchen Zuständen versagen die sonst typischen Symptome der Gedächtnis- und Merkfähigkeitsschwäche, sowie der Einschränkung des geistigen Gesichtsfeldes. Die Zustände bei den Senilen sind im allgemeinen sehr stereotyp, der Inhalt der sprachlichen Äußerungen monoton und entbehrt bei manie-ähnlichen Psychosen der Ideenflucht, bei melancholischen der Äußerungen, die Interesse an Familie und Umgebung bezeugen; sie sind egozentrisch, ja vielfach gegen die Umgebung vollständig gleichgültig, wie in sich abgeschlossen. Die Ablenkbarkeit fehlt.

Die Schwierigkeiten der Differentialdiagnose sind besonders deswegen oft sehr große, weil es nicht gerade zu den Seltenheiten gehört, daß im Senium das manisch-melancholische Irresein zum erstenmal in Erscheinung tritt, offenbar begünstigt durch die senile Involution, ähnlich wie die Involution überhaupt ein begünstigender Faktor ist. Vielleicht ist gerade in diesen schwierigen Fällen das Abderhaldensche Verfahren geeignet, differentialdiagnostisch Brauchbares zu liefern.

VI. Hirnarteriosklerose.

Die Diagnose Hirnarteriosklerose ist gesichert, wenn neben den bekannten körperlichen allgemeinen Veränderungen lokalisierte Herdsymptome von seiten des Gehirnes bestehen. Schwieriger wird die Diagnose, wenn die Hirnarteriosklerose erst in Entwicklung begriffen ist. Hier ist von besonderer Wichtigkeit das Vorkommen von organischen Schwindelerscheinungen, Gedächtnisstörungen, Ermüdbarkeit und Egozentrizität. Es handelt sich im allgemeinen um Depressionen, deren klinische Zugehörigkeit Schwierigkeiten in der Beurteilung macht. Über die Frage ist oben schon ausführlich gesprochen, so daß sich hier nochmalige Betrachtungen erübrigen.

Wie bei der senilen Demenz sind auch hier Kombinationen möglich, deren klinische Deutung sehr häufig unüberbrückbaren Schwierigkeiten begegnet. Die arteriosklerotische Depression leitet über zu der Gruppe der Involutionspsychosen, hauptsächlich der Depressionen, von denen oben zwei Arten, die Angstpsychose und der depressive Wahnsinn besprochen sind. Die klinische Differenzierung der verschiedenen Gruppen ist bisher noch nicht genügend. Es ist zu hoffen, daß weitere anatomische und biologische Methoden uns nach dieser Richtung weiter fördern werden.

VII. Infektiöses und postinfektiöses Dilir.

Das infektiöse Delir ist insoferne wichtig, als wir beobachten, daß manisch-melancholische Kranke in demselben ähnliche Zustände, vor allem mit demselben Inhalte der wahnhaften Erlebnisse, durchmachen wie zu einer anderen Zeit ihres Lebens in einer einwandfreien manisch-melancholischen Periode. Offenbar ist es die Anlage, die durch die Infektion zur Erscheinung gebracht wird, und die bei der betreffenden Persönlichkeit eine Neigung zu Delirien in sich birgt. Die Differentialdiagnose ist durch die fieberhafte Erkrankung, welcher eine Infektion zugrunde liegt, dann gesichert, wenn der Zustand sich während der körperlichen Erkrankung entwickelt und mit ihrer Heilung wieder verschwindet. Liegt eine manisch-melancholische Erkrankung vor, wird diese die infektiöse Erkrankung in der Regel überdauern.

Schwieriger in der Beurteilung ist das postinfektiöse Delir. Hier ist ätiologisch die Erschöpfung das wesentliche Moment. Bekannt ist die Amentia Kraepelins. Sie könnte symptomatisch zur Verwechslung mit einem läppisch manischen Erregungszustand führen. Hier ist von Wichtigkeit, daß die sprachlichen Äußerungen nicht ideenflüchtiger Art zu sein pflegen, sondern eher dem Wortsalat der Dementia praecox-Kranken sich nähern, ferner daß die psychomotorische Störung keine einheitliche ist. Der Verlauf und die Art der Entstehung sichert die Diagnose.

VIII. Chronische Vergiftungen.

Chronischer Morphiummißbrauch beruht, abgesehen von den nicht allzu häufigen Fällen, in denen ein schweres schmerzhaftes Leiden Morphiumgebrauch dauernd mehr oder weniger bedingt, fast immer auf der Grundlage einer psychopathischen Veranlagung. Diese hat gerade bei den Morphinisten in sehr vielen Fällen zyklothymischen Charakter. So erklärt es sich, daß Morphinisten längere Zeit des Giftes entraten, sich selbst davon befreien und sich in diesen, den manischen Zeiten, besten Wohlbefindens erfreuen, bis die Depression mit der Arbeitserschwerung, Schlaflosigkeit und Entschlußunfähigkeit kommt und eine neue Phase des Morphinismus hervorruft. Es gibt nun Fälle, die während der Abstinenzbehandlung sehr schwierig und ausfallend werden, wobei sogar Gewalttätigkeiten zum Ausdrucke kommen. Ein Kranker fing während der Kur zu halluzinieren an, er hörte pfeifen vor dem Hause und kam in eine manische Erregung längerer Dauer, welche die Symptome des manisch-melancholischen Irreseins trug.

Es ist wichtig, an diese häufige zyklothyme Basis der Morphinisten zu denken . und diese diagnostisch von den Äußerungen der erzwungenen Abstinenz zu unterscheiden.

Der chronische Alkoholismus zeigt in seinen Folgezuständen, dem alkoholischen Delir und dem Alkoholwahnsinn Formen, die der differentialdiagnostischen Besprechung wert sind.

Es gibt Fälle von manisch-melancholischem Irresein, die bei starkem Alkoholgenuß vor der Psychose eine Art von Delir bieten mit starkem Tremor, Andeutung von Beschäftigungsdrang, großer Unruhe und einzelnen Visionen, auch Druckvisionen. Dabei entbehrt die Stimmung der euphorischen Färbung; sie ist depressiv. Nach Ablauf des Deliriums tritt die Melancholie mit all ihren charakteristischen Erscheinungen, vereinigt mit psychomotorischer Unruhe, klar zutage. Es handelt sich hier um seltene Fälle.

Viel wichtiger ist die Differentialdiagnose von Alkoholwahnsinn und manisch-melancholischem Irresein. Die Vorbedingung ist der chronische Alkoholismus, der hier offenbar seine Neigung zu Gehörstäuschungen mit den Symptomen unserer Psychose vermengt. Nach einiger Zeit treten die Gehörstäuschungen in den Hintergrund und es bleibt der Zustand der manisch-melancholischen Psychose zurück. Es handelt sich im wesentlichen um ängstliche melancholische Phasen der Erkrankung. Während des ersten Stadiums ist die Diagnose des manisch-melancholischen Irreseins zweifellos sehr schwierig, insbesonders, als es sich um eine Vermengung von Angstaffekt mit psychomotorischer Erregung handelt. Das Symptom der inneren Ideenflucht könnte hier verwertet werden.

IX. Psychopathie, Hysterie, Zwangsvorstellungen.

Praktisch von nicht sehr einschneidender Bedeutung erscheint mir die Differentialdiagnose des manisch-melancholischen Irreseins gegenüber der psychopathischen Konstitution und der Hysterie. Wir finden hier alle möglichen Übergänge. Das Wesentlichste ist die innerlich begründete Periodizität im manisch-melancholischen Irresein gegenüber diesen Formen, die in ihrer Auslösung an äußere Umstände anknüpfen. Wir finden schon in den leichtesten Fällen von manisch-melancholischem Irresein Andeutungen der typischen Symptome, ferner die Konstitution mit ihren leichten Symptomen der Affekt-, Willens- und Denkstörung. Die Auslösung eines in Betracht kommenden Zustandes durch äußere

Umstände spricht im allgemeinen für Psychogenie; doch finden wir bei der manisch-melancholischen Konstitution, je mehr sie gepaart ist mit psychogenen Momenten, desto häufiger eine „Auslösung"; und ebenso verhält es sich mit der Hysterie; wir finden Anfälle hysterischen Charakters und Stigmata bei Manisch-Melancholischen um so mehr, je mehr hysterische Züge beigemengt sind.

Die konstitutionelle Verstimmung und Erregung sind biologisch zum manisch-melancholischen Irresein und seinem erweiterten Formenkreise zu rechnen. Wir finden hier die Symptome wieder, die wir in prägnantester Weise im manisch-melancholischen Irresein zu finden gewohnt sind. Ferner sehen wir in diesen Fällen fast immer Anklänge der typischen Stimmungsschwankung nach der entgegengesetzten Seite hin.

Was das Gebiet der Zwangsvorstellungen betrifft, so ist hier die Differentialdiagnose nicht schwierig. Es ist wichtig, darauf zu achten, daß melancholische Zustände nicht selten mit Zwangsvorstellungen einhergehen, ohne im übrigen irgendwie atypisch zu sein. Prognostisch sind solche Fälle natürlich ganz anders zu beurteilen wie die prognostisch so ungünstigen eigentlichen Zustände von Zwangsvorstellungen.

K. Prognose.

Im allgemeinen ist die Prognose des manisch-melancholischen Irreseins als günstig zu bezeichnen. Die einmaligen und die periodischen Erkrankungen schließen die günstige Prognose im allgemeinen in sich. Die subchronischen Fälle erscheinen zweifelhaft; ein Teil derselben geht in Chronizität über und wird dadurch ungünstig. Wenn auch einzelne der sehr lange dauernden Fälle, besonders solche der früheren Altersstufen, heilen, so muß man diese doch als Ausnahmen betrachten; im allgemeinen sind daher die chronischen Fälle als ungünstig (Kreuser[1]) anzusehen. Die Psychose hört nicht auf, sie hat keinen anderen symptomatologischen Charakter angenommen, aber ihr Verlauf ist ohne Ende. Interkurrente Krankheiten werden durch die schließliche körperliche Erschöpfung begünstigt.

Wie wir bei der Betrachtung der chronischen Fälle gesehen haben, gehen einige in zerebrale Arteriosklerose über, andere in senile Demenz. In diesen Fällen kann man den endlichen ungünstigen Ausgang nicht mit dem manisch-melancholischen Irresein in unmittelbaren Zusammenhang bringen.

Die Frage des Zusammenhanges von Arteriosklerose mit dem manisch-melancholischen Irresein ist noch ganz ungeklärt; immerhin ist der Eindruck vorhanden, als ob das manisch-melancholische Irresein die zerebrale Arteriosklerose begünstigen könnte. Die umgekehrte Annahme, daß Gefäßveränderungen die Psychose verursachen, ist wohl unberechtigt, wenn auch der Gefäßinnervation möglicherweise ein gewisser Einfluß einzuräumen ist; man könnte an einem Verbrauch nach Edinger denken.

Es gibt nun eine ganze Anzahl von Fällen, welche lange dauern und in steigendem Maße Arteriosklerose zeigen. Wir finden solche Symptome besonders bei zirkulären Fällen. Die einzelnen Phasen werden verwaschen, es tritt eine traumhafte, unklare Stimmung ein, eine gewisse Schwerbesinnlichkeit, welche bei Wechsel der Phasen stabil bleibt. Die Körpergewichtsschwankungen bleiben

[1]) Kreuser, Spätgenesungen bei Geisteskranken. Zeitschr. f. Psych. 57, 1900.

dabei bestehen. Die Kranken vernachlässigen sich mehr, sie werden gegenüber ihrem Äußeren gleichgültig und schon in leichteren Erregungen unreinlich bis zur Verunreinigung mit Kot. Es scheint, als ob bei solchen Kranken eine bleibende Schwäche des Willens und der Besonnenheit vorhanden ist. Solche Fälle bieten nach meiner Ansicht einen Schwächezustand, welcher möglicherweise dem manisch-melancholischen Irresein zuzuschreiben ist; nicht ausgeschlossen ist, daß die Gefäßsklerose dabei eine Rolle spielt. Mit Bestimmtheit läßt sich das nicht sagen; fehlen uns doch die Mittel, eine nicht vorgeschrittene Sklerose der Gehirnarterien im Leben objektiv nachzuweisen. Ich brauche nicht zu betonen, daß der Nachweis einer peripheren Sklerose oder auch einer Aortenstenose noch keinen Schluß auf eine krankhafte Beschaffenheit der Hirngefäße zuläßt; finden wir doch nicht selten bei peripherer Arteriosklerose die Gehirngefäße bei der Obduktion zart, und umgekehrt bei geringer oder fehlender peripherer Arteriosklerose die Hirngefäße sklerotisch.

Nach dem Gesagten haben wir es beim manisch-melancholischen Irresein mit einem Krankheitsprozeß zu tun; dies wird nicht nur durch die Annahme von Schwächezuständen wahrscheinlich gemacht, sondern gesichert durch die im allgemeinen mit dem Alter steigende Periodizität, die Verlängerung der Krankheitsperioden bis zu subchronischem und chronischem Verlaufe.

Im folgenden werden über die Prognose noch einige Einzelheiten zusammengefaßt angeführt.

Die Ersterkrankungen verlaufen, was die Phase betrifft, günstig.

An den einmaligen Erkrankungen ist die Melancholie verhältnismäßig sehr stark beteiligt (50 %). Die periodisch manischen Erkrankungen beginnen frühzeitig im Leben, sind aber, was die ganze Dauer betrifft, günstiger wie die anderen Gruppen; sie zeigen die geringste Periodizität und verkürzen die späteren Phasen am häufigsten; doch werden sie verhältnismäßig rasch chronisch und haben verhältnismäßig die meisten kurzen Intervalle.

Die periodisch melancholischen Fälle verlängern ihre Phasen gegenüber den manischen und zirkulären Erkrankungen am meisten, andererseits zeigen sie die meisten Mischzustände und die meisten langen Intervalle; sie verkürzen aber dieselben im Verlaufe der Psychose am stärksten. Die periodisch zirkulären Erkrankungen bilden die große Mehrzahl der periodischen Fälle überhaupt (75 %); sie zeigen die stärkste Periodizität, werden aber verhältnismäßig spät chronisch.

Im ganzen kann man damit rechnen, daß das freie Intervall von längerer Dauer ist, wie die Krankheitsperiode.

Mit zunehmendem Lebensalter werden sowohl Krankheitsphasen wie Intervalle länger.

L. Therapie.

Da eine ätiologische Behandlung nicht möglich ist, nachdem die Ursachen des manisch-melancholischen Irreseins nicht bekannt sind, so muß man sich darauf beschränken, die einzelnen Erscheinungen je nach ihrer schädigenden Bedeutung zu behandeln.

Die Rassenhygiene könnte theoretisch bezüglich der Entstehung der Erkrankung durch Fernhaltung insbesondere stark manisch-melancholisch belasteter Stämme auf eine weitere Ausbreitung günstig wirken. Sehr wahrscheinlich würde aber durch eine solche Maßnahme die Züchtung hochbegabter und talentierter Nachkommen Schaden leiden; ist es doch zweifellos, daß die Manisch-Melancholischen intellektuell hoch zu stehen pflegen. Praktisch sind wir noch nicht soweit in der Einsicht in diese verwickelten Probleme eingedrungen, daß in absehbarer Zeit nach dieser Richtung Schritte unternommen werden könnten.

Im ganzen ist der Verlauf des Irreseins ärztlicher Beeinflussung nicht zugänglich. Immerhin erscheint es wesentlich, schwere äußere Einflüsse, besonders affektiver Art, von den Kranken fernzuhalten. Kann es doch kein Zufall sein, daß die Auslösung insbesondere durch psychogene Momente einen nicht zu unterschätzenden Faktor bildet.

Der suggestive Einfluß des verständigen Arztes wird in leicht verlaufenden Fällen sehr wesentlichen Nutzen bezüglich der Milderung nach außen projizierter Krankheitsäußerungen bringen können. Bei schwerer verlaufenden Fällen ist die Behandlung in einer Krankenanstalt für Geisteskranke notwendig. Einerseits wird hierdurch die Umgebung des Kranken nicht nur bei gewalttätigen Kranken geschützt, sondern auch bei ruhigen geschont. Andererseits wird der Kranke davor geschützt, unüberlegte, ihn schädigende Handlungen in der Öffentlichkeit zu begehen, und er wird vor allem entsprechender Behandlung zugeführt.

Daß man bei der eigenartigen Erscheinungsweise mit im allgemeinen günstiger Prognose mit Entmündigung vorsichtig verfahren muß, ist selbstverständlich; solche Prozesse haben oft, wenigstens vorübergehend, schädigende Folgen für den Kranken. In sehr vielen Fällen wird die schonendere Schutzmaßregel, die Pflegschaft, genügen. Ähnlich verhält es sich mit der Ehescheidung nach längerem Verlaufe der Krankheit. Die Prognose ist nur in ganz seltenen Fällen mit Sicherheit ungünstig zu stellen; daraus ergibt sich, daß man mit allergrößter Vorsicht verfahren muß, soll nicht der Kranke geschädigt werden.

In der Krankenanstalt tritt die notwendige individuelle Behandlung ein. Im allgemeinen ist der manische Kranke nach Möglichkeit frei zu behandeln, der melancholische nach der Art seiner depressiven Äußerungen. Isolierung tobsüchtiger und sehr unruhiger Kranker ist seit langem als schädlich aufgegeben. Dagegen wirkt eine Separierung bei vielen Kranken sehr günstig. Ist es doch Erfahrungstatsache, daß unruhige Umgebung die Unruhe des Kranken vermehrt. Die psychomotorische Unruhe wird am besten bekämpft durch Dauerbäder, eventuell im Wechsel mit feuchten möglichst zwanglosen Ganzeinpackungen. Die hydrotherapeutischen Maßnahmen haben den Nachteil, daß sie erstens die Atmungsorgane ungünstig beeinflussen und zweitens die Haut Infektionen zugänglich machen. So sehen wir nicht selten bei schweren erregten Verwirrtheitszuständen schon bald Furunkel, Phlegmonen, Abszesse auftreten, welche in nicht ganz wenigen schwersten Fällen zu Sepsis und Tod führen. Es ist in solchen Fällen wichtig, mit den therapeutischen Maßnahmen abzuwechseln und alle paar Tage stundenweise Bettbehandlung durchzuführen. Dies wird sehr oft nur durch Hilfe medikamentöser Beeinflussung möglich sein.

Als Narkotika stehen uns vor allem Morphium und Skopolamin zur Verfügung. Ersteres kommt wegen der Gewöhnung für längere Zeit nicht in Betracht; wichtig ist das Skopolamin als schnell und stark wirkendes Mittel. Es hat jedoch die unangenehme Nebenwirkung, Sensationen im Schlund hervorzurufen und die Nahrungsaufnahme für einige Zeit zu erschweren. Bei besonnenen Kranken muß man damit vorsichtig sein, weil es von diesen als Zwangsmittel betrachtet wird. Gelegentlich wirken öftere kleine Dosen Skopolamin günstig. Neben beiden genannten Mitteln leistet das Opium, am besten als Tinct. op. spl., sehr gute Dienste bei schwer erregten Melancholischen. Man wendet es am besten planmäßig in einer Kur an, etwa so, daß man von 3 × 10 Tropfen anfangend, täglich 3 Tropfen mehr gibt; bei 90 Tropfen, also täglich 3 × 30 hört man auf und geht im selben Tempo wieder zurück. Selbstverständlich ist auf Verdauung peinlich zu achten. Eine Kombination von Opium und Brom hat sich weniger gut bewährt. Überhaupt ist vor kombinierten Arzneimitteln als zu unübersichtlich zu warnen, ebenso vor stetem Wechsel derselben.

Als teilweisen Ersatz der Narkotika sind die Hypnotika zu verwenden; vor allem das harmloseste Schlafmittel, das Paraldehyd, das man in sehr großen Mengen geben kann, dann Chloralhydrat, dessen schädigende Wirkung auf das Herz sehr übertrieben wird, und Veronal. Letzteres muß mit Vorsicht dosiert werden, da Kumulierung eintritt, welche bei kleinen Dosen jedoch erwünscht sein kann.

Das beste Schlafmittel ist das verlängerte Bad, bis zu 2 Stunden Dauer; dies wirkt bei längerer Anwendung, wenn sich die Kranken angepaßt haben, sehr günstig. Da das Einschlafen am meisten gestört ist, so braucht man keinesfalls große Dosen von Schlafmitteln; 2 g Paraldehyd oder 0,5 g Veronal, letzteres 3 Stunden vor dem erwünschten Schlaf, sind im ganzen bei mittelschwerer Schlafstörung ausreichend.

Die Regelung der Ernährung ist sehr wichtig; vielfach ist fleischlose Kost wegen des krankhaften Widerwillens gegen Fleisch angezeigt. Diese vegetarische Kost ist auch gleichzeitig ein Mittel gegen die Obstipation, unter der die Kranken vielfach zu leiden haben. Das Körpergewicht ist regelmäßig zu kontrollieren, und an der Hand desselben ist die Kost zu regulieren. Gerade die Gewichtskurve zeigt oft, daß mit dem Zeitpunkt der Aufnahme in eine Anstalt das Gewicht wieder zunimmt, ein Beweis, daß ärztliche Einwirkung nicht vergebens ist, vielleicht sogar den Anfall verkürzen kann. Allerdings machen wir sehr oft auch die entgegengesetzte Erfahrung, daß die Gewichtskurve durch die selbst sehr reichliche Nahrungsaufnahme nicht gebessert wird, offenbar weil die Assimilierung der Nahrungsstoffe nicht in genügendem Maße von statten geht.

Die künstliche Ernährung mit der Schlundsonde soll nur im äußersten Falle angewendet werden, und dann darf die jeweils gegebene Menge von Nahrung keine sehr große sein. Bei der Ernährungsfrage hängt der Erfolg von der Sorgfalt des Arztes und des pflegenden Personals ab; allgemeine Anordnungen genügen bei diesen oft sehr schwierigen Verhältnissen nicht.

Daß die Suicidneigung, besonders bei den nicht gehemmten Melancholischen, auch noch in der Zeit der Rekonvaleszenz, größte Vorsicht erheischt, bedarf kaum besonderer Betonung.

Sehr wichtig ist die Beschäftigung; für Manische zur Mechanisierung ihres Betätigungsdranges, für leichter Melancholische zur Befriedigung und Stärkung des Selbstvertrauens; Ablenkung ist bei allen Manisch-Melancholischen verkehrt; man hört ja vielfach von Ärzten die Notwendigkeit, von Kranken selbst den Wunsch nach Zerstreuung und Ablenkung geäußert. Langeweile und Ruhe ist im ganzen besser wie Ablenkung; Zerstreuung ist schädlich.

Bei der Frage des Zeitpunktes der Heilung ist der psychische Zustand, daneben aber als objektiv der Gewichtszustand, ferner bei Frauen die Menstruation in Betracht zu ziehen. Das Gewicht muß das der Größe entsprechende Maß im allgemeinen überschritten haben, die Menses müssen wieder eingetreten sein und der psychische Zustand muß dem konstitutionellen entsprechen.

Einige Worte mögen noch zur Frage der Schwangerschaftsunterbrechung aus therapeutischen Gründen bei manisch-melancholischen Frauen angeführt werden. Alzheimer[1]) hat früher schon darauf hingewiesen, daß bei diesen Kranken keine Indikation besteht, weil das Leben der Mutter durch die Geburt nicht gefährdet ist. Dieser Standpunkt ist zweifellos richtig. Gewiß sehen wir nach Geburten verhältnismäßig oft Krankheitsphasen eintreten; wir sehen aber auch, daß an Aborte, die ohne Eingriff erfolgt sind, sich Erkrankungen anschließen. Schließlich ist es bekannt, daß die Geburten im Verlaufe des manisch-melancholischen Irreseins fast immer normal verlaufen und keinen wesentlichen Einfluß auf den weiteren Krankheitsverlauf ausüben. Eine Rücksicht auf eventuell belastete Nachkommen darf nach dem Gesetz nicht in Betracht kommen; ganz abgesehen davon, daß diese Fragen noch nicht spruchreif sind.

---

[1]) Alzheimer, Die Notwendigkeit der Abortherbeiführung usw. Münch. med. Wochenschr. 1907.

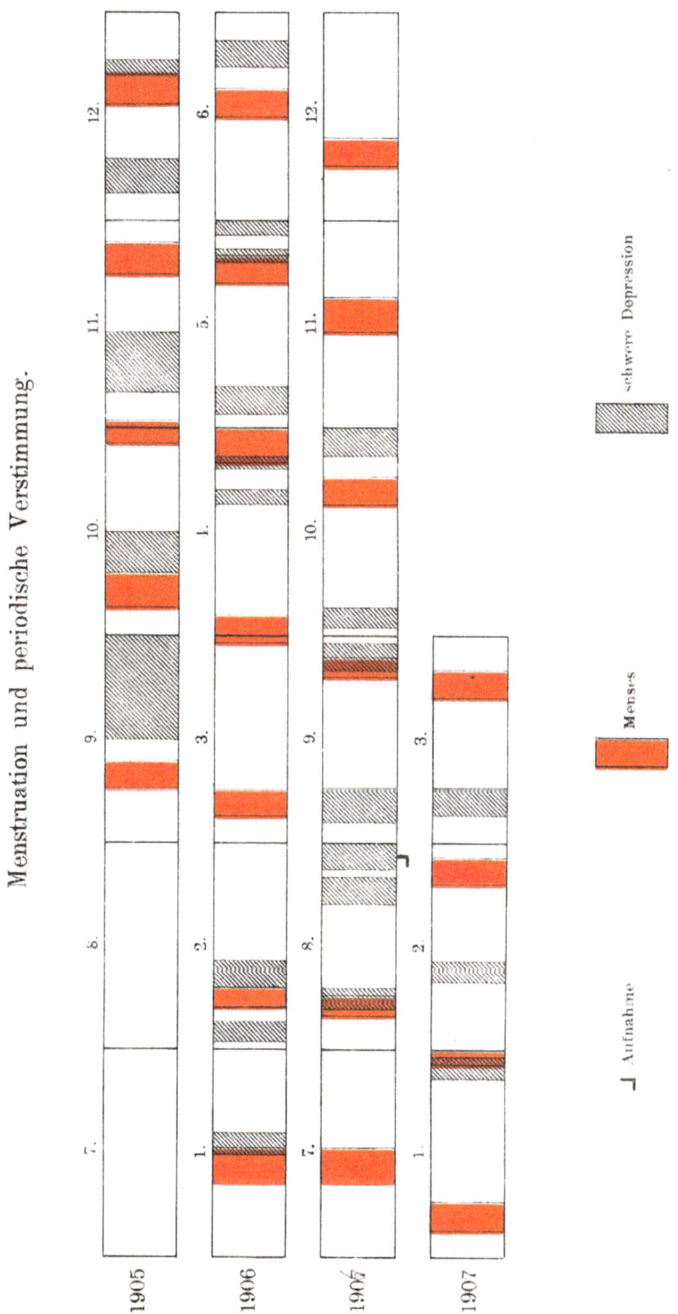

Verlag von Julius Springer in Berlin. Techn.-art. Anstalt von Alfred Müller in Leipzig.

Heredität.

Fig 1.

1. nervös; Hirnschlag; Verfolgungswahn Suizid; 1. man.-depr. Verbrecherin; 2. sehr reizbar; 3.; 4.

2. sehr reizbar; 1. geisteskr.; 2. Suizid; 3. Suizid; 4. geisteskr.; 5. Suizid; 6. geisteskr.; 7.; 8.

3. zeitw. deprimiert Potus; 4.; 5.; 6.; 7.; 8. geisteskr.

Fig. 2.

Hysterie; man.-depr.; man.-depr.; man.-depr.

Fig. 3.

man.-depr.; geisteskrank; erregbar; man.-depr.

Fig. 4.

geisteskr.; zeitw. schwermütig; aufgeregt; man.-depr.; 1.; 2. psychopath.; 3. schreckhaft; 4. psychopath.; 5.

Fig. 5.

man.-depr.; man.-depr.; man.-depr.

Fig. 6.

tiefsinnig Suizid; Melancholie Suizid; man.-depr.; man.-depr.; erregt

Fig. 15.

Epilepsie; 1. vorübergeh. geisteskr.; 2. relig. Wahn.; 3. man. depr. Verbrecher

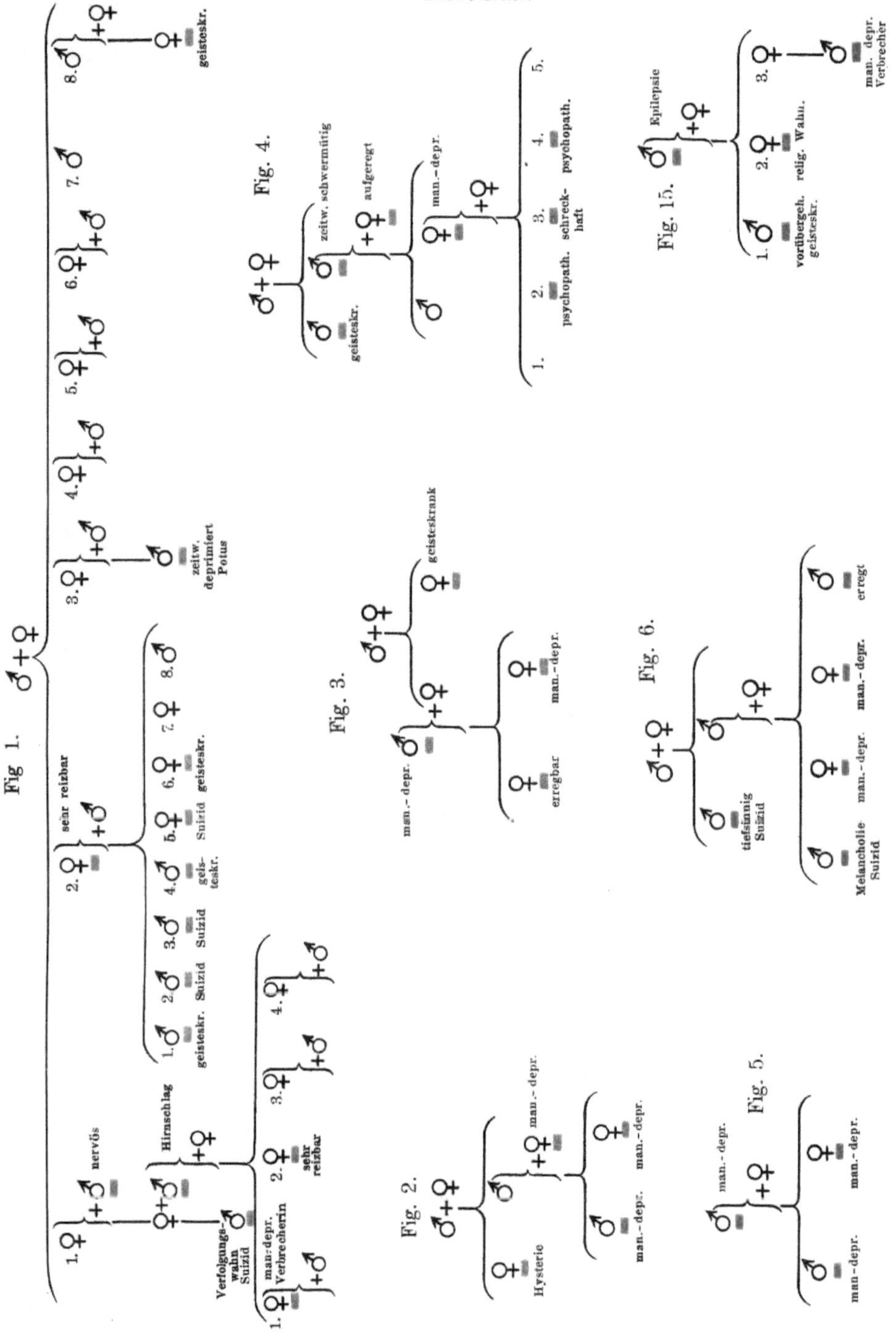

Verlag von Julius Springer in Berlin. Techn.-art. Anstalt von Alfred Müller in Leipzig.

Heredität.

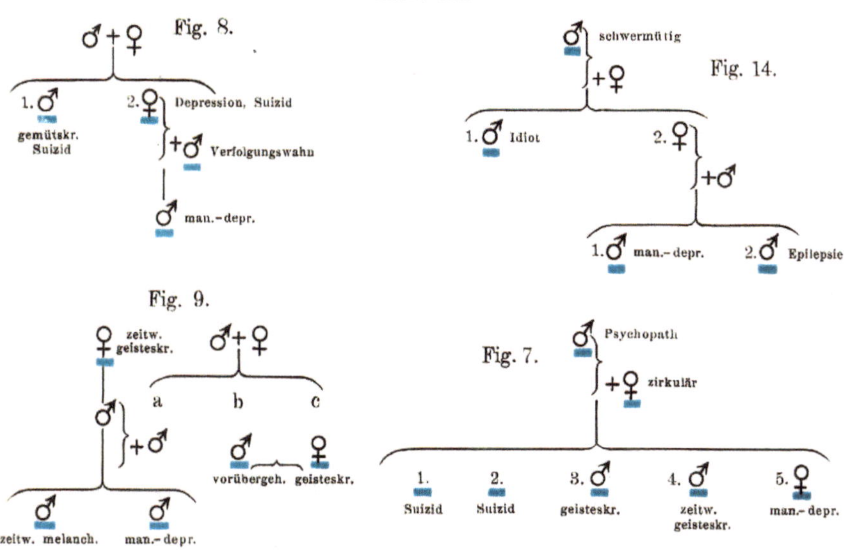

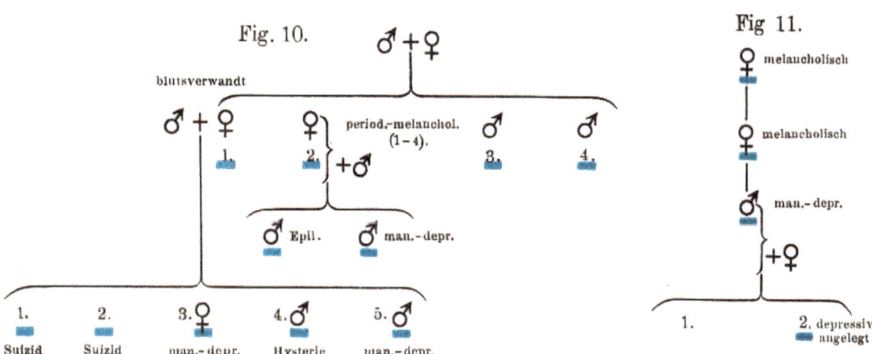

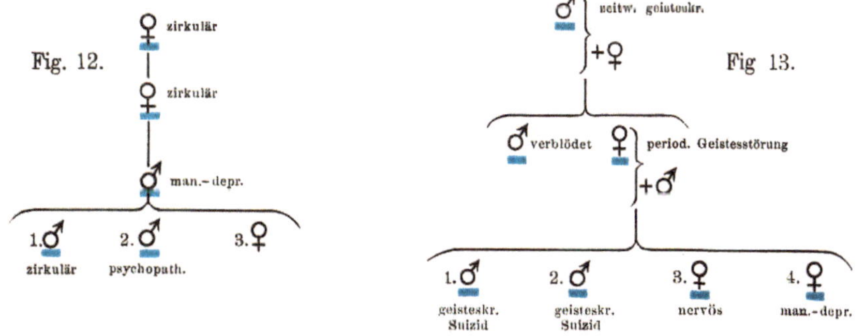

Verlag von Julius Springer in Berlin. Techn.-art. Anstalt von Alfred Müller in Leipzig.

Additional information of this book

(Das manisch-melancholische Irresein (manisch-depressives Irresein Kraepelin). Eine monographische Studie; 978-3-642-51257-5; 978-3-642-51257-5_OSFO1) is provided:

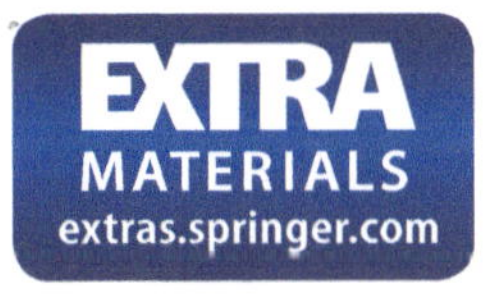

http://Extras.Springer.com

Körpergewichtskurven.

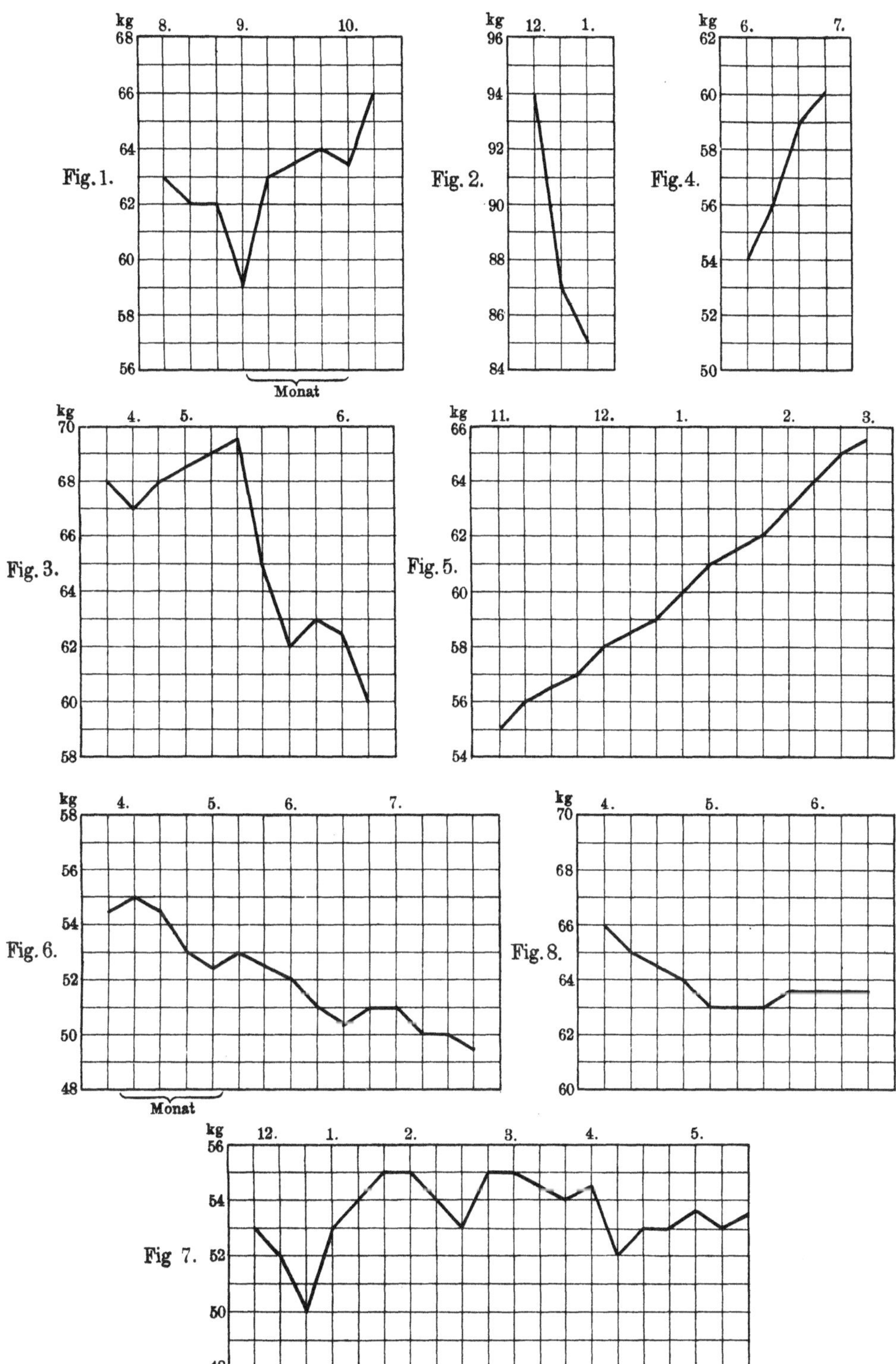

Verlag von Julius Springer in Berlin.

Techn.-art. Anstalt von Alfred Müller in Leipzig.

Tafel 5.

Körpergewichtskurven.

Verlag von Julius Springer in Berlin.

Additional information of this book

(Das manisch-melancholische Irresein (manisch-depressives Irresein Kraepelin). Eine monographische Studie; 978-3-642-51257-5; 978-3-642-51257-5_OSFO2) is provided:

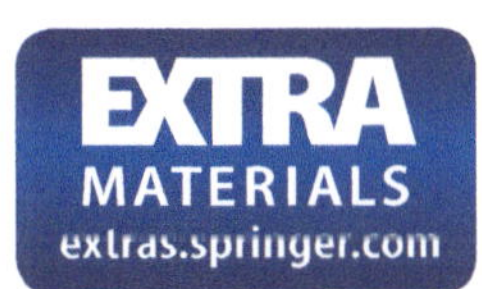

http://Extras.Springer.com

Monographien aus dem Gesamtgebiete der Neurologie und Psychiatrie.

Herausgegeben von

M. Lewandowsky †-Berlin und **K. Wilmanns**-Heidelberg

*Heft 1: **Über nervöse Entartung.** Von Prof. Dr. med. **Oswald Bumke.** 1912. Preis M. 5.60 (M. 4.50)

*Heft 2: **Die Migräne.** Von **Edward Flatau** in Warschau. Mit 1 Textfigur und 1 farbigen Tafel. 1912. Preis M. 12.— (M. 9.60)

*Heft 3: **Hysterische Lähmungen.** Studien über ihre Pathophysiologie und Klinik von Dr. **H. di Gaspero,** I. Assistent an der Universitäts-Nervenklinik in Graz. Mit 38 Figuren im Text und auf einer Tafel. 1912. Preis M. 8.50 (M. 6.80)

*Heft 4: **Affektstörungen.** Studien über ihre Ätiologie und Therapie von Dr. med. **Ludwig Frank** in Zürich. 1913. Preis M. 16.— (M. 12.80)

*Heft 5: **Über das Sinnesleben des Neugeborenen.** (Nach physiologischen Experimenten.) Von Dr. **Silvio Canestrini,** Assistent der Nervenklinik in Graz. Mit 60 Figuren im Text und auf 1 Tafel. 1913. Preis M. 6.— (M. 4.80)

*Heft 6: **Über Halluzinosen der Syphilitiker.** Von Privatdozent Dr. **Felix Plaut** Wissenschaftlicher Assistent der psychiatrischen Universitätsklinik in München. 1913. Preis M. 5.60 (M. 4.50)

*Heft 7: **Die agrammatischen Sprachstörungen.** Studien zur psychologischen Grundlegung der Aphasielehre von Dr. **Arnold Pick,** Professor an der Deutschen Universität in Prag. I. Teil. 1913. Preis M. 14.— (M. 11.20)

*Heft 8: **Das Zittern.** Seine Erscheinungsformen, seine Pathogenese und klinische Bedeutung von Dr. **Josef Pelnář** in Prag. Übersetzt von Dr. **Gustav Mühlstein.** Mit 125 Textabbildungen. 1913. Preis M. 12.— (M. 9.60)

*Heft 9: **Selbstbewußtsein und Persönlichkeitsbewußtsein.** Eine psychopathologische Studie von Dr. **Paul Schilder,** Assistent an der psychiatrischen und Nervenklinik der Universität Leipzig. 1914. Preis M. 14.— (M. 11.20)

*Heft 10: **Die Gemeingefährlichkeit** in psychiatrischer, juristischer und soziologischer Beziehung. Von Dr. jur. et med. **M. H. Göring,** Privatdozent für Psychiatrie in Gießen. 1915. Preis M. 7.— (M. 5.60)

*Heft 11: **Postoperative Psychosen.** Von Professor Dr. **K. Kleist,** Oberarzt der psychiatrischen Klinik in Erlangen. 1916. Preis M. 1.80 (M. 1.45)

*Heft 12: **Studien über Vererbung und Entstehung geistiger Störungen.** I. Zur Vererbung und Neuentstehung der Dementia Praecox. Von Prof. Dr. **Ernst Rüdin,** München. Mit 66 Figuren und Tabellen. 1916. Preis M. 9.— (M. 7.20)

*Heft 13: **Die Paranoia.** Eine monographische Studie von Dr. **Hermann Krueger.** Mit 1 Textabbildung. 1917. Preis M. 6.80 (M. 5.40)

*Heft 14: **Studien über den Hirnprolaps.** Mit besonderer Berücksichtigung der lokalen posttraumatischen Hirnschwellung nach Schädelverletzungen. Von Dr. **Heinz Schrottenbach** in Graz. Mit Abb. auf 19 Tafeln. 1917. Preis M. 7.60 (M. 6.10)

Heft 15: **Wahn und Erkenntnis.** Eine psychopathologische Studie von Dr. med. et phil. **Paul Schilder.** Mit 2 Textabbildungen u. 2 farbigen Tafeln. 1918. Preis M. 7.60 (M. 6.10)

Heft 16: **Der sensitive Beziehungswahn.** Ein Beitrag zur Paranoiafrage und zur psychiatrischen Charakterlehre. Von Dr. **Ernst Kretschmer,** Tübingen. 1918. Preis M. 14.— (M. 11.20)

Die für die Abonnenten der „Zeitschrift für die gesamte Neurologie und Psychiatrie" bestehenden Vorzugspreise sind bei jedem einzelnen Heft in Klammern angegeben.

Weitere Hefte befinden sich in Vorbereitung.

* Hierzu Teuerungszuschlag.

Ziele und Wege der psychiatrischen Forschung. Von Professor **Emil Kraepelin.** 1918. Preis M. 1.40

Hundert Jahre Psychiatrie. Ein Beitrag zur Geschichte menschlicher Gesittung von Professor **Emil Kraepelin.** Mit 35 Textabbildungen. 1918. Preis M. 2.80

Lehrbuch der Psychiatrie. Von Dr. **E. Bleuler,** o. Professor der Psychiatrie an der Universität Zürich. Zweite, erweiterte Auflage. Mit 51 Textabbildungen. 1918. Preis M. 18.—; gebunden M. 20.60

Psychiatrie für Ärzte. Von Dr. **Hans W. Gruhle.** Privatdozent an der Universität Heidelberg. (**Fachbücher für Ärzte. Band III.**) Mit 23 Textabbildungen. 1918. Preis gebunden M. 12.—

***Konstitutionelle Verstimmung und mechanisch-depressives Irresein.** Klinische Untersuchungen über den Zusammenhang von Veranlagung und Psychose von Privatdozent Dr. **Eduard Reiß,** Oberarzt an der Universitätsklinik für Gemüts- und Nervenkrankheiten in Tübingen. 1910. Preis M. 10.—

Psychiatrische Familiengeschichten. Von Dr. **J. Jörger,** Direktor der graubündnerischen Heilanstalt Waldhaus bei Chur. 1919. Preis M. 6.40

***Beiträge zur Psychologie und Psychopathologie der Brandstifter.** Von Dr. med. **Heinrich Többen,** beauftragter Dozent für gerichtliche Psychiatrie an der Westfälischen Wilhelms-Universität in Münster i. W. 1917. Preis M. 4.80

***Die Psychologie des Verbrechens.** Eine Kritik von Dr. med. et phil. **Max Kauffmann,** Privatdozent an der Universität Halle a. d. S. Mit zahlreichen Porträts. 1912. Preis M. 10.—; gebunden M. 11.—

***Taschenbuch der praktischen Untersuchungsmethoden der Körperflüssigkeiten bei Nerven- und Geisteskrankheiten.** Von Dr. **V. Kafka,** Hamburg-Friedrichsberg. Mit einem Geleitwort von Professor Dr. W. Weygandt. Mit 30 Textabbildungen. 1917. Preis gebunden M. 5.60

* Hierzu Teuerungszuschlag.

Druck der Universitätsdruckerei H. Stürtz A. G., Würzburg.

Monographien aus dem Gesamtgebiete der Neurologie und Psychiatrie.

Herausgegeben von

M. Lewandowsky †-Berlin und **K. Wilmanns**-Heidelberg

*Heft 1: **Über nervöse Entartung.** Von Prof. Dr. med. **Oswald Bumke.** 1912. Preis M. 5.60 (M. 4.50)

*Heft 2: **Die Migräne.** Von **Edward Flatau** in Warschau. Mit 1 Textfigur und 1 farbigen Tafel. 1912. Preis M. 12.— (M. 9.60)

*Heft 3: **Hysterische Lähmungen.** Studien über ihre Pathophysiologie und Klinik von **Dr. H. di Gaspero,** I. Assistent an der Universitäts-Nervenklinik in Graz. Mit 38 Figuren im Text und auf einer Tafel. 1912. Preis M. 8.50 (M. 6.80)

*Heft 4: **Affektstörungen.** Studien über ihre Ätiologie und Therapie von Dr. med. **Ludwig Frank** in Zürich. 1913. Preis M. 16.— (M. 12.80)

*Heft 5: **Über das Sinnesleben des Neugeborenen.** (Nach physiologischen Experimenten.) Von **Dr. Silvio Canestrini,** Assistent der Nervenklinik in Graz. Mit 60 Figuren im Text und auf 1 Tafel. 1913. Preis M. 6.— (M. 4.80)

*Heft 6: **Über Halluzinosen der Syphilitiker.** Von Privatdozent Dr. **Felix Plaut.** Wissenschaftlicher Assistent der psychiatrischen Universitätsklinik in München. 1913. Preis M. 5.60 (M. 4.50)

*Heft 7: **Die agrammatischen Sprachstörungen.** Studien zur psychologischen Grundlegung der Aphasielehre von Dr. **Arnold Pick**, Professor an der Deutschen Universität in Prag. I. Teil. 1913. Preis M. 14.— (M. 11.20)

*Heft 8: **Das Zittern.** Seine Erscheinungsformen, seine Pathogenese und klinische Bedeutung von Dr. **Josef Pelnář** in Prag. Übersetzt von Dr. **Gustav Mühlstein.** Mit 125 Textabbildungen. 1913. Preis M. 12.— (M. 9.60)

*Heft 9: **Selbstbewußtsein und Persönlichkeitsbewußtsein.** Eine psychopathologische Studie von **Dr. Paul Schilder**, Assistent an der psychiatrischen und Nervenklinik der Universität Leipzig. 1914. Preis M. 14.— (M. 11.20)

*Heft 10: **Die Gemeingefährlichkeit** in psychiatrischer, juristischer und soziologischer Beziehung. Von Dr. jur. et med. **M. H. Göring**, Privatdozent für Psychiatrie in Gießen. 1915. Preis M. 7.— (M. 5.60)

*Heft 11: **Postoperative Psychosen.** Von Professor Dr. **K. Kleist,** Oberarzt der psychiatrischen Klinik in Erlangen. 1916. Preis M. 1.80 (M. 1.45)

*Heft 12: **Studien über Vererbung und Entstehung geistiger Störungen.** I. Zur Vererbung und Neuentstehung der Dementia Praecox. Von Prof. Dr. **Ernst Rüdin**, München. Mit 66 Figuren und Tabellen. 1916. Preis M. 9.— (M. 7.20)

*Heft 13: **Die Paranoia.** Eine monographische Studie von Dr. **Hermann Krueger.** Mit 1 Textabbildung. 1917. Preis M. 6.80 (M. 5.40)

*Heft 14: **Studien über den Hirnprolaps.** Mit besonderer Berücksichtigung der lokalen posttraumatischen Hirnschwellung nach Schädelverletzungen. Von Dr. **Heinz Schrottenbach** in Graz. Mit Abb. auf 19 Tafeln. 1917. Preis M. 7.60 (M. 6.10)

Heft 15: **Wahn und Erkenntnis.** Eine psychopathologische Studie von Dr. med. et phil. **Paul Schilder.** Mit 2 Textabbildungen u. 2 farbigen Tafeln. 1918. Preis M. 7.60 (M. 6.10)

Heft 16: **Der sensitive Beziehungswahn.** Ein Beitrag zur Paranoiafrage und zur psychiatrischen Charakterlehre. Von Dr. **Ernst Kretschmer**, Tübingen. 1918. Preis M. 14.— (M. 11.20)

Die für die Abonnenten der „Zeitschrift für die gesamte Neurologie und Psychiatrie" bestehenden Vorzugspreise sind bei jedem einzelnen Heft in Klammern angegeben.

Weitere Hefte befinden sich in Vorbereitung.

* Hierzu Teuerungszuschlag.